Carl-Auer

Bert Hellinger

Die Quelle braucht nicht nach dem Weg zu fragen

Ein Nachlesebuch

Neunte Auflage, 2023

Reihengestaltung: Uwe Göbel
Satz: Verlagsservice Hegele, Heiligkreuzsteinach
Printed in Germany
Druck und Bindung: CPI books GmbH, Leck

MIX
Papier | Fördert gute Waldnutzung
FSC www.fsc.org
FSC® C083411

CPI klimaneutral
Mehr Bäume. Weniger CO_2

Neunte Auflage, 2023
ISBN 978-3-89670-590-7

Bibliografische Information der Deutschen Nationalbibliothek:
Die Deutsche Nationalbibliothek verzeichnet diese Publikation in der Deutschen Nationalbibliografie; detaillierte bibliografische Daten sind im Internet über http://dnb.d-nb.de abrufbar.

Informationen zu unserem gesamten Programm, unseren Autoren und zum Verlag finden Sie unter: **https://www.carl-auer.de/**.
Dort können Sie auch unseren Newsletter abonnieren.

Carl-Auer Verlag GmbH
Vangerowstraße 14 • 69115 Heidelberg
Tel. +49 6221 6438-0 • Fax +49 6221 6438-22
info@carl-auer.de

Inhalt

Zu diesem Buch

Wie nach der Arbeit des Sommers im Herbst die Ernte eingebracht wird, so wurde in diesem Buch der Ertrag langer Mühe und später Einsicht gesammelt und übersichtlich geordnet. Bis dorthin war es ein langer Weg.

Er begann für mich mit der *Gruppendynamik*. Hier konnte ich beobachten und erfahren, wie gegensätzliche Bedürfnisse und Werthaltungen miteinander in Einklang gebracht werden können, wenn eine Gruppe ohne den Druck einer Autorität von außen, aus der reinen Begegnung von Mensch zu Mensch, zur Anerkennung der Unterschiede findet und dann, aus dieser Anerkennung heraus, sich einigen kann auf ein gemeinsames Handeln, das allen Beteiligten gleichermaßen gerecht wird.

Die nächste Station auf diesem Weg war die *Psychoanalyse*. Sie bildete gleichsam einen Gegenpol zur Gruppendynamik, weil hier die Aufmerksamkeit ganz auf die gegensätzlichen Bewegungen im eigenen Innern gerichtet war. Doch auch hier ging es darum, das Abgespaltene und Verdrängte zur Geltung zu bringen und mit der hellen und zugelassenen Seite des Bewusstseins als gleichwertig anzunehmen.

Eine Vertiefung der Einsichten und Erfahrungen der Psychoanalyse brachte für mich die *Primärtherapie*. Hier ging es darum, die zurückgehaltenen Gefühle in einem geschützten Rahmen zu äußern, vor allem Trauer und Schmerz. Dabei konnte ich im Laufe mehrerer Monate beobachten und an mir selbst erfahren, wie unterschiedlich Gefühle wirken: dass manche Gefühle Handeln ersetzen und andere Handeln ermöglichen. Seit dieser Zeit kann ich diese beiden Arten der Gefühle leicht unterscheiden; heftige Gefühlsausbrüche bei anderen schrecken mich nicht mehr.

Zu dieser Zeit kam ich auch in intensive Berührung mit der *Transaktionsanalyse*. An ihr hat mich vor allem die *Skriptanalyse* gefesselt, das heißt, dass man mithilfe von Märchen und Geschichten den persönlichen geheimen Lebensplan ans Licht bringen kann. Aus dieser Arbeit ergab sich eine vertiefte Einsicht in die verborgenen Seiten von Märchen und Geschichten, sodass sie mich, ähnlich wie es mir vorher mit den Gefühlen bei der Primärtherapie erging, nicht mehr auf eine Weise in ihren Bann ziehen können, die mich von mir entfremdet. So habe ich beispielsweise erkannt, dass die Geschichte »Der kleine Prinz« im Grunde eine Verniedlichung des Selbstmordes ist, und dass Menschen, die diese Geschichte besonders lieben, heimlich Selbstmordgedanken hegen. Später, als ich Einsicht in die Ordnungen der Liebe gewann, konnte ich sehen, dass viele Skripts auf eine Verstrikkung hinweisen. Das heißt, dass das Skript, dem einer folgt, sehr häufig das Schicksal jenes Familienmitgliedes beschreibt, mit dem er unter dem Einfluss des Familiengewissens verstrickt ist.

Weitere wichtige Stationen auf meinem Weg waren die *Hypnotherapie* nach Milton Erickson und das *Neuro-Linguistische Programmieren* (NLP). Sie haben mir, neben der Schulung genauen Beobachtens auch kleinster Bewegungen, den Weg zur Arbeit mit Geschichten geebnet.

Als ich mich dann der *Familientherapie* zuwandte, war ich in vielerlei Hinsicht darauf vorbereitet. Beim Familien-Stellen gewann ich nach und nach Einsichten in die Ordnungen der Liebe und in die Wirkungsweisen und Grenzen des Gewissens. Daraus ergaben sich weitgehende Folgen für mein therapeutisches Tun, zum Beispiel für den Umgang mit schwerer Krankheit, mit Trauma, mit Psychosen, mit Tätern und Opfern. Doch jenseits der Psychotherapie im engeren Sinn habe ich mehr und mehr Einsicht in menschliches Verhalten im weitesten Sinne gewonnen, zum Beispiel über Ordnungen in der Paarbeziehung und Ordnungen zwischen Eltern und Kindern, über unterschiedliche Wirkungen religiösen Verhaltens, über unsere Begegnungen mit dem Tod und den Toten und über Wege und Weisen, Frieden und Versöhnung zu stiften.

Dieses Buch versammelt wesentliche Aussagen zu diesen Themen. Es ist sowohl Ernte als auch, um ein anderes Bild zu gebrauchen, der Schlussstein, der die Rippen eines Gewölbes verbindet und trägt.

Die hier vorgelegten Texte entstanden im Wesentlichen in den Jahren 1992–2000. Sie stehen in einem Umfeld, denn ich habe sie in Kursen über das Familien-Stellen spontan als Einleitungen, als Zwischenerklärungen oder als Zusammenfassungen gesagt. Manchmal waren es auch Antworten auf Fragen im Verlauf dieser Kurse sowie bei Interviews oder Vorträgen. Weil diese Kurse und Interviews aufgezeichnet wurden, sind sie im Wortlaut erhalten und von mir hier nur leicht redigiert.

Es handelt sich also um Aussagen in einem Kontext, die sich immer auf eine konkrete Situation beziehen. Das Umfeld färbt auf sie ab und macht sie lebendig. Daher behandeln sie ein Thema auch nicht vollständig, sondern nur soweit, wie es die Situation oder die Frage verlangte. Manche Aussagen ähneln sich auch und bringen doch wegen der anderen Hintergrundsituation einen zusätzlichen Bezug. Nur im Kapitel »Schicksale im Spiegel von Märchen und Geschichten« habe ich das Thema nach Stichworten geordnet.

Dies ist ein Nachlesebuch in mehrfacher Hinsicht. Zum einen im Sinne des späteren Sammelns und daher im Sinne der Spätlese, zum anderen weil hier jeder leicht nachlesen und nachschlagen kann, was er zu bestimmten Themen sucht. Um die Orientierung zu erleichtern, habe ich die Texte nach Themen geordnet und dazu jeweils eine Einführung geschrieben.

Mancher Leser wird vielleicht eine übergreifende Theorie zu meinen Aussagen vermissen. Aber was wäre damit gewonnen? Wer viele Fische im Netz an Land zieht, dem gehören zwar die Fische, und er kann sie in die Hand nehmen, aber leider – sie schwimmen nicht mehr. In diesem Buch kann man jeden Fisch noch schwimmen sehen.

Wie es mir mit diesen Texten erging, beschreibt eine Geschichte, in der ein Jünger seinen Meister nach der Freiheit fragt: Der Meister sprach: »Manche meinen, sie selber suchten nach der Wahrheit ihrer Seele. Doch die große Seele denkt und sucht durch sie. Wie die Natur kann sie sich sehr viel Irrtum leisten, denn falsche Spieler ersetzt sie laufend mühelos durch neue. Dem aber, der sie denken lässt, gewährt sie manchmal etwas Spielraum, und wie ein Fluss den Schwimmer, der sich treiben lässt, trägt sie ihn dennoch auch mit seiner Kraft an neue Ufer.«

Danken möchte ich allen, die dieses Buch ermöglicht haben. Dazu gehören jene, die diese Kurse oder Interviews in Bild und Ton aufgezeichnet haben, unter ihnen besonders Johannes Neuhauser und Harald Hohnen. Michaela Kaden hat mir beim Sammeln der Texte und bei der Durchsicht geholfen. Dr. Norbert Linz hat mit mir das Interview *Blick in die Werkstatt* geführt und mir auch sonst viele wertvolle Hinweise gegeben. Ihnen allen danke ich herzlich.

Dies ist ein besinnliches Buch. Die einzelnen Aussagen stehen weitgehend für sich, sodass man leicht irgendwo mit dem Lesen beginnen kann. Ich wünsche Ihnen dabei reichen persönlichen Gewinn.

Bert Hellinger

Der Erkenntnisweg

Einführung

Dieses Kapitel führt an die Grundhaltungen heran, die tiefere Einsichten vorbereiten, vor allem die Einsicht in mögliche Lösungen. Diese Grundhaltungen sind: Absichtslosigkeit, Mut, Offenheit für Unbekanntes, Zurückhaltung und Zustimmung zu dem, was sich zeigt, auch wenn es das Letzte von uns verlangt.

Stichworte dazu sind: phänomenologischer Erkenntnisweg, phänomenologische Vorgehensweise, Wahrheit als etwas, das uns vorgegeben ist, und die, wenn sie sich zeigt, zum Handeln zwingt.

Es ist dies eine verdichtete Erkenntnistheorie und daher weitgehend auch ein philosophisches Kapitel. Doch sind alle diese Aussagen auf die Praxis bezogen und werden aus der Praxis verständlich.

Über diesen Erkenntnisweg habe ich auch in verschiedenen Büchern geschrieben: In Ordnungen der Liebe *im Kapitel »Einsicht durch Verzicht«, in* Anerkennen, was ist *unter der Überschrift »Ich füge mich der erkannten Wirklichkeit«, in* Was in Familien krank macht und heilt *im Abschnitt »Der phänomenologische Erkenntnisweg« sowie in* Wo Schicksal wirkt und Demut heilt *im Kapitel »Psychotherapie im Einklang«.*

Die Wahrheit

Wahrheit ist etwas, was aus dem Abwesenden blitzartig ins Anwesende tritt und dann wieder ins Abwesende zurücksinkt. Also, sie leuchtet auf, kurz, und verschwindet. Sie ist für den Augenblick, in dem sie aufleuchtet, voll gültig. Daran gibt es überhaupt keinen Zweifel. Wenn ich das aber verallgemeinere, verkenne ich das Wesen der Wahrheit und der Erkenntnis. Dann versuche ich, den Augenblick zu verewigen und verkenne damit die Vergänglichkeit der Wahrheit. Sie ist ein vergängliches Gut.

Dennoch ist sie in dem Augenblick, in dem sie aufleuchtet, voll gültig. Deswegen kommt der Einwand gegen die aufgeleuchtete Wahrheit immer zu spät. Er kommt dann, wenn sie schon wieder weg ist.

TEILNEHMER Aber es ist natürlich auch ein sehr subjektives Aufleuchten.
HELLINGER Eben nicht. Das ist der Unterschied. Wenn sie hier beim Familien-Stellen aufleuchtet, können alle sie sehen.
TEILNEHMER Aber erst, wenn du das konstruiert hast.
HELLINGER Ich habe es nicht konstruiert. Ich sehe es. Es leuchtet auf, plötzlich. Hier, bei der letzten Aufstellung zum Beispiel, habe ich plötzlich gesehen, es hat was zu tun mit dem einen Kind, das abgetrieben wurde. Das war auf einmal eine Wahrheit. Die habe ich nicht konstruiert, ich habe sie wahrgenommen.
TEILNEHMER Du hast es aber für den Betreffenden, um den es ging, dann konstruiert, indem du das Kind aufgestellt hast.
HELLINGER Wer konstruiert, ist fast immer daneben. Denn die Konstruktion erreicht nicht die Seele, sondern nur den Kopf. Das ist ein sehr wichtiger Unterschied. Ich merke zum Beispiel, wenn ich an einer Sache bin, und es leuchtet mir etwas auf, und ich sage das, dann brauche ich nur die Gesichter anzuschauen, und ich weiß, ob es stimmt. An der Wirkung kann man sofort ablesen, ob es die Seele erreicht. Sobald ich mir aber nur etwas ausdenke, es vielleicht sogar schön in meinem Kopf formuliere und es dann sage, merke ich, es gibt keine Reaktion. Es hat nicht die Seele erreicht.

Mit Bezug auf den Konstruktivismus muss man sich ja auch fragen: Wieso wirkt die eine Konstruktion, und die andere wirkt nicht? Da muss doch etwas wirken, was über die Konstruktion hinausgeht. Sonst könnte doch nicht die eine wirken und die andere nicht. Sie müssten dann beide gleich wirken oder gleich nicht wirken.
TEILNEHMER Wenn eine Familie aufgestellt wird, wird ja die fehlende Ordnung damit deutlich, und du sagst dann, damit ist die Therapie zu Ende. Wie würde sich die Konstellation darstellen, wenn diese Person nochmals aufstellt?
HELLINGER Wer noch mal aufstellt, möchte vielleicht die verschwundene Wahrheit noch einmal hochholen, und das geht nicht. Sie ist bereits weg. Ich kann das daher nur dann noch mal machen, wenn ganz neue Informationen hochgekommen sind oder wenn statt des Gegenwartssystems auch noch das Herkunftssystem aufgestellt werden soll und umgekehrt. Dann kommt etwas Neues hinzu.

Dialektik

Nach der Dialektik kommt die Erkenntnis in drei Schritten voran. Erst gibt es die These, diese schlägt um in eine Gegenthese, und aus beiden ergibt sich die Synthese. Diese wird wieder zu einer These, schlägt um in die Gegenthese und findet zu einer weiteren Synthese. Das gelingt allerdings nur, wenn die Gegenthese nicht nur eine Meinung ist oder ein Einwand, sondern eine neue Einsicht. Das macht einen großen Unterschied.

Wenn jemand in einem Dialog eine Einsicht oder Erfahrung über die Liebe mitteilt, und der andere hat eine andere Einsicht und Erfahrung, dann ist das im Sinne der Dialektik eine Gegenthese, doch eine, aus der sich eine Synthese ergibt, die beide bereichert.

Oft, wenn jemand eine Einsicht hat und diese als These mitteilt, machen andere einen Einwand als Gegenthese, der die These in Frage stellen soll. Dadurch behandeln sie die These, als sei sie nur eine Meinung, und nehmen ihr damit die Kraft, selbst wenn sie auf einer Anschauung beruht und diese nur beschreibt.

Das Stichwort für diese Art von Gegenthese ist das »Aber«. Durch das »Aber« wird die unmittelbare Anschauung entwertet. Wenn ich zum Beispiel einen Berg anschaue und sage »Aber«, kann ich ihn nicht mehr richtig sehen, obwohl er noch dasteht. Mit meinem »Aber« nehme ich ihm etwas von seiner Größe und seiner Wucht.

Einwände machen, kann man auf alles, ohne die Anstrengung der Wahrnehmung und ohne die Geduld, die bereit ist zu warten, bis die neue Einsicht oder Erfahrung sich einstellt. Deswegen ist der Einwand auch so schnell. Die Einsicht dagegen braucht Zeit.

Ich will noch etwas sagen zur Dialektik. Wenn jemand einen Einwand denkt oder sagt, dann hat er ein Gefühl der Freiheit. Er kann den Einwand gleichsam nach Belieben haben, ohne dass er sich nach etwas richten muss. In den Gedanken ist dann die Freiheit sehr groß, und sie ist verbunden mit einem Gefühl von Macht. Wenn so jemand aber nach seinem Einwand handeln will, ist seine Freiheit ganz klein. Wenn er alle möglichen Einwände gegen eine von anderen mitgeteilte Einsicht und Erfahrung gemacht hat, was kann er wirklich tun, was über die Einsicht der anderen hinausgeht?

Umgekehrt, wer auf alle diese Einwände verzichtet, der ist im Denken unfrei. Er hat in seinem Denken nur einen ganz geringen

Spielraum, weil er sich nach der wahrgenommenen Wirklichkeit richtet. Doch im Handeln hat er viele Möglichkeiten.

Wahrnehmung und Denken

Es gibt viele Zugänge zur Wahrheit. Ich selbst verfolge einen Weg, den ich kenne, doch neben ihm gibt es noch viele andere Wege. Es ist doch merkwürdig, dass es so viele Komponisten gibt, aber keiner hat die gleiche Melodie wie ein anderer gefunden. Jeder hat seine eigene Einsicht. Jede Melodie ist anders, und jede ist auf ihre Weise schön.

Bezüglich der gleichen Sache können zwei nicht die gleiche Einsicht haben. Wenn beide eine besondere Einsicht haben, ist die eine von der anderen etwas verschieden. Die Fülle lässt sich nicht auf nur einen Weg begrenzen.

Eine Einsicht kommt aus der Wahrnehmung. Manche drücken sich vor der Wahrnehmung, indem sie eine Behauptung aufstellen oder einen Einwand bringen, den sie nur denken, ohne dass sie sehen, was sie behaupten. So etwas ist billig, jeder kann das, auch der Tor. Aber wenn Wahrnehmung zu Wahrnehmung kommt, ergänzen sie sich gegenseitig.

Das Denken ohne Wahrnehmung kreist immer um das Gleiche, um das Bekannte. Aus dem Denken allein kann keine Einsicht kommen. Einsicht entsteht aus der Wahrnehmung, ihr folgt dann das Denken. Deswegen beginnt die Einsicht mit der Wahrnehmung und setzt sich im Denken fort.

Der phänomenologische Erkenntnisweg

Das, was ich hier zeige, ist phänomenologische Psychotherapie. Die Phänomenologie ist eine philosophische Methode, eine alte philosophische Methode. Sie verlangt eine hohe Selbstdisziplin. Um das zu verdeutlichen, erzähle ich mal von mir.

Ich wollte zum Beispiel erfassen, was Gewissen ist und wie Gewissen wirkt. Dabei ist das erste, was man bei der phänomenologischen Methode machen muss, dass man alles vergisst, was man darüber gehört hat, also hier über das Gewissen. Man sieht ab von dem, was man bisher darüber weiß. Das bewirkt ein inneres Leerwerden. Als nächstes ist man auch ohne Absicht, zum Beispiel ohne die Absicht, eine große Entdeckung zu machen. Man sieht also von all dem ab und setzt sich dem Gewissen aus, wie wenn man sich dem Dunkeln aussetzt. Dann wartet man. Mit Bezug auf das Gewissen habe ich jahrelang gewartet. Ich habe mich dem einfach immer wieder ausgesetzt: Wie wirkt das Gewissen eigentlich? Was geht in mir vor, wenn ich das Gewissen spüre? Was geht in anderen vor, wenn sie das Gewissen spüren? Und was geht vor, wenn sie nichts spüren und trotzdem wie getrieben handeln? Dann ist nach Jahren die erste Einsicht über das Gewissen aufgetaucht aus dem Dunkeln. Plötzlich habe ich erfasst, was Gewissen ist. Ich habe auch gemerkt, dass es mehrere Gewissen gibt, auf verschiedenen Ebenen, und dass diese Gewissen Ordnungen folgen. Das sind im Grunde die Ordnungen der Liebe.

Doch was da auftaucht, lässt sich nicht fassen. Ich habe die Gewissen nur zu einem gewissen Teil erfasst und merke, dahinter gibt es etwas, das ich nicht erfasse. Ich will das auch gar nicht erfassen, sondern ich lasse, was ich erfasst habe, wieder absinken. Weil ich mich dem einfach so aussetze, wie es hochkommt und wieder absinkt, bin ich in einer Bewegung und habe immer wieder einen anderen Lichtblick in dieser Bewegung. Dann kann ich in der Praxis mit Gewissen umgehen, wo es sich zeigt. Das ist mir über diese phänomenologische Methode klar geworden.

Der Phänomenologie liegt ein anderer Wahrheitsbegriff zugrunde, oder eine andere Wahrheitserfahrung, als sie gängig ist. Oft will man ja die Wahrheit erfassen und hält dann die Wahrheit für unumstößlich und ewig. Man denkt sich dann vielleicht: Ich habe sie selbst entdeckt, habe sie jetzt im Griff und mit dieser Wahrheit beherrsche ich ein Problem oder gar die Welt. Es ist ein seltsamer Vorgang, der bei dieser Art von Wahrheit innerlich abläuft

Doch diese Wahrheit ist oft nur gedacht. Dann gibt es eine Auseinandersetzung zwischen den einen, die denken, das eine sei die Wahrheit, und den anderen, die denken, das andere sei die Wahrheit, und jeder meint, er hätte sie gepachtet. Dann wird die Wahrheit zum Spielball von Machtkämpfen. Diese Art von Kontroversen kennen wir ja alle.

Bei der phänomenologischen Wahrheit ist es ganz anders. Diese Wahrheit taucht auf, kurz, so wie wir es hier öfters gesehen haben. Dann kommt etwas ans Licht, und man sieht einen Glanz. Doch wehe, wenn man hinlangt, dann ist er sofort weg. Das Durcharbeiten-Wollen, zum Beispiel, ist ein solches Hinlangen. Oder die Furcht, was passiert, wenn das gezeigt wird, ist ein solches Hinlangen, aber anderer Art. Dann will man den Glanz weghaben. Wenn ich aber in der phänomenologischen Haltung bin, dann darf die Wahrheit kommen, wie sie will. Ich schaue sie an, ich verneige mich vor ihr und lasse sie wieder weggehen. Sie wirkt dadurch, dass sie aufgetaucht ist, viel mehr, als wenn man davon redet. Sie ist einfach da und geht wieder zurück.

Deswegen taucht sie auch immer wieder anders auf. Sie ist niemals die gleiche. Der Therapeut freut sich, wenn sie kommt, und wenn sie geht, lässt er sie gehen. Das ist wie mit dem Glück. Man freut sich, wenn es kommt, und wenn es geht, lässt man es gehen.

Daher gibt es da auch keine Kontroverse. Was soll daran auch kontrovers sein. Eine Wahrheit kommt hoch, jeder kann sie sehen, und sie taucht wieder ab. Das, was aufgetaucht ist, wirkt in der Seele, aber wie, weiß ich nicht. Wenn ich hinter einem Patienten herlaufe und sage: »Jetzt müssen wir sehen, dass wir das noch mehr in Ordnung bringen«, dann zieht sich das, was aufgetaucht ist, zurück. Es wird banalisiert, und vom Feuer bleibt Asche.

Also, bei dieser Art von Therapie geht es vor allem um eine Grundhaltung, um die phänomenologische Grundhaltung von Andacht, Andacht vor Wirklichkeit. Dann kommt man auch nicht in Versuchung, die Wirklichkeit, die ans Licht kommt, zu manipulieren oder sie zu mildern oder auch zu verschärfen, weder noch. Ich bin andächtig davor, und dann gehe ich wieder meiner gewöhnlichen Arbeit nach. Also, das wäre die phänomenologische Psychotherapie. Ich hoffe, ich habe es ein wenig verdeutlicht.

Einsicht durch Verzicht

Die phänomenologische Methode ist ursprünglich eine philosophische Methode. Sie geht so, dass sich jemand einer Sache aussetzt, ohne Absicht, ohne Furcht. Und dass er alles vergisst, was er bisher darüber weiß. Er setzt sich einem dunklen Zusammenhang aus, und auf einmal erfasst er das Wesen einer Sache.

Wenn ich mit einer Familie arbeite, setze ich mich ihr aus, wie sie ist, ohne Absicht, auch ohne die Absicht zu helfen. Und ohne Furcht vor den Folgen dessen, was ich sage oder tue. Weil ich mich so zurücknehme, sehe ich auf einmal, wo es hingeht. Oft, nicht immer natürlich. Ich bleibe auch hier begrenzt. Das ist die phänomenologische

Arbeitsweise. Sie stützt sich auf keine Theorie und auf keine frühere Erfahrung, sondern arbeitet nur mit dem Augenblick. Das ist sehr schwer, weil die Therapie jedes Mal ein neues Wagnis ist.

Die phänomenologische Vorgehensweise ist ohne Wollen, ohne Wissen, ohne Furcht. Sie schaut auf das Einigende hinter allem, was erscheint, und ist getragen und geführt von dem, was allen Wollens Grund und Grenze ist. Sie bringt eigentlich das Letzte ans Licht. Daher ist eine Therapie erst vollendet, wenn sie dieses Letzte ans Licht bringt und wenn sie jemanden mit diesem Letzten in der Tiefe verbindet. Wahrheit wird hier zum Ereignis, und sie wird vollendet im Vollzug.

Wissenschaftliche und phänomenologische Psychotherapie

Die phänomenologische Psychotherapie steht in einem gewissen Gegensatz zur wissenschaftlichen Psychotherapie. Die experimentelle Wissenschaft will ja über das Experiment Muster herausfinden, die wiederholbar sind, sodass dann durch die gleiche Vorgehensweise das gleiche Ergebnis erzielt werden kann. Bei der Naturwissenschaft lässt sich das verhältnismäßig leicht machen, dass man durch das gleiche Experiment die gleichen Ergebnisse erzielt. In der Seele ist das nicht möglich.

Wenn man wissenschaftlich Psychotherapie betreiben und wissenschaftlich erforschen will, was hilft, dann muss man die Experimente so setzen, dass das persönliche Element ausgeklammert bleibt, sodass es nur auf das Äußere ankommt. Doch wie ihr hier beobachten könnt, ist das Persönliche das Allerwichtigste. Man kann überhaupt keine gültigen Ergebnisse bekommen, ohne dass man das Persönliche mit in Betracht zieht. Das ist das eine.

Die wissenschaftliche Psychotherapie ist linear, das heißt: Hier wirkt eine bestimmte Ursache, und dort ergibt sich eine bestimmte Wirkung.

Phänomenologische Psychotherapie dagegen heißt, dass ich mich als Therapeut einem Zusammenhang aussetze, ohne Absicht und ohne Furcht. Also, auch ohne die Absicht, zu heilen. Daher muss dem Therapeuten, der phänomenologisch wahrnehmen will, die Welt recht sein, wie sie ist. Er hat kein Bedürfnis, die Welt zu verändern. Das erfordert, dass er sich völlig zurücknimmt. Ihm ist auch die

Krankheit eines Klienten recht, wie sie ist. Er hat kein Bedürfnis, dazwischen zu treten.

Das ist anders beim Arzt, weil der Arzt zum großen Teil naturwissenschaftlich arbeiten kann und dann auch so arbeiten muss. Ich möchte das ganz klar unterscheiden.

Aber hier geht das nicht. Der Therapeut nimmt sich also völlig zurück und öffnet sich einem größeren Zusammenhang. Wenn ich daher mit einem Klienten arbeite, dann nehme ich immer sein System mit wahr. Ich schaue nicht nur auf den Klienten. Ich schaue immer auch auf sein System. Vor allem schaue ich auf die Personen, die dort ausgeklammert sind, die dort noch gar nicht erscheinen, die ich aber, weil ich mich zurücknehme, mit in den Blick und ins Gefühl bekomme. Sie haben den Platz, der ihnen dort verweigert wird, sofort bei mir. Sobald sie diesen Platz bei mir haben, bin ich in tieferem Einklang mit dem System als der Klient selbst, weil ich das größere Mitgefühl habe für dieses System.

Wenn ich mich also so zurücknehme und mich dem Ganzen aussetze, ohne Absicht und auch ohne Furcht vor dem, was ans Licht kommen könnte, dann nehme ich plötzlich das Wesentliche wahr, was über die sichtbaren Phänomene hinausgeht. Dann merke ich: Da ist der Punkt.

Das ist vor allem wichtig bei der Lösung. Beim Aufstellen des Systems geht es ja noch verhältnismäßig einfach. Aber dann zu finden, wo die Lösung liegt, das kann ich nur, wenn ich in diesem Einklang bin. Dann leuchtet sie plötzlich auf. Das ist die phänomenologische Wahrnehmung. Sie ist blitzartig, und sie ist immer im Einklang mit einem größeren Ganzen. Und sie ist immer Wahrnehmung mit Liebe, das ist das Entscheidende. Dann kann man sich auch darauf einlassen.

Diese Art von Arbeit kann man daher nicht lernen, wie man Regeln lernt, sondern das Wesentliche ist, dass man sich auf diese Art von Wahrnehmung einlässt und sie über Übung und Mitgehen erwirbt. Dann kann man selbst so vorgehen.

Wenn ich in der Arbeit mit einem Klienten sehe, dass es keine Lösung gibt, dann nehme ich das völlig ernst und nehme mich zurück, auch wenn es mir wehtun würde. Es tut mir aber nicht weh, wenn ich mich so zurücknehme. Wenn ich mich im Einklang fühle, kann und darf mir das nicht wehtun. Ich muss da wirklich ganz in diesem Einklang sein. Dann bleibe ich bei meiner Wahrnehmung und lasse mich durch nichts, durch keine Einwände, davon ablenken.

Natürlich mache ich auch Fehler. Das ist mir völlig klar. Dann braucht es eine Resonanz von aufmerksamen Teilnehmern. Denen kommt dann auf einmal etwas in den Blick, was ich übersehen habe. Dann verlasse ich mich auch auf deren Wahrnehmung.

Aber wenn sich zum Beispiel jemand mit einem Klienten, den ich mit den äußersten Konsequenzen seines Verhaltens konfrontiere, verbündet, weil ihm das selbst Angst macht, er mir also dazwischenkommt und sagt, ich dürfe das nicht tun, dann darf ich mich nicht auf seine Angst einlassen, sonst würde es mich sofort schwächen.

Der Therapeut, der so arbeitet, ist im Grunde ein Krieger. Castaneda beschreibt in seinen Büchern über den Indianer Don Juan sehr schön, was ein Krieger ist. Der Krieger in diesem Sinn hat keine Furcht vor der äußersten Grenze. An der äußersten Grenze kann alles schief gehen und es kann alles gelingen. Sowohl als auch. Doch in der Praxis habe ich erfahren: Wenn der Therapeut wirklich an diese äußerste Grenze geht, dann geht es meistens gut. Aber das Risiko bleibt. Wer vor dem Risiko zurückschreckt, der kann nicht auf diese Weise arbeiten. Denn bei den wesentlichen Dingen, wo es um Leben und Tod geht, fällt die Entscheidung immer an der äußersten Grenze, nicht vorher.

Bei dieser Art der Psychotherapie ist das, was ans Licht kommt, immer zugleich eine Handlungsanweisung, der man sich überlassen muss, vielleicht ohne dass man sie versteht. Denn was wirklich ist, und wohin es führt, wird erst am Ende sichtbar, nicht am Anfang.

Das Weite

Ich möchte etwas sagen über die Weite. Viele Probleme entstehen dadurch, dass wir uns am Nahen und Engen festbeißen, sozusagen. Wenn wir auf unsere Probleme schauen oder auf die Probleme in einer Beziehung oder sonst welche, dann nehmen wir oft nur das Enge in den Blick, das Nahe, das Deutliche, und das ganze Umfeld, das dazugehört, entgeht uns. Aber das Enge und das Nahe hat seine Bedeutung und seine Kraft nur in der Verbindung zu dem, was es übersteigt. Die Lösung besteht daher in der Regel darin, dass wir aus dem Engen und Nahen weitergehen in das Fernere, in das Weitere. Statt dass wir also auf uns selbst blicken, zum Beispiel, auf unsere Wünsche und auf das, was wir als unsere Probleme betrachten oder als unsere Verletzungen oder als unsere Traumen, schauen wir auf unsere Eltern, auf die Familie. Plötzlich sind wir eingebunden in etwas anderes, sind mit vielem verbunden. Dann hat das, was wir vielleicht als schlimm oder leidend erfahren, in dem Größeren seinen Platz.

Auch wenn wir nur auf die Familie schauen, wird der Blick nach einiger Zeit wieder eng. Wir müssen auch über sie hinaus schauen, das Umfeld noch einmal in unsere Aufmerksamkeit und Wahrnehmung einbeziehen und auch in unsere Liebe, uns dafür öffnen. Dann gibt es für das, was in der Familie vielleicht als unlösbar erscheint, einen Weg ins Freie.

Eine solche Entwicklung auf das Weitere hin, gibt es auch in der Psychotherapie. Es gibt die Psychotherapie, die sich vorwiegend auf den Einzelnen bezieht, zum Beispiel auf seine Gefühle. Das wird dann vielleicht alles zergliedert, und doch kommt der Einzelne dadurch über sich selbst nicht hinaus.

Dann gibt es die Familientherapie, die das größere Feld einbezieht. Sie kann Lösungen bringen, die in der Einzeltherapie nicht möglich sind. Dennoch bleibt auch die Familientherapie noch begrenzt.

Dann kann man auch über die Familientherapie noch hinausgehen auf etwas Größeres hin. Das wird möglich durch die Bewegungen der Seele, wenn man sich ihnen überlässt. Denn diese Bewegungen gehen immer auf etwas Größeres hin.

Das Ganze

Wenn wir die Welt anschauen, können wir sie anschauen in ihrer Vielfalt, wie sich alles vereinzelt, jedes einzeln da ist, und sich dieses Einzelne oft auch entgegensteht, widerspricht, sogar bekämpft. Aber alles dieses viele Einzelne gründet in der Tiefe auf einem Einzigen, das es trägt. Aus diesem Einzigen in der Tiefe zieht das Viele und das Vielfältige seine Bestimmung, seine besondere Eigenart. Das, was es zum Ganzen beitragen kann, wird aus dieser Quelle in der Tiefe gespeist.

Nun können wir uns in unserer Wahrnehmung auf das Einzelne ausrichten, und wenn wir das tun, entgeht uns das andere. Wenn wir uns auf das eine ausrichten, klammern wir oft das andere aus oder verneinen oder verleugnen es sogar. Dann sind wir von dem, was alles trägt, entfremdet.

Wir können uns auch auf das Viele ausrichten, aber so, dass wir uns nicht auf das Viele konzentrieren, sondern es nur als Ganzes sozusagen gleichzeitig wahrnehmen, uns in dieser Wahrnehmung in unserer Mitte versammeln und über diese Mitte in die Mitte des Seins. Wenn wir diese Verbindung haben, haben wir zu all dem Vielfältigen die gleiche Beziehung, eine gleiche Beziehung von Achtung, von Ehrfurcht und von Mut, sodass wir es auch in seiner Vielfalt und in seiner Unterschiedlichkeit in uns hineinnehmen können, bis es in unserer Mitte zusammenfließt.

Wenn wir die Dinge als solche anschauen, mag uns das leicht fallen. Wenn wir aber auf menschliche Beziehungen schauen und die unterschiedlichen Bedürfnisse, die unterschiedlichen Richtungen, die Gegensätze betrachten und uns ihnen aussetzen, dann fühlen wir uns oft bedroht, verunsichert, und wir fühlen einen tiefen Schmerz, dass etwas nicht zusammengeht.

In diesen Beziehungen werden wir an der Oberfläche sehr häufig geleitet von der Unterscheidung von Gut und Böse. Diese Unterscheidung ist ganz auf der Oberfläche und kann sich überhaupt nicht auf das berufen, was aus der Tiefe aufsteigt. Die Unterscheidung von Gut und Böse ist etwas, das nur in menschlichen Beziehungen wirkt, und zwar deswegen, weil diese Unterscheidung von Gut und Böse nur eine einzige Funktion hat. Diese Funktion ist, dass es uns an unsere Familie bindet und dass es uns von anderen Familien und anderen Gruppen abgrenzt. Die Unterscheidung von Gut und Böse zeigt sich im guten oder schlechten Gewissen. Wir haben ein gutes Gewissen, wenn wir uns zu unserer Familie dazugehörig fühlen, und wir haben ein schlechtes Gewissen, wenn wir befürchten müssen, dass wir die Zugehörigkeit zu unserer Familie verspielt haben. Wir verspielen die Zugehörigkeit zu unserer Familie – so meinen wir –, wenn wir auch andere Familien, andere Gruppen, andere Werte, andere Religionen, andere Kulturen gleichermaßen als gut und ebenbürtig anerkennen. Wenn wir das machen, sind wir mit der Tiefe des Seins verbunden, aber nicht mit unserer Familie in diesem Sinn.

Also, um in der Tiefe mit dem Wesentlichen verbunden zu sein, braucht es den Abschied von Einflüssen dieses Gewissens in Bezug auf die Unterscheidung von Gut und Böse. Wenn uns dieser Abschied gelingt, wenn wir zumindest zeitweise loslassen können davon, wenn wir uns auf die innere Mitte sammeln, dann kommt aus dieser Mitte, aus der Tiefe, etwas anderes zum Tragen, eine Bewegung der Seele, die das Unterschiedliche aufhebt und das Widersprüchliche und Gegensätzliche versöhnt.

In der letzten Zeit habe ich mich sehr mit diesen Bewegungen der Seele befasst, sie auf mich wirken lassen und habe in Kursen wie diesem ausprobiert, wie diese Bewegungen der Seele wirken. Sie gehen weit über das hinaus, was bisher im Familien-Stellen ans Licht kam. Es geht also noch mal einen Schritt weiter.

Der Brunnen

Ich lasse mich hier von etwas leiten, weiß überhaupt nicht, was herauskommt, bin völlig im Dunkeln und fühle mich wie jemand, durch den ein Wasser fließt, das von weither kommt und weithin fließt. Ich halte mich nur durchlässig. Deswegen bin ich gar nicht selbst beteiligt. Der Brunnen ist am Wasser nicht beteiligt. Es fließt nur durch.

Wie kommt man dazu, dass man diese Haltung gewinnt? Man bleibt ohne Absicht. Das Wasser, das durch den Brunnen fließt, hat keine Absicht. Es hat kein Ziel. Dennoch erreicht es die Felder, bringt Frucht und mündet am Ende ins Meer. Also, die Absichtslosigkeit ist die Voraussetzung für diese Arbeit.

Ohne Absicht kann nur der sein, der seine Vorstellungen von Gut und Böse aufgegeben hat. Er kämpft nicht für das Gute und nicht für das Böse, weder noch. Alles, was ist, ist ihm recht. Das Leben ist ihm recht. Der Tod ist ihm recht. Das Glück ist ihm recht. Das Leid ist ihm auch recht. Der Friede ist ihm recht und der Krieg. Weil er so durchlässig ist, fügt sich etwas, ohne sein Zutun zum Guten.

Diese Haltung wird uns von weit her schon beschrieben. Laotse zeigt sie, zum Beispiel. Konfuzius zeigt sie. Und viele große Philosophen zeigen sie. Merkwürdigerweise nicht die großen Religionsstifter. Religionen führen zum Krieg.

Die Absichtslosigkeit, die den Einklang sucht mit dem Weltgesetz, mit den tiefen Ordnungen, die den Bewegungen der tiefen Seele traut, der großen Seele, die, wie ihr seht, dem Frieden und der Liebe dient.

Hören und Schauen

Ich möchte etwas sagen über den Unterschied zwischen Hören und Schauen. Was im Gewissen wirkt, beruht weitgehend auf Hörensagen. Zum Beispiel kommen viele Wertvorstellungen oder Regeln oder Aussagen über das Religiöse vom Hörensagen. Über das Gehörte entsteht ein inneres Bild, und das wirkt dann wie Gewissen.

Ich bringe ein Beispiel. Ein Psychoanalytiker kam zu einem Freund und fragte: »Verstehst du etwas von Besessenheit?« »Ja«, sagte der Freund, »vielleicht. Doch um was geht es dir?« Der andere gab zur Antwort: »Ich war vor einiger Zeit mit meiner Frau bei einer Wahrsagerin, und die hat ihr gesagt, sie sei vom Teufel besessen. Was soll ich jetzt machen?« Der Freund sagte: »Wer zu so einer geht, dem geschieht es recht; denn jetzt bist du wirklich besessen, aber von einem inneren Bild, und es lässt dich so schnell nicht mehr los.«

So entsteht über das Hören und das Hörensagen eine Vorstellung, losgelöst von der Wahrnehmung der wahrnehmbaren Wirklichkeit. Seltsamerweise wirkt diese Vorstellung auf einmal verpflichtend, und wenn ich diese Vorstellung aufgebe, erlebe ich das wie Verrat und Abfall.

Merkwürdig! Dabei bräuchte man doch nur hinzuschauen und sich auf das beschränken, was man wahrnimmt. Mehr nicht. Das aber verlangt Bescheidenheit.

Manche Psychotherapeuten verhalten sich ähnlich. Sie hören zu und verlassen sich auf das, was ihnen gesagt wird, ohne dass sie hinschauen auf das, was sich vor ihren Augen und in der Familie des Klienten abspielt. Dann wird vielleicht etwas therapiert, was gar nicht existiert, weil es sich auf ein Bild bezieht, das nur durch Vorstellungen und durch Deutungen entsteht.

Das Sich-Beschränken auf das Wahrnehmen ist ein großer Verzicht. Ich gebe dadurch die Freiheit auf, die Welt willkürlich zu gestalten. Doch merkwürdigerweise habe ich gerade in diesem Mich-Beschränken die Freiheit zu handeln, und zwar richtig zu handeln.

Vom sich Verlassen auf das Hören und das Hörensagen gilt das nicht. Da habe ich nur die Freiheit, mir Bilder zu machen. Die Freiheit zum Vollzug ist beschränkt.

Einsicht und Handeln

Wer eine Einsicht hat in die mögliche oder fällige Lösung, darf nicht sofort handeln. Das ist gefährlich. Wenn zum Beispiel bei einer Aufstellung deutlich wird, die Kinder müssen zum Vater, oder sie müssen zur Mutter, was immer es ist, dann darf man das nicht gleich umsetzen. Sonst ist man vielleicht von sich selbst entfremdet. Was hier bei einer Aufstellung geschieht, ist dem Klienten nicht fremd, denn es ist ja etwas, bei dem er mitwirkt. Es entsteht dabei ein Bild, und jetzt muss dieses Bild erst in die Seele sinken. Man lässt es erst einmal in der Seele wirken, und das kann lange dauern. Nach einiger Zeit wird auf einmal klar, was das richtige Handeln ist. Das Bild wird in die Seele genommen und darf dort wirken und sich weiterentwickeln, bis die richtige Lösung, die endgültige, gefunden wird. Auf einmal spürt man ganz klar: Jetzt ist die Zeit zum Handeln gekommen. Dann handelt man, nicht vorher, sonst handelt man vielleicht außer sich, nicht in Verbindung mit dem Bild, denn es konnte ja in der Seele noch gar nicht wirken. Es kann Monate dauern, bis sich die Kraft zum Handeln sammelt, obwohl man weiß, was richtig ist.

Wahrnehmung und Zweifel

TEILNEHMERIN Inwiefern haben Sie als Therapeut auch eine suggestive Wirkung auf die aufgestellten Personen? Ich habe den Eindruck, dass Sie einen Einfluss auf die Personen haben und auch auf deren Gefühl, wie diese die Situation empfinden, und dass sich vielleicht auch Ihr Konzept auf die Personen überträgt, dem diese dann entsprechen wollen, wenn auch vielleicht nur unbewusst. Wie stehen Sie dazu? Das ist ja eine ungeheure Verantwortung, die Sie als Therapeut haben.

HELLINGER Ich möchte ein Gegenbeispiel bringen. Wenn ich zögere und zweifle, überträgt sich das auch. Die Frage ist: Was ist besser? Ich muss mich daher, wenn ich arbeite, auf den anderen verlassen. Andererseits darf der Therapeut seine Wahrnehmung nicht verleugnen. Es gibt bei der unmittelbaren Wahrnehmung eine wichtige Erfahrung. Wenn jemand etwas wahrnimmt, und er meldet dann einen Zweifel oder einen Einspruch an, und sei es nur innerlich, verschwindet die Wahrnehmung. Die Wahrnehmung lässt sich den Einspruch und den Einwand nicht gefallen.

Noch etwas ist hier zu bedenken. Wenn ich in einer Gruppe therapeutisch arbeite, arbeite ich mit den anderen Teilnehmern zusammen. Wenn ich in einer Gruppe mit Respekt und Liebe für die Klienten arbeite und mit Liebe zur Lösung, dann vertraue ich darauf, dass sich aus dem Zusammenspiel aller eine gute Lösung ergibt. Ich müsste ja alle in der Gruppe zusammen suggestiv beeinflussen können, damit es zu einer solchen Verfälschung kommen kann. Ihre Frage beweist aber, dass hier viele Teilnehmer unabhängig und selbstständig sind. Wenn ich mich geirrt oder einen Fehler gemacht habe, wird das von jemand anderem bemerkt und ausgeglichen. Ich verlasse mich also nicht nur auf meine eigene Wahrnehmung, sondern auch auf die Wahrnehmung der anderen, die das gleiche Geschehen mit mir vor sich haben und sehen.

Denkmuster und Schicksalsmuster

Rupert Sheldrake hat in seinen Büchern die Eigenschaften und das Wirken von morphogenetischen Feldern beschrieben, das heißt von Feldern der Kraft, die bestimmte Strukturen festlegen. Er hat mir gesagt, dass man bei den Familienaufstellungen unmittelbar sehen kann, wie die morphogenetischen Felder wirken.

Manchmal überlege ich jetzt, ob die Beobachtungen, die er macht, auch noch anderweitig gelten. Ob nicht bestimmte Denkmuster eine Gruppe festlegen und daher neue Einsichten erschweren, und ob nicht Verhaltensabläufe in der Familie auch Muster sind, die sich aus dem morphogenetischen Feld dieser Familie ergeben. Wenn zum Beispiel sich jemand umgebracht hat, dann bringt sich manchmal auch in der nächsten Generation jemand um. Aber nicht nur, weil er dem Früheren nachfolgen will, sondern weil es ein Muster gibt.

Sheldrake hat gesehen, wenn sich ein neues Kristall bildet, ist dieses noch nicht vorstrukturiert. Wenn sich aus der gleichen Verbindung noch ein Kristall bildet, richtet es sich bereits nach dem Muster des früheren. Es gibt dann bereits ein Gedächtnis über das frühere Kristall. Das morphogenetische Feld hat also ein Gedächtnis. Deswegen entwickelt sich der nächste Kristall mit größter Wahrscheinlichkeit ähnlich wie der erste. Wenn das mehrmals wiederholt wird, gibt es ein festes Muster. So können sich vielleicht auch Schicksale auf ähnliche Weise fortpflanzen.

Die Unterbrechung der Muster

Diese Bewegung muss man unterbrechen. Das Erkennen dieser Bewegung und das Unterbrechen fordert sehr viel Mut zu völlig Neuem. Wenn die Unterbrechung gelingt, ist das eine besondere Leistung. Die Unterbrechung gelingt nicht einfach dadurch, dass man sich dem Fluss überlässt. Man muss zurücktreten. Statt dass man im Fluss schwimmt, tritt man ans Ufer, schaut dem Fluss zu, bis man das Alte durchschaut und das Neue erkennt, und entscheidet dann, was man macht.

Licht und Dunkel

Die Familie hat ein Gedächtnis. Was davon ans Licht kommt, wird uns geschenkt. Doch haftet an ihm noch das Dunkel und das Verborgene, aus dem es kommt. Das heißt, sein Wesentliches bleibt uns verborgen, zum Beispiel sein »Woher« und sein »Wohin«. Es bleibt uns nicht nur verborgen, sondern es bleibt auch geborgen, das heißt unserem Zugriff entzogen. Daher können und dürfen wir nur insoweit darüber verfügen, als es sich zeigt, und wir machen Halt, wo es sich vor uns verbirgt.

Das ans Licht Gekommene verrät daher das Verborgene und Geborgene nicht, es wird uns von ihm nur in Grenzen gezeigt. Unsere Ansichten schieben sich oft vor das, was ans Licht kommt, und verdunkeln es so. Die Ansicht, sobald wir uns eine gemacht haben, erlaubt uns, beim Subjektiven zu bleiben, und steht daher dem Wissen im Weg. Das ans Licht Gekommene dagegen zwingt uns zum Unvertrauten, Ungewohnten und Neuen.

Wenn wir uns bei dieser Arbeit sammeln, dann sammeln wir uns auf das, was hinter dem, was ans Licht kommen will, verborgen bleibt. Wir fügen uns daher nicht nur in das, was ans Licht kommt. Wir fügen uns auch in das, was verborgen bleibt und in das alles, was zum Vorschein gekommen ist, und auch wieder zurücksinkt. Deswegen sind wir mit beiden Bewegungen im Einklang und fügen uns beiden. Diese Arbeit lässt das Wesentliche mit erscheinen und ist daher nicht auf das Vordergründige beschränkt, zum Beispiel auf die Heilung einer Krankheit. Daher ist sie wesentlich mehr als nur Psychotherapie.

Schüler und Meister

HELLINGER Ein Meister war nie ein Schüler, und ein Schüler wird nie ein Meister. Weißt du, wieso? Der Meister schaut, deswegen braucht er nicht zu lernen. Der Schüler lernt, deswegen schaut er nicht.

TEILNEHMER Das ist ein Witz.

HELLINGER Das sagt der Tor.

TEILNEHMER Was du gesagt hast, widerspricht vielen spirituellen Schulen.

HELLINGER Es kümmert mich wenig.

TEILNEHMER Ich habe nicht gesagt, es soll dich kümmern, sondern, es widerspricht vielen Schulen.

HELLINGER Dessen bin ich mir bewusst. Doch wenn du dir die Schüler ansiehst, dann sind viele die Schande des Meisters.

Einsicht und Läuterung

Man kann den Weg zur Einsicht nicht abkürzen, und man kann ihn auch nicht erleichtern. Die Läuterung, die dazu fähig macht, kann man weder abkürzen noch erleichtern.

Die Nacht des Geistes

Ich möchte etwas sagen über die Nacht des Geistes. Es ist ja heute modern, dass man nach dem Osten pilgert, um dort die Weisheit zu finden und die Erleuchtung. Sicherlich gibt es im Osten auch Großes. Was wir aber im Abendland an großer spiritueller Tradition haben, ist kaum noch bekannt. Man zieht sich davon zurück.

Die große abendländische Mystik kennt drei Wege. Der erste ist der Reinigungsweg, der zweite der Erleuchtungsweg und der dritte der Einigungsweg. Aber im Grunde geht es nur darum, dass man sich auf den Reinigungsweg begibt.

Der Reinigungsweg gipfelt in der Nacht des Geistes. Das ist ein Begriff oder ein Bild von Johannes vom Kreuz. Nacht des Geistes heißt, dass ich verzichte auf Wissen jeglicher Art. Dass ich zum Beispiel verzichte, die Hintergründe zu erfahren, oder die Geheimnisse der Welt zu erfahren, oder über Gott etwas zu erfahren. Sie verlangt den völligen Verzicht, die äußerste Läuterung. Dann wird man leer.

Im Taoismus gibt es das Bild der leeren Mitte. Dort ist es ganz still. Doch das Merkwürdige ist, wenn man sich in diese leere Mitte begibt und sich der Nacht des Geistes stellt, indem man immer weniger wissen will, immer weniger liest zum Beispiel, sich immer weniger Gedanken macht und so ganz gesammelt ist, dann geschieht es, dass um einen herum plötzlich etwas passiert, ohne dass man selbst etwas tun muss. Man bleibt still und ist, indem man so still ist, mit etwas Größerem im Einklang.

Dann kommen die tiefen Erkenntnisse, die man sich ausdenken kann. Sie kommen aus der Nacht des Geistes. Die Nacht des Geistes verlangt von uns auch das Vergessen. Sie verlangt zum Beispiel, dass man bereit ist, seine Herkunft zu vergessen, seine eigene Geschichte zu vergessen.

Ich habe etwas von dieser Schlichtheit gezeigt, nichts wissen zu wollen oder nur ganz wenig. Wenn man so gesammelt ist, merkt man, was wesentlich ist, sofort. Dann brauche ich nur ganz wenige Informationen und weiß doch sofort, was wesentlich ist. Das kommt aus dieser schlichten Sammlung.

Ich lese euch dazu einen kleinen Text aus dem Buch »Verdichtetes« vor:

Weisheit

Der Weise stimmt der Welt zu, so wie sie ist,
ohne Angst und ohne Absicht.

Er ist versöhnt mit der Vergänglichkeit
und strebt nicht über das hinaus, was mit dem Tod vergeht.

Er behält den Überblick, weil er im Einklang ist,
und greift nur ein, soweit der Fluss des Lebens es verlangt.

Er kann unterscheiden:
geht es oder geht es nicht, weil er ohne Absicht ist.

Die Weisheit ist die Frucht von langer Disziplin und Übung,
doch wer sie hat, der hat sie ohne Mühe.

Sie ist immer auf dem Weg und kommt ans Ziel,
nicht weil sie sucht.
Sie wächst.

Gefühle

Einführung

Es gibt Gefühle, durch die wir etwas erkennen können, und es gibt solche, die Erkenntnis verhindern. Es gibt Gefühle, die Lösungen ermöglichen, zum Beispiel die Liebe, und solche, die Lösungen verhindern, zum Beispiel der Hass. Deswegen ist es für die Erkenntnis und die Lösung so wichtig, die Gefühle zu unterscheiden.

Über die Unterscheidung der Gefühle habe ich in vielen meiner Bücher geschrieben, in einigen auch speziell zu besonderen Gefühlen, zum Beispiel: In Ordnungen der Liebe *über verschiedene Arten der Wut, über die Eifersucht, die Entrüstung, das Grundgefühl und was es ins Heitere hebt, und über das Mitleid; in* Anerkennen, was ist *über Neid, Wut, Triumph, Hass, Angst und Depression; in* Die Mitte fühlt sich leicht an *über das Glück.*

Die Unterscheidung der Gefühle

Ich unterscheide vier Arten von Gefühlen:

Die erste Art ist das primäre Gefühl, das heißt ein Gefühl, das sich aus der unmittelbaren Situation ergibt und der Situation entspricht. Wenn die Mutter stirbt und das Kind wird vom Schmerz überwältigt und weint und schluchzt, dann ist das ein primäres Gefühl. Es entspricht dieser Situation. Die primären Gefühle sind oft sehr heftig, doch sie dauern kurz. Sobald man sich ihnen voll überlässt, sind sie auch bald vorbei. Auch sind die primären Gefühle wach und nach außen gerichtet. Zum Beispiel weint das Kind bei dieser Trauer mit offenen Augen. Es schaut die tote Mutter an und schluchzt mit offenen Augen.

Wenn einer die Augen zumacht, ist er in einem anderen Gefühl, in der Regel. Das ist dann ein sekundäres Gefühl. Das sekundäre Gefühl ist Ersatz für die Heftigkeit des primären Gefühls. Auch werden die sekundären Gefühle genossen. Man hält sie fest, denn sie dienen der Abwehr von Handeln. Deswegen darf ein Therapeut niemals auf ein sekundäres Gefühl eingehen. Sobald er darauf eingeht, beweist ihm der Klient, dass er nicht helfen kann. Das sekundäre Gefühl will ja das Handeln verhindern. Ich würde mit ihm erst arbeiten, wenn er aus dem sekundären Gefühl auftaucht und in das primäre Gefühl zurückkommt.

Die primären Gefühle unterliegen einer inneren Steuerung. Wer in einem primären Gefühl ist, kann sich daher niemals blamieren. Bei primären Gefühlen fühlen die anderen mit. Dieses Mitfühlen macht auch uns stark. Obwohl wir bei diesem Mitfühlen beim anderen sind, nimmt es uns nichts weg.

Im Gegensatz dazu fühlen wir uns im Angesicht von sekundären Gefühlen hilflos, auch ärgerlich. Wir fühlen uns benutzt. Durch sekundäre Gefühle zieht jemand die Aufmerksamkeit auf sich. Durch ein primäres Gefühl zieht niemand die Aufmerksamkeit auf sich. Wir sind mit ihm in eine Situation hineingekommen, in der wir mitfühlen, aber wir bleiben dennoch bei uns. Bei den sekundären Gefühlen ist es umgekehrt. Deswegen gilt bei sekundären Gefühlen: Nur nicht eingreifen. Das Hauptkriterium, um zu erkennen, ob es ein sekundäres Gefühl ist, sind die geschlossenen Augen.

Das sekundäre Gefühl folgt einem inneren Bild, nicht der Wirklichkeit. Weil es seine Kraft aus einem inneren Bild zieht, muss man dabei die Augen zumachen.

Wenn man jemand aus einem sekundären Gefühl heraushelfen will, lässt man ihn die Augen öffnen. Man sagt ihm zum Beispiel: Schau mich mal an. Auf einmal sieht man, er wird klar und ist dann in einem primären Gefühl. Das ist oft völlig anders, verglichen mit dem sekundären Gefühl. Oft lacht er dann, statt dass er weint, oder er wird traurig, wo er vorher wütend war.

Dann gibt es als dritte Art die übernommenen Gefühle, die Fremdgefühle, zum Beispiel aus einer Identifizierung heraus. Das können wir ja beim Familien-Stellen sehr oft sehen. Aus ihnen wird jemand befreit, wenn deutlich wird, von wem oder für wen er dieses Gefühl übernommen hat. Hinter dem übernommenen Gefühl wirkt meistens die primäre Liebe. Man erreicht sie aber erst, wenn die Identifizierung aufgehoben ist. Die Identifizierung verhindert, dass ich die Person, mit der ich identifiziert bin, sehe. Sie kann nicht als ein Gegenüber erscheinen, weil ich ja durch die Identifizierung bin wie sie. Wenn ich mit einem Bruder meines Vaters identifiziert wäre, dann würde ich fühlen wie er, ich könnte ihn gar nicht sehen, weil ich in der Identifikation wie er bin. Sobald er mir aber gegenübertritt, kann ich ihn anschauen, ihn achten, ihn lieben. Dadurch wird die Identifizierung aufgehoben.

Die vierte Art der Gefühle nenne ich Meta-Gefühle oder Wesensgefühle. Das sind übergeordnete Gefühle. Sie sind eigentlich Gefühle ohne Emotionen. Sie sind reine Kraft zum Handeln. Wenn einer mit bewegenden Situationen konfrontiert ist, geht er auf diese Meta-Ebene. Auf der einen Seite erscheint er dann manchmal gefühllos, ist aber voll gesammelt. Wir erleben hier solche tief greifenden Schicksale, dass sie uns mitnehmen in jeder Hinsicht, als Mitgefühl, auch als Erinnerung. Das ist eigentlich selbstverständlich. Das ist menschlich und demütig und gut. Doch der Therapeut muss sich zurückhalten. Deswegen geht er auf eine höhere Ebene. Er setzt sich sozusagen dem Ganzen aus und achtet darauf, dass es gut weitergeht. Deswegen muss er auch gesammelt bleiben. Er darf sich nicht dem Gefühl hingeben. Er hält sich über dem Gefühl, das ist wichtig. Aber wenn auch ihm in solchen Situationen Tränen kommen, ist es keine Schande.

Das Wort »Meta« bedeutet übergeordnet. Es legt nahe, dass man »hoch« geht, auf die höhere Ebene. Das dazu passende Bild ist: Man geht auf einen Berg, statt dass man »unten« im Gewühle des Verkehrs bleibt. Auf dem Berg hat man einen großen Überblick – und ist gleichzeitig einsam. Man ist nicht innig verbunden. Das ist das eine Bild, mit dem man arbeiten kann.

Der berühmte Milton Erickson hat sich bei seiner Arbeit oft vorgestellt, er schwebt an der Decke und schaut auf den Klienten hinunter. So hat er den Überblick gewonnen und behalten. Das ist auch eine Art, wie man auf die Meta-Ebene geht.

Es gibt aber noch eine völlig andere Art. Man zieht sich zurück auf eine leere Mitte. Dort ist man ganz gesammelt. Am Punkt der leeren Mitte ist man am tiefsten mit einem Kraftfeld verbunden und wirkt, ohne zu handeln. Das ist ein anderes Bild. Man darf sich aber auf die Bilder nicht festlegen. Man spürt an der Wirkung, was einem am meisten hilft und gut tut.

TEILNEHMER Ich habe bei den Aufstellungen immer wieder den Unterschied gesehen, von den Primär- und Sekundär-Gefühlen. Ich möchte noch besser verstehen, was du über die Meta-Gefühle gesagt hast. Ich spüre, dass du so arbeiten kannst, hängt damit zusammen.

HELLINGER Hier wurde öfters deutlich, wenn jemand mit ganz normaler Stimme gesprochen hat, war das Gefühl am stärksten, also beim Sprechen im ganz gewöhnlichen Bei-sich-Sein zeigt sich das stärkste Gefühl. Der wissende Therapeut widersteht den Ausbrüchen der Gefühle und bringt sie am Schluss auf dieses ganz schlichte Mit-ganz-normaler-Stimme-Sprechen. Bei starken Gefühlen sage ich oft, der Klient solle sie ohne Ton fühlen, ohne Worte und ohne Ton, nur tief atmen dabei. Dann geht das Gefühl viel tiefer, als wenn einer so schreit. Es gibt aber auch Situationen, wo das Gefühl als primärer Urschrei ganz stark zum Ausdruck kommt. Das ist wieder etwas anderes. So ein Schrei geht durch Mark und Bein.

Die Meta-Gefühle

Es gibt Gefühle, auf die man sich völlig verlassen kann. Das Gefühl, auf das man sich verlassen kann, hat bestimmte Eigenschaften. Es ist ein Gefühl ohne Emotion, etwas völlig Klares. Ich nenne diese Gefühle Meta-Gefühle. Mut gehört zu den Metagefühlen, Demut ist ein Metagefühl, Weisheit ist auch ein Metagefühl. Weisheit heißt, ich kann unterscheiden, ob etwas geht oder nicht. Diese Unterscheidung kann man treffen, weil man im Einklang mit etwas Größerem ist. Man erfährt diesen Einklang, wie wenn man schwimmt in einem ruhigen Fluss. Die geringste Strömung nimmt man sofort wahr. Oder wenn jemand in einem Segelboot fährt und die Segel ausgespannt hat, wird der kleinste Windstoß sofort wahrgenommen. Die Meta-Gefühle sind Gefühle im Einklang. Mit diesen Gefühlen arbeitet der Therapeut.

Der Wahrnehmung, was geht oder nicht geht, steht sehr viel entgegen, zum Beispiel, dass jemand etwas will, was nicht im Einklang ist. Das andere ist, dass jemand gar nicht fähig ist, diese Wahrnehmung zu haben, weil er von fremden Gefühlen überschwemmt wird, von Gefühlen, die ihm nicht gehören. Sie kommen zum Beispiel aus seiner Herkunftsfamilie.

Die Metagefühle haben eine Qualität von Leichtigkeit. Da ist nichts Schweres dabei, nichts Dramatisches. Sie sind ganz schlicht. Man kommt dahin, indem man sich aus den eigenen Verstrickungen löst. Bei den Familienaufstellungen kann man erfahren, wie man sich aus diesen lösen kann.

Viele Gefühle werden vom Gewissen verursacht. Gewissen heißt, dass ich mich nach dem richte, was mir die Zugehörigkeit zu meiner Familie sichert. Also, gutes Gewissen heißt, ich bin in Übereinstimmung mit dem, was in unserer Familie gilt, damit ich dazugehören darf. Schlechtes Gewissen heißt, ich reagiere mit Angst vor dem Verlust auf Zugehörigkeit. Wer in dieser Angst befangen ist, kann die feinen Regungen der Meta-Gefühle nicht wahrnehmen. Ein Kind zum Beispiel kann das nicht, weil es noch völlig von den anderen Gefühlen abhängig ist.

Wut, Verzweiflung, Liebe

Heftige Gefühle wie Wut entstehen oft an einem Punkt, an dem eine frühe Hinbewegung unterbrochen wurde, an dem das Kind nicht mehr weiterkonnte. Diese Wut schützt das Kind vor dem Schmerz der Liebe. Die Wut ist hier nur die andere Seite der Liebe.

Wenn ich in der Therapie die Wut zum Ausdruck bringen lasse, wiederhole ich, was damals passiert ist, denn die Hinbewegung ist und bleibt unterbrochen. Es wird zwar die Erfahrung wiederholt, aber nicht dadurch gelöst.

Durch diese Wut überhebt man sich illusionär über seine Eltern. Manche sagen in einem solchen Gefühlsausdruck dem Vater oder der Mutter: Ich bringe dich um. Sie meinen dann erstens, sie hätten es damit gemacht, und zweitens, sie hätten etwas damit erreicht. Gar nichts haben sie damit erreicht. Oft werden sie sich dafür bestrafen.

Wenn jemand in der Therapie auf diese Weise wütend werden will, stoppe ich ihn. Denn die Wut ist hier ein Abwehrgefühl. Wenn er dann die Wut nicht mehr zum Ausdruck bringen kann, kommt er in Verbindung mit dem Gefühl, das dahinter liegt, nämlich mit der Liebe und dem Schmerz. Diese beiden Gefühle gehören zusammen. Diese Liebe ist sehr viel schmerzlicher als die Wut. Sie ist das schmerzlichste Gefühl überhaupt, weil sie erfahren wird zusammen mit dem Gefühl totaler Ohnmacht. Wenn ich die Wut ausdrücke, verleugne ich meine Ohnmacht. Ich spüre sie dann gar nicht.

Das entscheidende Wort an dem Punkt ist, dass der Betroffene sagt: »Bitte.« Merkt ihr die Kraft da drin im Unterschied zum Wutausbruch? »Papa, bitte.« »Mama, bitte.« Welche Kraft ist da drin, und welcher Schmerz.

Es gibt Situationen, in denen ein Kind sich verlassen fühlte, vielleicht weil es aus Versehen irgendwo stehen gelassen wurde. Dann erlebt sich das Kind verzweifelt. Wenn ich in der Therapie diese Verzweiflungsgefühle zum Ausdruck bringen lasse, hat es eine gute Wirkung. Sie sind nicht Abwehr des erlebten Verlassenseins, sondern entsprechen ihm genau. Das hilft dann.

Der Hass

Der Hass fesselt an den Täter. Das Opfer ist frei vom Täter, wenn es sich zurückzieht. Durch dieses Sich-Zurückziehen überlässt es den Täter seiner eigenen Seele und seinem eigenen Schicksal. Das ist eine Form der Achtung. Auf diese Weise wird das Opfer frei. Dieses sich Zurückziehen vom Täter und seiner Tat auf die leere Mitte – so nenne ich das – gibt Kraft, und vom Opfer wird man zu einem Handelnden. Die aber, die verfolgen und entrüstet sind, die Moralischen und die Unschuldigen, sind in der Seele Übeltäter. Ihre Gewaltphantasien sind oft schlimmer als die Tat des Täters.

Die Seele

Einführung

Die Seele und ihr Wirken werden in diesem Kapitel unter mehreren Gesichtspunkten zur Sprache gebracht. Es geht ein auf die Dimensionen der Seele: auf die Körperseele, die Familienseele und die große Seele. Es behandelt die Ordnungen innerhalb dieser Dimensionen und zeigt, welche Folgerungen sich daraus für unser Leben und für die Psychotherapie ergeben.

Ich mache hier auch Aussagen zum Verhältnis von Ich und Seele, zur Unterscheidung von Gut und Böse und deren Überwindung durch Einsicht in die tieferen Bewegungen der Seele.

Über die Seele habe ich praktisch in allen meinen Büchern geschrieben, besonders in: Die Mitte fühlt sich leicht an *im Kapitel »Leib und Seele, Leben und Tod«; in* Anerkennen, was ist *unter den Überschriften »In der Seele an Größeres rühren« und »Die Seele richtet sich nach anderen Gesetzen als dem Zeitgeist«.*

In diesem Kapitel gehe ich manchmal über das bisher Gesagte hinaus, zum Beispiel bei den Aussagen über das Verhältnis von Gewissen und Seele.

Die Reichweite der Seele

TEILNEHMER Ich würde dich gerne fragen, welchen Begriff du von Seele hast. Ich hatte den Eindruck, dass du die Seele dem Menschen gegenüberstellst. Ich habe es bisher immer so verstanden, dass das eher eine Einheit ist.

HELLINGER Was heißt hier schon Begriff, als ob man die Seele begreifen könnte. Man kann Wirkungen sehen. Zum Beispiel hat die Familie oder die Sippe eine gemeinsame Seele, also ein gemeinsames Zentrum, das die ganze Gruppe steuert, nicht nur den Einzelnen. Der Einzelne gehört sozusagen zur Seele, ist Teil der Seele.

Manche haben die Seele vereinnahmt und sagen »meine Seele«, wie das zum Beispiel im Christentum geschieht, wo man seine Seele retten will, als würde man sie besitzen und könnte sie mit in den Himmel nehmen. Es ist eine seltsame Vorstellung, dass wir eine Seele haben. Das ist so, als würde man die Fülle des Seins sozusagen in sich hineinsaugen, und sie dann in seinem Körper wie in einem Gefängnis gefangen halten. Die Seele wäre dann da drin, und alles hängt von dieser einen Seele ab, die man hat.

Das belastet den Einzelnen sehr. Wenn einer zum Beispiel krank ist, bürdet man dieser Seele auf, dass sie ihn gesund machen soll. Dann bewegt sich aber kaum noch etwas, man wird ganz starr dabei. Hier hilft es, wenn man sich vorstellt: Was macht die Seele weit und was macht sie eng. Alles, was die Seele weit macht, hat eine wohltuende Wirkung. Es macht die Seele auch weit, wenn man sie dorthin wieder ausschweifen lässt, wo sie hin will, in die Familie zum Beispiel. Aber das ist nur ein Teil dieser Bewegung. Je mehr der Einzelne loslässt, desto weiter geht die Seele.

Die Seele hat verschiedene Dimensionen. Ich habe diese Dimensionen der Seele in einem kleinen Gedicht beschrieben. Es heißt:

Der Weg

Zum alten Vater fand der Sohn und bat:
»Vater, segne mich, bevor du gehst.«
Der Vater sprach: »Mein Segen sei,
dass ich dich auf dem Weg des Wissens
zu Beginn ein Stück begleite.«
Am nächsten Morgen traten sie ins Freie,
und aus der Enge ihres Tales
stiegen sie auf einen Berg.
Der Tag ging schon gekrümmt, als sie zur Höhe kamen.
Doch nun lag das Land nach allen Seiten
bis an den Horizont
im Licht.

Die Sonne sank.
Und mit ihr sank die pralle Pracht:
Es wurde Nacht.
Doch als es dunkel war,
leuchteten die Sterne.

Ordnungen der Seele

Die Familie hat eine gemeinsame Seele und ein gemeinsames Gewissen. Diese Seele und dieses Gewissen achten auf drei Grundordnungen.

Die erste Grundordnung ist: Jeder in dem System, ob lebend oder tot, hat das gleiche Recht auf Zugehörigkeit. Wenn in diesem System jemandem das Recht auf Zugehörigkeit abgesprochen wird, zum Beispiel durch moralische Bewertungen wie: »Er ist ein Schuft« oder »Er ist ein Trinker« oder »Er hat ein uneheliches Kind bekommen« oder was immer man sonst über ihn sagt, dann hat das die gleichen Folgen. Dann nehmen gewisse Leute für sich in Anspruch, dass sie ein größeres Recht auf Zugehörigkeit haben, weil sie sich für besser halten. Aber die Familienseele macht keinen Unterschied zwischen Gut und Böse in diesem Sinn. Denn das so genannte Böse ist nur eine andere Seite der Vielfalt, auf der das Gute sich errichten kann. Ohne Böses gibt es kein Gutes. Ein Mensch, der ganz gut ist, ist schrecklich. Oder einer, der sich für vollkommen hält, ist schrecklich. Er ist auch gefährlich. Jene, die sich für besser halten, sind gefährlich. In der Nähe von Menschen, die sich für gewöhnlich halten, fühlt man sich friedlich und zugehörig.

Wenn jemandem in der Familie das gleiche Recht auf Zugehörigkeit verweigert wird, dann versucht die Familienseele oder das Familiengewissen, die Ordnung wiederherzustellen durch einen Ausgleich. Das ist die zweite Grundordnung, auf die die Familienseele und das Familiengewissen achten. Das geschieht in der Regel dadurch, dass ein später Geborener von diesem Familiengewissen mit dem früheren Ausgeschlossenen in Verbindung gebracht wird, sodass er den vertritt – zum Ausgleich. Der später Geborene leidet dann wie jener andere und wird wie er. Jetzt muss sich das System durch ihn noch einmal mit Gut und Böse auseinander setzen.

Die Lösung für den später Geborenen wäre, dass er den Ausgeschlossenen würdigt, oder auch den, der durch sein Schicksal den anderen Angst macht, sodass er durch sie ausgeschlossen und vergessen wird, wie manchmal Frauen, die im Kindbett starben. Wenn die gewürdigt werden, ist das der Ausgleich. Dann kommt Frieden in das System und kein Späterer braucht sie zu vertreten.

Das also sind die beiden ersten Grundordnungen: das gleiche Recht auf Zugehörigkeit und der Ausgleich für die verweigerte Zugehörigkeit.

Die dritte Grundordnung verlangt, dass die, die früher in dem System da waren, Vorrang haben vor denen, die später dazugekommen sind. Die Familienseele und das Familiengewissen achten daher vor allem auf das Recht der Früheren und opfern die später Dazugekommenen zum Ausgleich. Wenn das Vorrecht der Früheren geachtet wird, sind die Späteren frei.

Krankheit und Seele

Wir machen die Erfahrung, dass gewisse Ereignisse, zum Beispiel eine frühe Trennung von der Mutter oder ein früher lebensbedrohlicher Unfall, sich später nicht nur auf die Seele, sondern auch auf den Körper auswirken. Dann kann man versuchen, das, was der Seele zu der Zeit weh getan hat und sich auf den Körper auswirkt, noch einmal hochzuholen, es anzuschauen, sich damit zu versöhnen, indem man ihm zustimmt, wie es war, und dann aus dem Einklang mit dem Schicksal auch für den Körper eine Entlastung oder eine Heilung zu finden.

Die Krankheit, die Seele, das Ich

Wenn in der Herkunftsfamilie des Klienten etwas vorgefallen ist, das auf seinen Körper wirkt und zu Krankheiten führt oder Krankheiten mitverursacht und mitbedingt, ist auch die Seele mit im Spiel, aber auf eine seltsame Weise. Die Seele folgt nämlich der Liebe. Tief in der Seele wirkt die Liebe. Das Wirken dieser Seele und dieser Liebe ist oft überlagert und verdrängt durch das Ich.

Manche verstehen die Psychosomatik, also die Heilungsversuche sowohl auf der Ebene des Leibes als auch der Seele, nicht wie ein Zusammenspiel von Seele und Leib, sondern von Ich und Leib. Manche wollen eine Heilung finden, indem sie das Psychische behandeln wie ein Medikament, das man zusätzlich zu den anderen Medikamenten auch noch verabreicht, um so die Heilung zu bewirken. Das wird aber der Seele nicht gerecht.

Die Seele will manchmal krank sein, auch wenn das Ich sich anders entscheidet. Für die Seele ist die Gesundheit nicht das höchste Gut. Nicht einmal das Leben ist für die Seele das höchste Gut. Die Seele ist zugleich mit Tieferem verbunden, und das gilt es ans Licht zu bringen. Wenn man damit verbunden ist, gibt es merkwürdige Wirkungen auf den Leib.

Ich bringe ein Beispiel. Vor kurzem habe ich eine Fernsehsendung gesehen über Spontanheilungen bei Krebs. Eine Klinik in Nürnberg, die im Bereich der Spontanheilungen forscht, hat einen

Patienten vorgestellt, der hoffnungslos an Krebs erkrankt war. Sie haben ihn dort operiert und gesehen, dass sie medizinisch nichts mehr machen konnten. Daher haben sie ihn wieder zugenäht und nach Hause entlassen. Dem Mann war klar, dass sein Leben zu Ende ging. Er hat sich mit seiner Frau hingesetzt und hat sein Testament gemacht. Als er damit fertig war, spürte er so etwas wie einen Ruck in seinem Körper. Danach sind die Krebszellen abgestorben.

Ich habe nun aus meiner Erfahrung einen Schluss daraus gezogen, etwas, was ich auch sehr häufig sehe. Der Mann kam in Einklang mit Tod, mit Schicksal und Ende, mit dem Urgrund sozusagen, aus dem das Leben aufsteigt und in den es wieder hinabsinkt, und aus diesem Einklang kam eine heilende Kraft.

Also, ich werde hier nicht in einer Weise arbeiten, dass ich jetzt sozusagen jemanden heilen will, als könnte ich das, als könnte ich mich über Schicksale erheben oder über die Bewegung einer Seele. Sondern ich gehe mit der Bewegung der Seele und hoffe, Klienten, die schwer krank sind, mit dem Schicksal zu versöhnen und mit dem Urgrund, und ich hoffe, dass aus dem etwas Heilendes kommt.

Es gibt eine merkwürdige Vorstellung über die Seele. Manche meinen, zuerst kommt der Leib aus Stoff und dann wird ihm die Seele eingehaucht, so wie in der Bibel beschrieben. Wenn der Mensch stirbt, dann haucht er mit dem letzten Atemzug auch seine Seele aus.

Aber wenn man genau hinsieht, entsteht ein Mensch dadurch, dass zwei beseelte Zellen sich verbinden. Der Leib ist daher in seiner Entstehung von Anfang an beseelt. Es ist nicht seine Seele, die ihn belebt. Diese Seele war schon lange vor ihm da. Wie der Leib ein Glied ist in einer langen Kette von denen, die vorher, nachher und neben ihm da waren oder die da sind und da sein werden, so ist auch die Seele mit vielen verbunden.

Die Seele wirkt im Leib einigend und steuernd, weitgehend unbewusst für uns, aber sehr wissend. Und sie reicht weit über den Leib hinaus. Sie steht ja im Austausch mit der Umgebung, sonst gäbe es, zum Beispiel, keinen Stoffwechsel und keine Fortpflanzung.

Die Seele reicht aber nicht nur in dieser Weise über uns hinaus, sie reicht in die Familie hinein und verbindet uns mit unseren Familienmitgliedern und unserer Sippe. Wie die Seele den Leib eint, innerhalb seiner Grenzen, so eint und steuert die Seele auch die Familie innerhalb bestimmter Grenzen.

Die Familie hat eine Grenze. Man sieht, ob die Seele jemand in diesen Kreis aufnimmt und mit den anderen Familienmitgliedern verbindet, oder ob sie ihn nicht mit einschließt. Deswegen gehören zur Familie nur bestimmte Personen, nämlich die Geschwister, die Eltern, die Geschwister der Eltern, die Großeltern, der eine oder andere der Urgroßeltern und jene, die für einen aus der Familie Platz gemacht haben, zum Beispiel frühere Partner von Eltern oder Großeltern. Manchmal reicht die Familienseele auch über mehrere Generationen zurück, besonders wenn es schlimme Schicksale gab. Dann wirken in ihr auch noch Familienmitglieder aus der vierten, fünften und sechsten Generation. Von daher ist es ganz klar, dass in der Familie die Lebenden und die Toten eine Einheit sind. Sie sind alle miteinander verbunden.

Die Seele reicht aber auch über die Familie hinaus, verbindet sich mit anderen Gruppen und mit der Welt als Ganzes. Hier erweist sich die Seele als große Seele. In der großen Seele sind die Gegensätze aufgehoben, da gibt es keine Jungen und Alten oder Große und Kleine oder Lebende und Tote. In ihr sind alle vereint.

Nun gibt es aber auch einen Teil der Seele, der sich ihr entgegenstellen kann. Er kann sich dem Leib entgegenstellen, kann sich der Familie entgegenstellen, und er kann sich der großen Seele entgegenstellen. Diesen Teil der Seele nennen wir das »Ich«. Das »Ich« kann sich aber auch fügen, kann sich dem Leib fügen, kann sich der Familie fügen, kann sich der großen Seele fügen. Viele psychosomatische Krankheiten entstehen dadurch, dass sich dieser Teil der Seele gegen etwas stellt, gegen den Leib, gegen die Familie, gegen die große Seele. Die Heilung geht dann genau den umgekehrten Weg. Bei ihr fügt sich das »Ich« dem Leib, der Familie, der großen Seele. Dieses Sich-Fügen erfahren wir als Demut. Das Sich-Dagegenstellen erfahren wir als Anmaßung. Wer sich auf diese Weise etwas anmaßt, der fällt, und wer sich in dieser Weise fügt, der ist getragen.

Dimensionen der Seele

Ich möchte etwas sagen über die Dimensionen der Seele. Was immer wir tun, die Seele ist mit im Spiel. Manchmal tun wir etwas Schlimmes, dann ist die Seele mit im Spiel, manchmal etwas Gutes, dann ist sie auch mit im Spiel, manchmal etwas Besinnungsloses, dann ist sie auch mit im Spiel, und manchmal etwas, das Frieden stiftet und das

Entgegengesetzte und das Widersprüchliche eint, dann ist sie auch mit im Spiel. Das sind verschiedene Dimensionen der Seele.

Nun, was ist Seele? Ich glaube, als erstes müssen wir uns verabschieden von der abendländischen Vorstellung, als hätte der Mensch eine Seele, eine persönliche Seele, die ihm gehört und für deren Heil er sorgt, sozusagen, die in seinem Körper gefangen ist und die danach strebt, später unsterblich weiterzuleben. Das ist die abendländische Vorstellung. Sie geht zurück auf Plato.

Die Erfahrungen, die sich beim Familien-Stellen zeigen, sind völlig andere. Es zeigt sich, dass wir an einer größeren Seele teilhaben, dass wir also nicht eine Seele haben, sondern in einer Seele sind. Diese größere Seele, oder die Seele überhaupt, zeigt sich in zwei Funktionen. Einmal, sie verbindet etwas zu einem Ganzen, zum Beispiel verbindet sie alles, was in unserem Körper ist, zu einer Einheit. Insofern gehört sie zum Leib als das einigende Prinzip. Als Zweites, die Seele steuert. Sie steuert unseren Leib und unser Leben. Wie, wissen wir nicht. Sie ist also ein steuerndes Prinzip, etwas, das eint und etwas, das steuert.

Nun können wir beobachten, dass in der Familie, jetzt im weiteren Sinn, eine gemeinsame Seele wirkt, die die Familie als Ganzes steuert. Hier, bei dieser Aufstellung, konnten wir das sehen. Sie waren alle gesteuert von etwas, das über sie hinausgeht und sie dennoch verbindet zu einer Einheit. Man könnte das die Familienseele nennen. Das ist eine Dimension der Seele. Aber sie ist nicht das Ende. Die Seele reicht immer über das Bestehende hinaus. Also, die Seele, die wir in unserem Körper spüren, die uns bewegt, reicht über uns hinaus, denn ohne die Seele gäbe es keinen Austausch mit der Umwelt und mit anderen Menschen. Nur weil unsere Seele über uns hinausreicht, können wir mit anderen Menschen in Beziehung treten und sie, zum Beispiel, lieben. Aus dem Gemeinsamen, was zwischen Menschen passiert, entsteht wieder etwas Neues. Zum Beispiel, wenn Mann und Frau zusammengeführt werden durch Liebe, ist es *eine* Seele, und die pflanzt sich fort im Kind. Also, die Seele ist immer etwas in Bewegung, immer etwas Größeres, das uns übersteigt.

Nun ist es offensichtlich so, dass die Seele nur langsam ins Bewusstsein tritt mit ihren eigentlichen tiefen Bewegungen. Sie tritt auf einer oberflächlichen Ebene ins Bewusstsein, und auf dieser oberflächlichen Ebene hat sie bestimmte Funktionen, die im Widerspruch stehen zu tieferen Funktionen der Seele. Also, die Seele muss in uns zum Bewusstsein kommen. Sie zeigt sich Schritt für Schritt und kommt dann in uns zum Bewusstsein.

Manchmal folgen wir der Seele blind, dann führt uns die Seele auch ins Verderben. Das muss man wissen. Das ist auch eine Dimension der Seele. Also, die Ordnungen der Liebe, wie ich sie in meinem Buch »Ordnungen der Liebe« beschrieben habe, sind manchmal blind und führen, zum Beispiel, zu Verstrickung, führen zu Unheil und Leid. Und es gibt andere Ordnungen der Liebe, die zum Segen führen und zum Glück und zum erfüllten Leben. Die eine Bewegung ist eben blind, und die andere ist sehend.

Mir scheint, und das ist jetzt eine Hypothese, dass die Seele zuerst etwas im Menschen in Bewegung bringt, was ich das kollektive Gewissen nenne, das unbewusst ist. Dieses kollektive Gewissen bindet die Familie und eine Gruppe zusammen. Es achtet darauf, dass niemand verloren geht. Es ist ein Gruppengewissen, an dem alle gleichermaßen teilhaben und das alle als übergeordnete Instanz auf ein Ziel hin steuert. Dieses Ziel ist als erstes das Überleben der Gruppe. Deswegen duldet dieses Gewissen nicht, dass in dieser Gruppe jemand ausgeschlossen wird oder dass jemand vergessen wird.

Dieses Gewissen umfasst sowohl die Lebenden wie die Toten, gleichermaßen. Hier werden durch dieses Gewissen das Reich der Lebenden und das Reich der Toten zu einer Einheit verbunden. Auf diese Weise wirken die Toten in unser Leben mit herein. Deswegen ahndet dieses Gewissen jeden Verstoß, durch den ein Mitglied ausgeschlossen oder vergessen wird, und zwar wird das so geahndet, dass in einer späteren Generation ein Mitglied der Familie die Ausgeschlossenen vertreten muss, sodass sie gleichsam noch einmal in dieser Gruppe vertreten und ins Bewusstsein gebracht werden. Sie werden aber nicht wirklich ins Bewusstsein gebracht, denn diese Bewegungen sind blind, wir durchschauen sie nicht. Die Bewegungen des kollektiven Gewissens führen also nur dazu, dass die früheren Schicksale wiederholt werden, ohne dass es zu einer Lösung kommt. Deswegen kann man die Grenzen dieses Gewissens nur überschreiten, wenn man diese Bewegungen versteht.

Nun scheint mir in diesem Zusammenhang, dass hier mehr im Spiel ist als die Familienseele. Mir scheint, dass es ein Feld gibt, Sheldrake nennt das ein morphogenetisches Feld, in dem wir uns bewegen. Das ist ein Feld, das Erinnerungen speichert. Also, das morphogenetische Feld, das Sheldrake zuerst in der Biologie beobachtet hat, zeigt: Wenn sich etwas entwickelt, wird es anderswo wiederholt, weil es in einem Gedächtnis gespeichert ist. Auch in der anorganischen Welt wird eine neue Struktur, zum Beispiel ein Kristall, den es vorher nicht gegeben hat, gespeichert, sodass anderswo, unter ähnlichen Bedingungen, der gleiche Kristall entsteht. Das gilt auch für Gewohnheiten. Man hat, zum Beispiel, beobachtet, dass auf einer Insel in Japan Affen plötzlich ihre Kartoffeln im Meer gewaschen haben und so Salzkartoffeln gegessen haben, anschließend. Nirgendwo sonst gab es das. Aber bald danach haben Affen auf anderen Inseln das auch so gemacht. Vielleicht lässt sich daraus auch erklären, dass in Familien bestimmte Schicksale wiederholt werden, nicht im Sinne der Verstrickung, sondern unter dem Einfluss eines morphogenetischen Feldes.

Doch auch das morphogenetische Feld ist blind, es kann nur das Gleiche wiederholen. Man kann aus ihm nicht ausbrechen, es sei denn, man kommt in eine neue, eine andere Bewegung, die darüber hinausführt. Zu diesen Bewegungen gehören, was ich die tieferen Bewegungen der Seele nenne. Sie sehen ab vom bisher Gewussten und kommen mit einer größeren Kraft in Verbindung, die ich hier die große Seele nenne.

Wenn wir Familienaufstellungen beobachten, zum Beispiel diese letzte hier, konnten wir sehen, dass die einzelnen Stellvertreter mit etwas Größerem in Verbindung waren, ohne dass sie eine Information hatten. Das heißt, wenn man sich den tieferen Bewegungen der Seele überlässt, steuern sie auf eine Lösung zu, die alle verbindet, und zwar über die Familienseele hinaus. Es ist eine Bewegung auf Versöhnung hin. Wenn man beobachtet, was hier abläuft, sieht man, dass diese Bewegungen der Seele sehr langsam sind. Die Seele hat Zeit, sie ist nicht unter Druck. Ganz langsam entstehen diese Bewegungen der Seele und führen dann zu einer Lösung, zum Frieden, zum Anerkennen, dass alle, die dazugehören, die in diese Bewegung mit einbezogen werden, in der Tiefe gleich sind. Manchmal habt ihr gesehen, dass einige Stellvertreter schnell waren in ihren Bewegungen. Sie folgten den Bewegungen des Gewissens. Sie wollten eine Lösung im Sinne des Gewissens, des persönlichen Gewissens, waren aber nicht in Verbindung mit der tiefen Seele. Im Ganzen spielt das keine große Rolle, weil sich das wieder zusammenfügt, aber wenn ihr eine solche Aufstellung beobachtet, seht ihr, wer wirklich in Verbindung mit den Bewegungen der Seele ist, und wer sie noch nicht erreicht hat. Der

Stellvertreter des Sohnes war offensichtlich ganz in einer Bewegung der Seele. Man konnte das sofort sehen. Jenseits von allem Denken war er da drin. Daher hat diese Bewegung, weil er sich ihr ausgesetzt hat, zu einer Lösung geführt. Wenn wir mit schwierigen Situationen konfrontiert sind, hilft es also, wenn wir Abschied nehmen von unserem bisherigen Denken und uns sammeln auf eine tiefere Schicht – ich nenne das die leere Mitte – und dann den Bewegungen der Seele trauen, dass sie uns führen. Alles, was mit Berufung zu tun hat, kommt aus diesen tiefen Bewegungen der Seele, jenseits unseres Planens.

Der Sinn des Lebens

Die Frage nach dem Sinn des Lebens setzt voraus, dass das Leben seinen Wert nicht in sich hat, sondern in dem, dem es dient. Doch das Leben taucht auf und ist da und ist wertvoll, weil es da ist, nicht wegen etwas anderem. Es ist wertvoll in sich, das ist mein Denken. Die Frage nach dem Sinn stellt einer, der mit sich nicht im Frieden ist. Wer mit sich im Frieden ist, stellt diese Frage nicht.

Am Ende einer gelungenen Entwicklung oder Reifung hört die Sinnfrage auf. Viktor Frankl hat sich sehr mit dem Sinn befasst. Ich habe das lange nicht verstanden. Nun hat vor kurzem Jeffrey Zeig einen Nachruf auf ihn geschrieben. Darin erzählt er über eine Begegnung und ein Gespräch mit ihm. Da habe ich plötzlich erfasst, was Frankl unter Sinn verstanden hat. Es war für ihn das Gleiche, was ich unter Einklang verstehe. Wer im Einklang ist, der hat Erfüllung gefunden. Das Leben ist sowieso im Einklang. Aber das Ich ist oft nicht im Einklang. Das Ich fügt sich erst langsam der Bewegung des Lebens und kommt dadurch in Einklang mit ihm. Die Sinnfrage hört auf, wenn man den Einklang gefunden hat.

Zwillinge

EINE ÄRZTIN, DEREN MANN AUCH ARZT IST Ich wollte im Nachtrag sagen, dass das letzte meiner Kinder ein eineiiger Zwilling war und dass sein Bruder im sechsten Schwangerschaftsmonat gestorben ist.

Mein Mann und ich konnten im Ultraschall sehen, dass die Herztöne des sterbenden Kindes immer schwächer wurden. Das jetzt lebende Kind hat seinen Zwillingsbruder in den Arm genommen und hat ihn nicht verlassen, bis er gestorben war. Dann hat es sich zurückgezogen auf die andere Seite. Da ist es sehr lange sehr ruhig gewesen, es gab kaum Kindsbewegungen. Man konnte zwar sehen, dass es lebt und gesund ist, aber es hat sich nicht gerührt, über Monate hinweg, und ist auch nicht mehr gewachsen, sodass wir geglaubt haben, das Kind kann nicht gesund zur Welt kommen, weil es auch sehr leicht war. Dann hat die Schwangerschaft sehr lange gedauert, vier Wochen über den errechneten Termin hinweg, und es hat in den letzten Wochen zugenommen, bis es ein ganz normales Geburtsgewicht erreicht hatte.

Das überlebende Kind hat eigentlich nie den Raum betreten, den der Bruder vorher innehatte. Man konnte es wirklich sehen, weil ja die Schwangerschaft so fortgeschritten war. Mein Bauch hing einfach auf einer Seite, denn das überlebende Kind hat den Raum nicht eingenommen, den der Bruder eingenommen hatte. Das lebende Kind hat all die Namen, die auch sein Bruder haben sollte, also, die Namen standen fest, und es trägt jetzt alle Namen.

Der Dienst

Ich habe eine merkwürdige Vorstellung von der Seele, nämlich dass wir in der Seele sind, statt der geläufigen Vorstellung, die Seele sei in uns. Diese große Seele, was immer das ist, bestimmt und nimmt den Einzelnen in ihren Dienst, wie auch immer. Manche haben einen angenehmen Dienst, manche haben einen schweren Dienst. Manche haben einen heilenden Dienst und manche einen zerstörerischen Dienst, einen schrecklichen Dienst. Doch es ist der gleiche Dienst. Von der Seele her, von der großen Seele her, ist es der gleiche Dienst. Niemand kann sich gegen diese Seele stemmen.

Nun gibt es Leute, die haben die Vorstellung, als sei die Welt in ihre Hand gegeben. Als gäbe es Leute, die könnten die Welt vernichten, wenn sie wollten, und als gäbe es andere, die könnten die Welt retten, wenn sie wollten. Die sind losgelöst vom Strom.

Zu dieser Vorstellung, dass wir eingebunden sind, was immer unser Schicksal ist, und was der Einzelne als seine Aufgabe, seine ganz persönliche, erfährt, hat ein berühmter Therapeut einmal gesagt: »Jeder findet das Lied, das er singen muss.« Wer dieses Lied singt, der ist zufrieden, ganz tief, was immer seine Aufgabe ist.

Das hat Konsequenzen für unsere Einstellung gegenüber Tätern und Opfern. Sie sind im gleichen Dienst. Wenn wir es ernst nehmen, sind sie im gleichen Dienst. Die Guten, die so genannten Guten, und die so genannten Bösen sind im gleichen Dienst. Diese Einstellung beendet die Überheblichkeit und die Anmaßung. Wenn jeder mit sich so im Einklang ist, kann er alle achten, und vor allem, er achtet auch sich selbst.

Daher sind die großen Schicksale unausweichlich. Ich habe mal einem Freund, einem bekannten Psychoanalytiker, ganz provokativ gesagt: »Hitler war ein Gottgesandter.« Das wäre die Konsequenz dieser Denkweise. Das ist schwer zu verdauen. Dann hat er mir erzählt, er habe ein Buch gelesen von einem Zimmergenossen von Hitler. Das Buch heißt: »Mein Freund Hitler« oder so ähnlich. Ich habe es nicht gelesen, er hat mir nur davon erzählt. Darin beschreibt der Freund, dass Hitler als junger Mann in Linz eine Wagner-Oper besucht hat: Rienzi, der Volkstribun. Nach der Oper ist er die ganze Nacht durch Linz geirrt und hat laut gerufen: Das ist mein Schicksal. Und so war es auch. Es war für ihn unausweichlich.

Wenn wir diese Einstellung haben, werden wir demütig und können der Welt zustimmen, wie sie ist, ohne den Anspruch, sie zu verbessern. Als würde nicht die große Seele von sich aus die Welt steuern, wie sie will. Wir sind nur eingebettet in das, was sie steuert.

Mit dieser Haltung können wir auch mit Krankheiten anders umgehen, mit Tod, mit Unfall, mit schwerem Schicksal, seien wir nun Betroffene, indem wir uns fügen, oder seien wir Therapeuten, die solchen Menschen zur Seite stehen. Wenn wir das tun mit dieser Haltung von Zustimmung zu allem, wie es ist, und nur von Mensch zu Mensch das tun, was wir dürfen und können, und uns unserer Grenzen bewusst sind, dann entsteht Frieden.

Ich habe die tiefe Überzeugung, dass jeder in den Dienst genommen wird. Wie auch immer. Daher kann sich auch niemand aus dem Dienst davonschleichen. Auch nicht durch Schuld. Wenn sich einer schuldig macht, wird er durch die Schuld in den Dienst genommen. Das ist eine harte Nuss. Wenn der Schuldige das so sieht und dann sagt: Ich werde durch meine Schuld in den Dienst genommen, und ich trage dennoch die Folgen – denn das gehört dazu –, ist er völlig im Einklang. Auch als Schuldiger oder Böser. Die Frage der Verantwortung erübrigt sich dann. Es ist nicht in unsere Freiheit gegeben, gut zu sein oder böse. Der so genannte Gute hat das bessere Los, vielleicht, aber er ist nicht überlegen. In der Tiefe gibt es dann zwischen allen Menschen eine elementare Übereinstimmung. Dort sind alle Menschen gleich. Sie werden alle in den Dienst genommen, der eine so, der andere so. Ich kann dann Mitgefühl haben mit jedem, weil ich mich neben ihn stelle. Mit den Bösen kann ich Mitgefühl haben, mit den Kranken kann ich Mitgefühl haben, mit den Großen kann ich Mitgefühl haben. Ich kann mich genauso gut auch neben sie stellen. Aus diesem Einklang in der Tiefe kommt Kraft, und aus dieser Kraft heraus kann man sehr viel bewirken.

Das Gedenken an Auschwitz

TEILNEHMER Heute vor fünfzig Jahren wurde Auschwitz befreit. Da gab es sehr viele Opfer und Täter, und nun gibt es Söhne und Töchter von diesen Menschen, und Enkel und Nachkommen. Kann man sagen, wie sich so etwas auswirkt auf die Zeit und die Verhaltensweisen und die Tätigkeiten dieser Menschen heute?

HELLINGER Ich kann das nur im konkreten Fall beantworten, wenn ich mit so jemandem seine Familie stelle. Das Allgemeine bringt hier wenig, weil die Unterschiede zu groß sind. Ich möchte aber warnen vor dem Hochspielen des Alten. Sonst werden auf einmal die Lebenden wie Tote, und die Toten werden lebendig. Dann wird alles umgedreht, und das ist gegen den Fluss des Lebens.

Hinter den öffentlichen Anklagen gegen die Täter und die Mahnung, dieser Verbrechen zu gedenken, damit das nicht wieder passiert, wirkt die Vorstellung, als wäre dieses Geschehen von Menschen gelenkt gewesen und hätte von Menschen auch verhindert oder in Ordnung gebracht werden können. Für mich ist es eine Anmaßung, die Vorstellung zu haben, dass solche gewaltigen Bewegungen wie dieser Krieg von Menschen hätten verhindert werden können, oder dass man sie in Zukunft verhindern könnte, wenn man nur anders denkt. Dann spielt man sich leicht auf, als wäre man wie Gott, und das schadet der eigenen Seele sehr.

Noch etwas ist dabei zu bedenken. Wenn man solche Vorstellungen hegt, hält man sich oft in der Seele für besser als die Täter von damals. Doch die Täter von damals haben diese schlimmen Taten begangen, weil sie sich für besser hielten. Wenn ich sie anklage, werde ich ihnen vielleicht innerlich gleich. Darum ist das so gefährlich.

Ich sage das nur so ganz allgemein. In meinen therapeutischen Briefen habe ich einen letzten Brief aufgenommen, den ich an eine Jüdin geschrieben habe, die selbst im Konzentrationslager war. Sie wollte in München einen Vortrag halten zum Gedenken an den Jahrestag, an dem den jüdischen Ärzten in München die Approbation entzogen wurde. Sie hat mir den Entwurf ihres Vortrags geschickt mit der Bitte, dazu Stellung zu nehmen. Sie hat in ihrem Vortrag auch einige Anklagen erhoben. In meinem Antwortbrief habe ich ihr ungefähr so geschrieben: Gemäß ist die Trauer. Wenn man zum Beispiel, – ich habe das alles selber erlebt – in Jerusalem in die Gedenkstätte für die Opfer des Holocaust geht und diese Bilder sieht, muss man weinen. Da stehen die Leute da und weinen. Doch wenn mir dort einer sagen würde Du bist doch ein Deutscher, kann ich nicht mehr weinen. Die Anklage verhindert die Trauer. In Hiroshima habe ich das Gleiche erlebt. Da geht man hinein in die Gedenkstätte für die Opfer, und auch dort stehen die Leute da, und ihnen rinnen die Tränen runter. Mir ist es dort auch so ergangen. Doch wenn dort einer zu jemandem sagen würde Du bist doch ein Amerikaner, kann der nicht mehr weinen. Die Ankläger verhindern das den Opfern einzig Gemäße, und das ist das Trauern. Die gemeinsame Trauer verbindet. Da gibt es keine Anmaßung mehr. Es ist diese Trauer, die heilt.

Erinnern, das endet und eint

Ich habe die letzten Jahre viel über das Zusammenwirken der Lebenden und der Toten nachgedacht. Es gab voriges Jahr in Deutschland im Zusammenhang mit der Frankfurter Buchmesse eine Diskussion über das Erinnern. Diese Diskussion hat mir in der Seele sehr weh getan, weil sie so vordergründig war, und weil sie die Tiefe dessen, was da geschah, nicht erfasste. In meinem Buch *Der Abschied* bin ich den Zusammenhängen nachgegangen, aber es hat mir immer noch etwas gefehlt. Ich hatte die Zusammenhänge noch nicht ganz erfasst. Ich habe dann nachgedacht über das rechte Erinnern, das heilende Erinnern. Ein Erinnern, das etwas beendet, und das zugleich etwas Getrenntes eint.

Wenn jemand als Kind etwas Schlimmes erfahren hat, wird das oft verdrängt. Die Psychoanalyse hat uns gezeigt, dass es wichtig ist, dass man das Verdrängte ans Licht bringt. Doch die Beobachtung zeigt: Wenn etwas ans Licht gebracht wird, ist das noch nicht die Lösung. Es bedarf noch eines weiteren wichtigen Schrittes. Der wichtige Schritt ist, dass die Person dem Ereignis zustimmt ohne Bedauern. Jemand hat zum Beispiel einen schweren Unfall, ist vielleicht querschnittsgelähmt. An so etwas erinnert er sich sowieso. Aber es gibt keine Lösung, ohne dass er dem Geschehen zustimmt – ohne Bedauern. Das ist ein schwerer Schritt. Aber das Gegenteil ist schlimmer. Man muss sich nur vorstellen, was passiert, wenn er das nicht macht, wenn er es bedauert.

Wenn ihm jedoch dieser Schritt gelingt, dass er in der Ohnmacht, die er jetzt erlebt – er kann ja nichts mehr daran ändern –, dem Geschehen zustimmt, sodass es so sein darf, wie es ist, erreicht er in dem Augenblick eine Tiefe in der Seele und eine Kraft, die andere Menschen nicht haben können, außer wenn auch sie so etwas erlebt haben und ihm zustimmen.

Das gilt auch, wenn wir auf die Opfer schauen, die im Konzentrationslager umgekommen sind. Die Überlebenden und wir müssen die Kraft haben, dem zuzustimmen, wie es war, sonst sind wir von diesem Geschehen abgeschnitten. Diese Zustimmung ist nur möglich, wenn wir es als etwas begreifen, das eingebettet ist in etwas Größeres, das wir nicht verstehen. Wir haben das Bedürfnis, dem Schrecklichen auszuweichen, als dürfte es nicht sein. Dabei ist es aber das Schreckliche, das am Ende allem zugrunde liegt und es trägt. Nur wer auch dem Schrecklichen zustimmen kann, ist völlig frei.

Ein Erlebnis hat mir das sehr nahe gebracht. Im Holocaust-Center in San Francisco wurde ich von einer Frau angesprochen, einer alten Dame, die als Kind im Konzentrationslager Dachau war. Sie schilderte mir die Szene, wie sie auf dem Boden lag, und ein SS-Mann seinen Fuß auf ihren Bauch setzte und ringsherum jüdische Kinder erschoss. Das ist das Schrecklichste, was man sich eigentlich vorstellen kann. Doch in dem Augenblick hatte sie ein Erlebnis. Sie empfand sich plötzlich jenseits dieses Geschehens, fühlte ein unglaublich tiefes Glück und war dem Schrecken und dem Schmerz völlig entzogen. Sie sagte: Hätte mir jemand ein Messer durch die Hand gestoßen, ich hätte nichts gespürt. Sie war in dem Augenblick mit etwas Größerem im Einklang, und das schloss das Schreckliche mit ein. Dieses Gefühl hat sie seitdem begleitet. Sie sagte auch: Mit dem Hitler in mir, dem Täter in mir, bin ich völlig versöhnt. Es ist nichts, was mich behindert.

Was ich hier über die Opfer gesagt habe, das gilt genauso für die Tätern. Auch die Täter sind eingebunden in etwas, was über ihnen steht und sie benutzt. Das wird in vielen Aufstellungen deutlich. Wenn man in einer solchen Aufstellung dem Geschehen seinen freien Lauf lässt, kommt es auf einer ganz tiefen Ebene zu einer Verbindung zwischen den Opfern und den Tätern. Sie werden einander gleich. Auf einer tiefen Ebene werden sie einander gleich. In dem Augenblick sind die Opfer keine Opfer mehr und die Täter keine Täter mehr. Die Lebenden müssen sich zurückziehen vor dem großen Geschehen, das hier zwischen den Opfern und den Tätern abläuft. Dann gibt es Frieden.

Mörder zieht es zu ihren Opfern

Einen Mörder überlässt man der Bewegung seiner Seele. Ihn zieht es zu den Toten, zu seinen Opfern. Dort findet er Frieden. Man darf ihn nicht aufhalten auf diesem Weg. Wenn er die Toten anerkennt, wenn er ihnen in die Augen schaut, dann kann er nicht anders, als den Weg zu ihnen zu gehen. Das heißt jetzt nicht, dass er sich umbringen muss, aber er muss anerkennen, dass er durch die Tat zu ihnen gehört.

Viele Mörder aus der Zeit des Nationalsozialismus haben sich groß und mächtig gefühlt. Das kommt in Aufstellungen mit ihren Nachkommen manchmal zum Ausdruck. Wenn man sie sich dann neben die Toten legen lässt, neben ihre Opfer, schämen sie sich auf einmal und werden demütig. Dann beginnt diese Bewegung hin zu den Toten, und sie finden Frieden. Dann fühlen sich ihre Nachkommen frei von der Verpflichtung, anstelle des Mörders zu gehen.

Es gibt aber auch Situationen, in denen deutlich wird, dass die Mörder auf ihrer Überzeugung beharren. Dann hilft man ihren Nachkommen, sich von ihnen abzuwenden, sie aus ihrem Herzen zu entlassen und einer größeren Macht anheim zu geben.

Der Friede für Täter und Opfer

Wir müssen uns hüten, mit Bezug auf die Mörder und ihre Opfer genau wissen zu wollen, was gemäß ist, als könnten wir das. Wir bekommen in den Familienaufstellungen Hinweise, aber wir können sie nicht überprüfen. Wenn ich daher sage: »Die Mörder zieht es zu den Toten«, würde das voraussetzen, dass ich es weiß. Darum geht es hier aber nicht. Es geht bei den Familienaufstellungen mit Nachkommen der Täter darum, dass ich den Lebenden helfe, sich aus einer Verstrikkung zu lösen.

Dabei ist wichtig zu wissen, dass man einen Mörder nicht von seiner Schuld erlösen kann, auch einen Jugendlichen nicht. Der Blick des Therapeuten geht zuerst auf das Opfer. Die einzige Maßnahme, die er treffen kann, ist, er lässt den Mörder die Opfer anschauen. Daraus ergibt sich für ihn eine Bewegung hin zu den Opfern. Bei ihnen findet er Frieden, wenn ihm diese Bewegung gelingt.

Gute und Böse

Wir sind gefangen in der Denkweise, dass wir frei sind und deshalb für unsere Taten und unser Schicksal verantwortlich, und dass es deshalb Gute und Böse gibt. Wenn man Familien beobachtet, wird deutlich, dass das nicht stimmt. Die Opfer in den Konzentrationslagern, so unschuldig sie waren, konnten durch ihr Gut-Sein ihr Schicksal nicht wenden. Genauso wenig konnten viele Mörder ihr Schicksal wenden. Auch sie waren verstrickt. Dennoch ist jeder verantwortlich. Die einfache Unterscheidung, zu sagen, der war frei und hätte sich ändern können, und deswegen ist er verantwortlich, stimmt nicht. Er war unfrei, war verstrickt, ist dennoch verantwortlich und muss die Folgen tragen. Erst wenn wir diese Sicht der Dinge haben, können wir in Einklang mit den tieferen Kräften kommen und der Kampf gegen das Böse, wie wir uns es vorstellen, hört auf.

Die Vorstellung, dass die Welt anders sein müsste, als sie ist, und dass der Mensch sein Schicksal in der Hand hat, geht viel zu weit. Denn auch die schlimmen Schicksale, auch die Verbrechen, haben eine Wirkung für das Ganze, die wir vielleicht erahnen, aber nicht verstehen. Ich sehe auch die schlimmen Schicksale in diesem Zusammenhang. Dann sind sie für mich nicht schrecklich.

Manche Menschen stehen am Ufer des Flusses und beurteilen den Fluss. Doch sie sind nie hineingestiegen. Wer hineingestiegen ist, der weiß, der darf darüber reden.

Helden ohne Risiko

Die Widerstände gegen diese Sicht von Dienst und, damit zusammenhängend, gegen eine andere, hintergründige Sicht von aktivem

Widerstand und ähnlichen Themen, hängen wohl auch damit zusammen, dass die Identifizierung mit »Helden« und »Opfern« es dem Einzelnen ermöglicht, sich besser und überlegen und anspruchsvoll zu fühlen, doch ohne eigenes Leid oder eigenen Mut oder eigenes Risiko, und ohne den Blick auf die eigenen Tiefen, die eigene Angst, das eigene Versucht-sein und eigenes erlebtes Versagen. Ihn dahin zu führen, vermag keine Diskussion, sondern nur das Schicksal selbst und die eigene Seele, die durch Erfahrung demütig wurde.

Auf die Seele achten

Ich möchte noch etwas zum Grundsätzlichen sagen, zur therapeutischen Einstellung, weil mir das wichtig erscheint. Ich nenne diese Art der Vorgangsweise phänomenologisch. Das heißt, der Therapeut setzt sich einer Wirklichkeit aus, wie sie an der Oberfläche erscheint. Also, was der Klient sagt, wie er aussieht und ähnliches, aber zur gleichen Zeit schaut der Therapeut nicht nur auf den Klienten, sondern lässt das ganze Umfeld auf sich wirken, das verborgen ist. Diese Art der Aufmerksamkeit ist nicht gezielt, nicht auf einen Punkt gerichtet, sondern sie geht in die Weite, ohne dass man etwas Bestimmtes sucht. Der Therapeut hat dabei keine Absicht, zum Beispiel hat er nicht die Absicht zu heilen; und er hat auch keine Angst vor dem, was hochkommen kann, sei es nun Tod oder Ende oder Heil und Leben, je nachdem. Er setzt sich dem aus, wie es ist. Das heißt auch, dass er in seiner Seele im Einklang ist mit der Welt, wie sie ist, mit den Schicksalen, wie sie sind, mit Leben und Tod, sowohl als auch. Er tritt nicht auf als einer, der gegen etwas antritt und es verbessern will. Er ist im Einklang.

Aus diesem Im-Einklang-Sein kommt dann häufig, wie ein Geschenk, eine Einsicht. Sie kommt aus der unmittelbaren Situation und aus dem, was hinter dem wirkt, was erscheint. Sie ist daher eine wesentliche Einsicht und hat mit dem zu tun, worauf es in diesem Augenblick ankommt. Und sie ist immer ausgerichtet auf eine Lösung für den Klienten! Jede neugierige Frage, zum Beispiel: »Was ist das jetzt genau?«, verstellt den Blick auf das Ganze. Das kann man dann nicht mehr erfassen.

Für viele Therapeuten bedeutet das eine totale Umstellung. Wer gewohnt ist nachzufragen, durchzuarbeiten und noch genauer herauszufinden, was war, – wozu ja viele Therapeuten während ihrer

Ausbildung angehalten wurden –, der muss davon Abschied nehmen, wenn er phänomenologisch vorgehen will.

Es ist auch so, dass der Therapeut dann nicht zu dem Menschen spricht, mit dem er arbeitet, also nicht zu dessen »Ich«, sondern zu dessen Seele. Er spricht auch nicht zu dessen individueller Seele, sondern zu der Seele, in der der Klient sich bewegt.

Das sind natürlich Bilder, aber ihr merkt den Unterschied in der Grundhaltung, wenn man so vorgeht.

Noch etwas ist dabei zu beachten: Wir arbeiten hier mithilfe des Familien-Stellens, aber nur bis zu einem gewissen Punkt. Doch dann geht diese Arbeit weit über das Familien-Stellen hinaus, zum Beispiel bei den Lösungen und den Lösungssätzen. Diese ergeben sich nicht nur aus der Familienaufstellung. Sie ergeben sich aus einem Wissen über die Bewegung der Liebe in der Seele, über das, was jemanden in der Tiefe bewegt.

Dabei sind bestimmte Vorgehensweisen zu beachten. Es macht zum Beispiel sehr oft Angst, wenn jemand einen heftigen Gefühlsausbruch hat, wie gestern die Frau, als sie zu ihrer Mutter ging und ihre tiefe Sehnsucht gefühlt hat. Dann ist der Therapeut vielleicht versucht, mit zu leiden. Doch sobald er mit leidet, hat er keine Kraft. Er ist auch hier im Einklang. Er sieht es und ist einfach mit dabei.

Ein schönes Beispiel für diese Grundhaltung finden wir im Alten Testament. Es berichtet von einem gewissen Hiob, der auf einem Misthaufen saß und alles verloren hatte, der wirklich elend dran war. Dann kamen seine Freunde und haben sich in einiger Entfernung von ihm hingesetzt und haben eine Woche lang kein Wort gesagt. Das heißt: einfach mit dabei sein. Das erfordert Kraft. Aber gleich Hingehen und gute Ratschläge geben, das ist leicht. Zum Beispiel, wenn man den Klienten vorschnell sagt: »Jetzt lass mal das Gefühl raus!« Das ist billig. Das bringt nichts!

Also, der Therapeut bleibt gesammelt in seiner Mitte, hält das Leid aus und steht dazu, wie es abläuft. Es gibt dabei einiges, auf das er achtet, zum Beispiel, dass gewisse Gefühle schwach machen. Jedes Gefühl, das schwach macht, verhindert die Lösung. Deswegen fordere ich dann einen Klienten oft auf: »Widerstehe der Schwäche, und geh in die Kraft!« »Richte dich auf, und geh in die Weite!« »Rede mit normaler Stimme!« Oder: »Ohne Ton!« All das sammelt und gibt Kraft. Mit dieser Kraft geht man voran.

Mit der Seele gehen

Die Seele bewegt sich schrittweise. Deswegen macht der Helfer mit ihr immer nur einen Schritt. Dann arbeitet die Seele wieder für sich, und wenn der nächste Schritt vorbereitet ist, dann begleitet sie der Helfer beim nächsten. Daher ist auch der Abbruch eine therapeutische Maßnahme, der der Seele ihre Kraft zurückgibt. Statt dass nun der Helfer sich bemüht, arbeitet die Seele. Wenn sie sich dann wieder meldet, kann der Therapeut auf sie eingehen. Er antwortet auf das, was von ihr auf ihn zukommt. So bleibt er im Dialog mit der Seele.

Hygiene der Seele

Die Hygiene der Seele ist etwas anderes als die Hygiene des Leibes, aber beide hängen zusammen. Zur Hygiene der Seele gehört, dass sie sich eingebunden weiß in ein größeres Ganzes und das auch anerkennt. Zuerst sind wir eingebunden in die Familie, zu der wir gehören, dann in die Sippe und in unsere Umwelt. Aus dieser Arbeit kann man ablesen, dass die Seele über uns hinausreicht, dass wir in einer Seele sind und nicht eine Seele in uns.

Zur Hygiene der Seele gehört also auch, dass wir uns in diese größere Seele einfügen. Dass wir zum Beispiel verstehen lernen, dass diese größere Seele uns steuert sowohl zum Guten als auch, wenn wir ihre Gesetze nicht verstehen oder missachten, zum Kranken.

Die Indifferenz

TEILNEHMERIN Ich frage mich, wie soll man aus der Mitte heraus leben, weil da ja das Gefühl kommt, dass es egal ist?
HELLINGER In der abendländischen Spiritualität übt man die Haltung der Indifferenz. Dieses Sich-Zurücknehmen ist auch die stoische Grundhaltung. Wer zurückgenommen ist und gesammelt, für den ist alles gleich, das Gute und das Böse, Leben und Tod. Er ist mit allem in Frieden. Ab und zu bricht man aber aus, für den Karneval zum Beispiel. Auch das ist notwendig.

Dem Reichtum der Seele wird kein Lernen gerecht

In den Familienaufstellungen wirken Kräfte, die wir nicht verstehen. Also, ich verstehe sie nicht. Es gibt zwar gewisse Angebote, sich das zu erklären, zum Beispiel über die morphogenetischen Felder. Aber ich spüre, wenn ich mich näher damit befassen wollte, würde es meiner Arbeit Kraft wegnehmen. Ich würde dann Geheimnisse durch Erklärungen lüften wollen, obwohl auch diese geheimnisvoll bleiben.

Das Stehenbleiben vor dem Geheimnis ist, glaube ich, die wichtigste Kraftquelle für den Therapeuten. Wir kommen an die Grenze von Tod, zum Beispiel, und wissen, wir haben über das, was da vor sich geht, und wohin es führt, keine Macht. Oder die Geheimnisse von Schicksalen, von Zusammenhängen und Bindungen, dass einer etwas übernimmt, ohne dass er es weiß, und für etwas in den Dienst genommen wird, das er nicht versteht. Auch das ist eine Grenze, und ich bleibe vor ihr stehen.

Dieses Sich-Zurücknehmen und an der Grenze stehen bleiben, kostet viel Kraft, besonders am Anfang. Diese Leere zwischen uns und dem Geheimnis ist schwer auszuhalten. Wir suchen nach Erklärungen, um das Bedrohliche des Geheimnisses zu bannen.

Es ist doch merkwürdig, dass jemand, wenn er für seinen Zustand eine Diagnose bekommt, sich oft besser fühlt, auch wenn die Diagnose falsch ist, weil er auf einmal eine Erklärung hat für etwas Unerklärliches. Sehr viel Religion zum Beispiel hat die Funktion, das Unerklärliche zu erklären oder ein Geheimnis zu lüften oder zu begreifen, das eigentlich verborgen bleibt und unbegreiflich.

Die Haltung des Stehenbleibens ist dem Geheimnis am gemäßesten. Aus der Achtung vor diesem Geheimnis fließt einem dann aus dem Verborgenen etwas zu. Viele Lösungen oder Worte, die mir während dieser Arbeit kommen, werden mir geschenkt, weil ich vor dem Geheimnis stehen bleibe. Weil ich vor einer Grenze in mir gesammelt bleibe, kommt mir aus dem Dunkeln etwas ans Licht, das hilft: ein nächster Schritt oder eine Lösung oder was immer.

Ich fange an, eine Familie aufzustellen, ohne dass ich weiß, wohin es führt. Ich mache den ersten Schritt, warte dann, komme an eine Grenze, weiß nicht, wie es weitergeht, und auf einmal kommt mir aus der Haltung des Stehenbleibens blitzartig eine Handlungsanweisung. Sie ist oft so unvermutet, dass man Angst bekommt, und manchmal scheint sie auch gefährlich zu sein. Wenn ich in dem Augenblick überlege: »Darf ich das oder nicht?«, also das Geheimnis sozusagen befrage – dann zieht es sich sofort wieder von mir zurück, und ich bleibe ohne Kraft.

Also, dieses Verblüffende, was manchmal hier abläuft, hat etwas damit zu tun, dass der Therapeut nicht wissen will. Aus dem Nichtwissen-Wollen und der Bereitschaft, sich dem Geheimnis zu stellen und den Kräften, die er nicht versteht, kommt ihm der Mut und die Möglichkeit, damit hilfreich umzugehen. Das ist einer weitverbreiteten Vorstellung von Psychotherapie und auch von psychotherapeutischer Ausbildung völlig entgegengesetzt.

Zwar kann man über das Familien-Stellen gewisse Regeln lernen, weil sich bestimmte Muster wiederholen. Ich kann sie anwenden, weil ich sie weiß. Aber wenn ich mich darauf verlasse, bin ich nicht in Verbindung mit den tieferen Kräften und erreiche vielleicht nur wenig. Das Tiefgreifende, das erschüttert und verwandelt, kann sich nur ereignen, wenn man sich zurückzieht. Wenn zum Beispiel jemand neben mir sitzt, und er kommt sofort in ein tiefes Gefühl, wenn ich seine Hand nehme, dann bewirke ich das nicht dadurch, dass ich seine Hand nehme, sondern weil er weiß, mir macht das keine Angst. Sein Gefühl ist bei mir aufgehoben, weil ich absichtslos bin und weil ich innerlich leer bin.

Auf diese Grundhaltungen kommt es bei dieser Art von Therapie vor allem an, nicht so sehr auf das Lernen, wie man das und das macht. Denn dem Reichtum der Seele wird kein Lernen gerecht.

Schicksal

Vorbemerkung

Das folgende Interview wurde für das Bayerische Fernsehen aufgezeichnet und in Auszügen gesendet. Die Fragen stellte Dorit Vaarning.

Gewissen und Schicksal

Schicksal wurde traditionell als eine höhere Macht angesehen, die in unser Leben einwirkt. Wie sehen Sie Schicksal?

Schicksal ist das, dem einer folgt, und zwar oft ohne dass er weiß, wieso. Wenn man genau hinschaut, kann man sehen, dass Schicksal bestimmt ist von einem kollektiven unbewussten Gewissen, das in den Familien wirkt. Dieses Gewissen kann man nur in seinen Wirkungen erkennen. Ein gutes Beispiel dafür sind die griechischen Tragödien. Da folgt der Held seinem Gewissen, weil er meint, er tue damit etwas Gutes und etwas Großes. Dennoch scheitert er, weil hinter seinem persönlichen, bewussten Gewissen ein anders Gewissen wirkt, das unbewusste, kollektive Gewissen, das sich nach völlig anderen Gesetzen richtet als das persönliche Gewissen. Das bewusste Gewissen, das ist in der Tragödie die Person; das unbewusste, kollektive Gewissen, das sind dort die Götter. Das, was den Göttern zugeschrieben wird, ist das, was im kollektiven, unbewussten Gewissen wirkt. Aus dem Zusammenwirken dieser beiden Gewissen ergibt sich Schicksal, und zwar auf eine Weise, die wir nicht steuern können, solange wir das Wirken dieses unbewussten Gewissens nicht verstehen.

Was ist mein Gewissen eigentlich, was wirkt in meinem Gewissen?

Gewissen wird erlebt als ein Sinn, durch den wir unmittelbar wahrnehmen, was notwendig ist, damit wir dazugehören. Das ist ähnlich wie beim Gleichgewichtssinn: Sobald wir vom Gleichgewicht abweichen, haben wir ein Schwindelgefühl, und das Schwindelgefühl veranlasst uns, unsere Haltung sofort zu korrigieren, damit wir wieder ins Gleichgewicht kommen und standfest bleiben. Ähnlich wirkt das persönliche Gewissen. Sobald jemand von dem abweicht, was in seiner Familie und Gruppe gilt, wenn er also befürchten muss, dass er durch sein Handeln die Zugehörigkeit verspielt, hat er ein schlechtes Gewissen. Das schlechte Gewissen, weil es so unangenehm ist, veranlasst ihn, sein Verhalten so zu ändern, dass er wieder dazugehören darf. So wirkt das persönliche Gewissen. Freilich ist das nur eine seiner Funktionen.

Das kollektive Gewissen ist eine Instanz, die nicht persönlich wirkt, sondern kollektiv, das heißt, es ist eine Instanz, an der mehrere Mitglieder der Familie auf gleiche Weise teilhaben. Dieses Gewissen umfasst die Kinder, die Eltern, die Geschwister der Eltern, die Großeltern, manchmal den einen oder anderen der Urgroßeltern und alle Personen, aus deren Nachteil oder Schaden andere in dem System einen Vorteil hatten. Innerhalb dieser Gruppe oder dieses Systems wirkt das kollektive Gewissen als eine Instanz, die darauf bedacht ist, dass keines der Mitglieder verloren geht.

Wenn also eines der Mitglieder nicht anerkannt wird oder verteufelt wird oder wenn es vergessen wird, dann achtet dieses Gewissen darauf, dass diese Person später von anderen Mitgliedern der Familie wieder vertreten wird. Das wird dann zum Schicksal für diese Person, ohne dass sie es weiß. Wenn also ein Familienmitglied durch das kollektive Gewissen dazu auserwählt wird, dass es ein ausgeschlossenes Mitglied vertreten muss, dann ist das für dieses Familienmitglied ein Schicksal, ohne dass es die Zusammenhänge versteht.

Wenn man nun weiß, wie dieses kollektive, unbewusste Gewissen wirkt, kann man jemanden aus diesem Schicksal befreien. Man nimmt dann die ausgeschlossene Person wieder in die Familie oder Gruppe auf, indem man sie würdigt. Dann braucht sie niemand mehr nachzuahmen.

Ich möchte Sie bitten, etwas mehr über Gesetzmäßigkeiten in einem Familiensystem zu sagen.

Das persönliche Gewissen

Wenn wir das persönliche, bewusste Gewissen anschauen, folgt es drei Bedürfnissen. Im Grunde ist es sogar mit diesen Bedürfnissen identisch.

Das erste Bedürfnis ist das nach Zugehörigkeit. Das Gewissen wacht über die Zugehörigkeit. Wenn ich etwas tue, was die Zugehörigkeit gefährdet, bekomme ich ein schlechtes Gewissen, das mich veranlasst, mein Verhalten zu ändern, damit ich wieder dazugehöre. Das Gefühl der Unschuld heißt hier nichts anderes als: Ich bin mir sicher, dass ich dazugehören darf. Und das Gefühl der Schuld heißt hier nichts anderes als: Ich muss befürchten, dass ich meine Zugehörigkeit verspielt habe. Das ist das erste Bedürfnis.

Das zweite ist das Bedürfnis nach Ausgleich von Geben und Nehmen. Dieses Bedürfnis macht den Austausch zwischen den Mitgliedern eines Systems möglich. Da es verbunden ist mit dem Bedürfnis nach Zugehörigkeit, äußert es sich in der Regel so: Wenn ich etwas Gutes bekommen habe, dann habe ich das Bedürfnis auszugleichen. Weil ich mich aber zugehörig fühle und liebe, gebe ich etwas mehr, als ich bekommen habe. Beim anderen ist es das Gleiche, der gibt auch ein bisschen mehr zurück, und so steigert sich der Austausch. Damit vertieft sich eine Beziehung.

Nun hat dieses Bedürfnis nach Ausgleich auch eine negative Seite: Wenn mir einer etwas antut, habe ich das Bedürfnis, ihm auch etwas anzutun. Weil ich mich im Recht fühle, ihm etwas anzutun, tue ich ihm in der Regel etwas mehr des Bösen an, als er mir angetan hat. Dann fühlt auch er sich im Recht, mir wieder etwas anzutun, und so steigert sich der Austausch im Schlimmen. Dieses Bedürfnis nach Recht und Rache ist so stark, dass ihm das Bedürfnis nach Zugehörigkeit oft geopfert wird. Sehr viel Zwist und Streitigkeit, auch zwischen den Völkern, haben mit diesem Bedürfnis nach Rache und Recht zu tun. Das ist das zweite Bedürfnis des persönlichen Gewissens.

Das dritte ist das Bedürfnis nach Ordnung, dass also gewisse Spielregeln gelten und eingehalten werden. Wer diesen folgt, der fühlt sich gewissenhaft, wer ihnen nicht folgt, fühlt, dass er dafür einen Preis bezahlen muss, zum Beispiel eine Strafe. Das wären also die grundlegenden Bedürfnisse des persönlichen, bewussten Gewissens.

Das kollektive Gewissen

Die gleichen Bedürfnisse herrschen im kollektiven, unbewussten Gewissen, aber auf völlig andere Weise; denn hier ist es nicht eine Person, auf die es ankommt, sondern ein Kollektiv.

Das kollektive Gewissen hat ein Bedürfnis nach Zugehörigkeit für alle Beteiligten. Nicht ein Einzelner hat dieses Bedürfnis, sondern ein Kollektiv. Das heißt, wenn ein Mitglied ausgeschlossen wird, versucht dieses Gewissen, die verlorene Vollständigkeit wiederherzustellen, indem es durch ein anderes Mitglied diese ausgeschlossene Person vertreten lässt, wie ich das bereits beschrieben habe.

Und es hat natürlich auch das Bedürfnis nach Ausgleich. Denn das, was ich gerade geschildert habe, entspringt auch einem Bedürfnis nach Ausgleich. Aber dieses Gewissen hat dem Späteren gegenüber, der für die Wiederherstellung der Zugehörigkeit und den Ausgleich ausgewählt wird, überhaupt kein Mitgefühl, es opfert ihn dem kollektiven Bedürfnis. Diese Erfahrung wird oft auch auf Gott übertragen.

Das dritte ist ein Bedürfnis nach Ordnung, auch völlig anderer Art. Nach dieser Ordnung haben diejenigen, die früher da waren, Vorrang vor denen, die später kommen. Deswegen haben Eltern Vorrang vor den Kindern, der Erstgeborene hat Vorrang vor dem Zweitgeborenen usw. Wo immer diese Ordnung übertreten wird, wenn zum Beispiel ein Kind sich in die Angelegenheiten der Eltern einmischt, wenn es, zum Beispiel, für die Schuld der Eltern sühnen will, dann bestraft das kollektive Gewissen diesen Versuch mit Scheitern. Das Widersprüchliche und Tragische dabei ist, dass das kollektive Gewissen zwar einen Späteren auswählt, einen früheren Ausgeschlossenen zu vertreten, ihn aber, weil er das macht, scheitern lässt, da er gegen die Ordnung des Vorrangs der Früheren verstößt.

Schicksal und Freiheit

Wie sehen Sie eigentlich die Freiheit des Menschen? Ist der Mensch frei, oder ist das eine Illusion?

Es kommt darauf an, in welchen Zusammenhängen ich das anschaue. Mit Bezug auf das persönliche Gewissen kann ich mich für oder gegen etwas entscheiden, weil ich einen gewissen Einblick habe, obwohl auch der begrenzt ist. Mit Bezug auf das kollektive, unbewusste Gewissen bin ich völlig unfrei, es sei denn, dass ich seine Gesetze zu verstehen gelernt habe. Diese Gesetze kommen durch das Familien-Stellen ans Licht. Das ist eine Methode, bei der fremde Personen stellvertretend für die Mitglieder einer Familie in eine räumliche Beziehung zueinander gestellt werden. Plötzlich fühlen diese Stellvertreter wie die wirklichen Personen, ohne dass sie diese kennen. Es gibt also ein Wissen, das weit über das hinausgeht, was auf normaler Mitteilung beruht. Bei einer Familienaufstellung kann man zum Beispiel sehen, dass jemand eine andere Person vertreten muss, ohne dass er das bisher gewusst hat. So kann man über diese Methode die Ordnungen ergründen, nach denen das kollektive, unbewusste Gewissen wirkt.

Man hat doch lange Zeit in der Psychologie angenommen, dass persönliche Erlebnisse, zum Beispiel irgendeine Frustration, jemanden auf der persönlichen Ebene so hemmen oder einschränken können, dass daraus das Schicksal entsteht. Hier aber erklären Sie uns etwas anderes. Wie verhalten sich diese beiden Sichtweisen zueinander?

Natürlich werden wir geprägt von dem, was wir erlebt haben. Doch die Vorstellung, dass wir dadurch unfrei werden, lässt sich nicht aufrechterhalten. Es gibt Menschen mit sehr schwerem Schicksal, die es dennoch meistern, weil sie aus dem Geschehen eine Kraft ziehen, mit deren Hilfe sie etwas tun, was andere, die solche Erlebnisse nicht hatten, nicht können.

Andere dagegen verbleiben, wenn sie so etwas erlebt haben, im Vorwurf gegenüber denen, die das verursacht haben, oder sie bleiben in der Haltung des Anspruchs diesen Personen gegenüber. Damit verstehen sie sich als Opfer. Doch ein Opfer in diesem Sinn ist handlungsunfähig. Diese Haltung wird natürlich für diese Person zum Schicksal, aber nicht, weil dieses Schicksal von außen kommt, sondern weil die Person auf die Situation mit der Opferhaltung reagiert.

Damit die Person aus dem Familiensystem Kraft ziehen und ihr Schicksal bewältigen kann, muss sie also wohl erst erkennen, was in diesem Familiensystem wirkt?

Sie muss es erst erkennen.

Sonst kann man sich nicht befreien?

Um noch mal auf das Schicksal aus einer Verstrickung zurückzukommen, müssen wir uns fragen, ob jemand, wenn er unter dem Einfluss des kollektiven Gewissens ein solches Schicksal auf sich nimmt, nicht doch durch die Weise, wie er es auf sich nimmt, daraus Größe zieht. Es gibt ja die weit verbreitete Vorstellung, wir hätten das Glück verdient und wir hätten das Recht auf ein bequemes Leben, in dem alles so läuft, wie wir das haben wollen. Das ist eine sehr oberflächliche Vorstellung.

Aber menschliche Größe ist völlig anders. Sie entsteht aus der Bewältigung auch schwieriger Schicksale. Die Schicksale, die sich aus dem Wirken des kollektiven, unbewussten Gewissens ergeben, nur als negativ zu betrachten, ist für mich nicht statthaft. Dazu ist das Ergebnis viel zu reichhaltig. Sonst gäbe es nicht die großartigen und auch tragischen Schicksale, die uns dazu zwingen, das Leben anders zu sehen, als wir es möchten.

Erfülltes Leben

Was ist denn der Sinn des Lebens?

Der Sinn des Lebens ist das Leben selbst, nichts darüber. Das bewältigte Leben ist sinnvoll. Nur wenn wir uns ihm nicht stellen, wie es ist, erleben wir es als sinnlos. Der Sinn des Lebens hängt daher weitgehend davon ab, was der Einzelne mit dem, was ihm vorgegeben ist, macht.

Und was ist ein erfülltes Leben?

Ein erfülltes Leben, ich will es mal so nennen, ist eines, in dem ich mich im Einklang fühle mit der Wirklichkeit, wie sie ist. Wenn ich mich also im Einklang fühle mit meinen Eltern, wie sie sind, mit meinen Ahnen, wie sie sind, mit der Kultur, in der ich lebe, wie sie ist, mit meinem Schicksal, wie es ist, auch mit meinen Behinderungen, wie sie sind, und den Möglichkeiten, die ich habe.

Man würde dann denken, wenn man das hört, dass man sich gar nicht über seine Situation hinaus entwickeln kann oder soll?

Die Situation hat in sich den Keim zur Entwicklung. Wenn ich den sehe und mich der Bewegung, die sich daraus ergibt, überlasse, dann ist meine Situation immer entwicklungsfähig.

Aber man sagt manchmal: Es gibt einen inneren Dämon, einen roten Faden, eine Bestimmung für jeden einzelnen Menschen. Wie kann ich meine innere Bestimmung finden?

Jeder erlebt, dass er eine besondere Aufgabe hat, eine besondere Fähigkeit. Man könnte sagen, jeder singt sein eigenes Lied. Wenn er das singen kann, fühlt er sich gut und erfüllt. Es zu finden, ist nicht so einfach, aber es gibt gewisse Anhaltspunkte. Wenn ich mir etwas vorgenommen habe, was ich unbedingt erreichen will, und ich bemerke ein Hindernis, und wenn ich dann stehen bleibe und mich neu orientiere, bis ich weiß, in welche Richtung ich mich entfalten kann, damit es mir gemäß ist, dann werde ich durch die Umstände in eine Richtung gewiesen, die mir entspricht.

Noch einmal gefragt: Wie kommt man zu einer richtigen Entscheidung?

Was richtig ist, fügt sich. Weisheit, zum Beispiel, ist nichts anderes als die Fähigkeit zu unterscheiden, was geht und was nicht geht, was für mich gemäß ist und nicht gemäß. Manchmal auch, was für andere gemäß ist oder nicht gemäß. Sie orientiert sich ganzheitlich.

Also, man setzt sich einer Situation aus und spürt auf einmal: Wo ist die Kraft, was ist gemäß und was macht schwach und was ist nicht gemäß.

Aber manchmal kommen doch Wünsche und Ängste. Ängste schwächen uns, obwohl es etwas Gemäßes sein könnte, und Wünsche führen uns in eine Richtung, die nicht gemäß ist.

Diese Art von Ängsten und Wünschen entsteht nicht aus der Seele. Wer im Einklang ist, hat keine Angst. Wer im Einklang ist, hat auch keine Wünsche. Er ist im Einklang und damit zufrieden, was immer es ist. Deswegen kann er sich auch einer schweren Situation stellen, und wenn es eine glückliche Situation ist, ist sie für ihn nicht anders als eine gewöhnliche, weil er im Einklang ist.

Was Sie hier erwähnen, erinnert mich sehr an einen spirituellen Zustand, in dem ich mehr oder minder unabhängig bin von den äußeren Gegebenheiten. Das ist aber kein Zustand, wie wir Menschen ihn normalerweise haben. Das ist das Produkt einer Arbeit. Wie kann man einen solchen Zustand erreichen?

Es gibt eine Art von spirituellem Weg, der sich dem Leben entzieht, zum Beispiel, wenn wir nur meditieren oder uns jetzt schon vom Leben abwenden, als sei es zu Ende. Selbstmörder haben die gleiche Haltung. Die fühlen, sie haben das Leben hinter sich, deswegen ist ihnen das Leben egal. Das ist nicht spirituell. Spirituell ist die Zustimmung zum Leben, wie es ist, zum ganz gewöhnlichen Leben mit seinen Aufgaben, mit seiner Lust, mit seiner Schwierigkeit, genauso, wie es ist. Das ist spirituell, das ist Einklang. Nicht das andere, wo man sich sozusagen herausnimmt aus dem Gewöhnlichen.

Muss man unbedingt dazugehören, um ein gutes Leben zu leben?

Man muss dazugehören, damit man sich gut fühlt, doch da gibt es verschiedene Weisen. Ich kann mich also zugehörig fühlen zu meiner Familie. Dann bin ich in der Familie aufgehoben. Diese Zugehörigkeit ist sehr intim. Wenn ich aber darin verharre, bin ich nach einiger Zeit in meiner Entwicklung gehemmt. Wenn ich die Werte anderer Familien nicht auch anerkenne, wenn zum Beispiel ein Mann, der eine

Frau heiratet, in deren Familie andere Werte gelten, diese Familie nicht anerkennt, geht die Ehe auseinander. Man muss also die Grenzen seiner Zugehörigkeit erweitern. Der Mann muss also in gewisser Weise von seiner Familie abfallen. Und so entwickelt er sich.

Wer mit dem Ganzen verbunden ist, der ist zugleich verbunden und einsam.

Schicksal und Glaube

Kann man sich durch den religiösen Glauben, durch den Glauben an eine höhere Wirklichkeit aus dem Schicksal befreien?

Sehr viel Gottesglaube spiegelt die Wirkung des kollektiven, unbewussten Gewissens wider, und es spiegelt auch die Wirkung des persönlichen Gewissens wider. Deswegen wird die begrenzte persönliche Erfahrung damit aufgebläht und auf Gott übertragen. Diese Art von Glauben hat eine schlimme Wirkung. Da gibt es, zum Beispiel, in den Religionen die Vorstellung der Auserwählung und es gibt die Vorstellung des Ausschlusses. In den meisten Religionen gibt es daher Heilige, die auserwählt sind, und es gibt Verworfene. Das spiegelt wider, was das persönliche Gewissen mit uns macht, wenn es unterscheidet, wer dazugehören darf und wer nicht. Die Anwendung dieser Unterscheidung ist im Bereich der Familie gültig und wichtig, weil sie diese Gruppe zusammenhält, aber auf das Ganze übertragen hat sie die schlimmsten Auswirkungen. Alle Religionskriege entstehen aus dieser Unterscheidung, die für den Aufgeklärten, der genau hinschaut, nicht statthaft ist.

Umgekehrt spiegelt das unbewusste, kollektive Gewissen etwas völlig anderes wider, nämlich dass keiner ausgeschlossen werden darf, und dass jeder Ausschluss sich schlimm auswirkt.

Deswegen hat die Unterscheidung zwischen Guten und Bösen, wie sie in den Religionen angewendet wird, in der Seele der Einzelnen eine verheerende Wirkung. Man kann das daran sehen, dass es in den frommen Familien oft ein schwarzes Schaf geben muss, das die verleugnete Seite zur Geltung bringt und den Alleinvertretungsanspruch der Guten als unhaltbar entlarvt.

Man findet doch in manchen mystischen Religionen die Vorstellung, dass man durch Hingabe an Gott frei werden kann, weil man nämlich sich selbst vergisst. Ist das nicht ein Weg zur Schicksalsbewältigung?

Für mich nicht. Die Hingabe an dieses Gefühl: Wenn ich mich ganz hingebe, bin ich frei – hängt psychologisch mit dem Bedürfnis nach Unschuld zusammen. Und Unschuld heißt im Gefühl nichts anderes als: Ich bin mir sicher, ich darf dazugehören. Die Bewegung des Kindes hin zur Mutter und zum Vater, sodass es sich bei ihnen aufgehoben fühlt, wird hier auf die Religion übertragen. Für mich ist das nicht zulässig. Das Religiöse wird ins Menschliche hineingezogen und wird von da her gedeutet.

Aber ist Schicksal nicht einfach eine Frage, wie ich mich im Leben fühle, ob ich mich frei und harmonisch fühle? Dann ist es doch ganz egal, warum. Wenn ich mich in Gottes Schoß ganz aufgehoben fühle, dann habe ich doch ein gutes Leben und habe mein Schicksal bewältigt?

Das ist ein Kindergefühl. Wer sich dem anheim gibt, bleibt ein Kind und wird nicht erwachsen. Zur Bewältigung des Lebens gehört der Mut zur Schuld, das heißt der Mut zum Abweichen von dem, was vom Gewissen vorgegeben ist: Denn das Gewissen engt immer ein. Indem es uns vorschreibt, was innerhalb unserer Gruppe gültig ist, müssen wir andere, die anderen Werten anhängen, ausschließen. Deswegen hat das Gewissen immer eine trennende Wirkung. In den Religionen hat es genau diese Wirkung, dass sich die einen für die Richtigen halten und die anderen für die Falschen ansehen. Daher muss man, um in Einklang mit einer größeren Wirklichkeit zu kommen, die diese Unterschiede aufhebt, die Grenzen des Gewissens überwinden und hinter sich lassen. Das wäre für mich Religion.

Schicksal und Seele

Glauben Sie an eine Evolution des Bewusstseins, dass die Menschen sich hinbewegen auf ein immer höheres globaleres Bewusstsein?

Ich beobachte, dass die Seele fortschrittlich ist, dass es also im menschlichen Leben eine Entwicklung gibt. Wenn wir, zum Beispiel, auf das bewusste, persönliche Gewissen schauen, ist es jünger als das unbewusste, kollektive. Es ist das Ergebnis einer späteren Entwicklung. Auch dass jetzt Einsichten in das Zusammenwirken dieser beiden Gewissen möglich sind, ist ein Fortschritt. Es sind Bewegungen der Seele im weitesten Sinn, die das ermöglichen. Wenn man sich diesen Bewegungen stellt, wird man nach vorwärts hin zu etwas Größerem getragen.

Was ist die Seele?

Die Seele, lateinisch *Anima,* ist das, was das Animalische möglich macht, also das, was das Lebendige beseelt und Leben ermöglicht. Diese Seele ist nichts Einzelnes, etwas, was der Einzelne hat, sondern der Einzelne nimmt an dieser Seele teil. Diese große Seele steuert für mich die Evolution. Die Evolution wird gesteuert von etwas Wissendem, und das ist die Seele. Wer sich den Bewegungen der Seele anheim geben kann, der kann Fortschritte machen. Nur sind wir oft durch unsere Bindung an die beiden Gewissen von den Bewegungen der Seele abgeschnitten, und es braucht Aufklärung und Läuterung, um die tieferen Bewegungen der Seele wahrzunehmen und ihnen zu folgen.

Wenn ein Mensch seine Verstrickung erkannt hat, ist er dann befreit oder nicht?

Nein, er ist nicht befreit. Das zu denken, wäre anmaßend. Die Verstrickung besteht vor allem darin, dass ich in die Schicksale anderer, die vor mir gelebt haben, hineingezogen werde, ohne dass ich das weiß. Wenn ich die Verstrickung durchschauen kann, zum Beispiel mithilfe des Familien-Stellens, aber auch auf andere Weise, dann kann ich mich daraus lösen, aber nur zum Teil. Denn diese Lösung ist ein Läuterungsprozess, und der ist Teil meines Lebens. Daher ist die Vorstellung, dass ich ganz frei davon sein könnte, illusorisch. Ich frage mich nämlich, was macht denn einer, wenn er ganz frei ist? Der schwebt irgendwo in der Luft und hat nichts davon. Wenn man sich aber eingebunden weiß und sich in diesen Prozess hineinbegibt und da diese Läuterung erfährt, macht das glücklich. Es macht uns nicht in dem Sinn frei, doch es macht uns größer.

Das Nehmen des Lebens

Einführung

Dieses Kapitel zeigt, was in Menschen vorgeht, die sich weigern, ihr Leben oder ihr Glück zu nehmen; was also bei ihnen dem Glück und dem Nehmen des Lebens entgegensteht. Es zeigt auch, was ihnen das Nehmen des Lebens ermöglicht.

Dem Nehmen des Lebens und des Glücks steht vor allem das Gewissen entgegen, weil es uns oft ein Gefühl der Unschuld vermittelt, wenn wir für andere leiden wollen, ohne dass dies ihnen wirklich Erleichterung bringt oder hilft. Umgekehrt fühlen wir uns oft schuldig, wenn wir das Leben nehmen und glücklich sind. Das erfüllte und glückliche Leben ist daher eine Leistung der Seele.

Folgende Bücher bringen dazu viele Beispiele: Mitte und Maß, In der Seele an die Liebe rühren *und* Haltet mich, dass ich am Leben bleibe. *Weitere Beispiele finden sich auch in* Familien-Stellen mit Kranken, Wo Ohnmacht Frieden stiftet *und* Wenn ihr wüsstet, wie ich euch liebe.

Das Glück

Manche rennen hinter dem Glück her, weil sie meinen, sie müssten es fassen. Dann haben sie Scheuklappen rechts und links und rennen und rennen. Aber das Glück läuft hinter ihnen her und kann sie nicht einholen, weil sie hinter dem Glück her sind.

HELLINGER *zu einem Klienten, dem es nach der Chemotherapie gut geht* Lass das Glück aus der Hand. Und wenn es kommt und klopft, machst du nur die Türe auf. Du kannst die Türe aber auch offen lassen. Dann kann das Glück kommen und gehen, wie es möchte und fühlt sich vielleicht zu Hause bei dir.
zu einem anderen Klienten Es geht dir ja jetzt gut, es hätte ja auch schlimm ausgehen können. Wenn es hätte schlimm ausgehen können und es ist gut ausgegangen, dann neigt man sich vor dem Glück demütig und sagt: »Danke, dass du gekommen bist.« Und so nimmt man es, ohne etwas zu tun. Man gibt ihm eine Heimat, solange es bleibt, und wenn es gehen will, lässt man es gehen, auch demütig. Dann kommt Frieden in die Seele. Stilles Glück ist das dann. Dieses

stille Glück lässt du ausstrahlen, in deiner Familie zum Beispiel. Ob es strahlt, siehst du an den Gesichtern der anderen.

Erlebnisweisen des Glücks

Wenn jemand eine gute Arbeit macht, wenn ihm etwas Gutes gelingt und das, was er tut, auch wirkt, wird er glücklich. Dieses Glück fühlt man als Erfüllung. Es ist unabhängig vom so genannten Glücksgefühl. Es hat etwas Seinshaftes, etwas Volles. Es macht glücklich, auch wenn man sich sonst in einer schlimmen Situation befindet und dort nicht glücklich ist.

Dann gibt es das heitere Gefühl. Auch das ist Glück. Ich kann es mit anderen zusammen haben, aber auch unabhängig von ihnen. Dieses heitere Gefühl stellt sich ein, wenn ich meine Eltern genommen habe und sie in mir lebendig sein können, und zwar als Ganzes, so wie sie sind. Wer seine Eltern auf diese Weise nimmt, erfährt, dass alles Gute, das sie haben, von ihnen in ihn einströmt, und dass alles, was er an ihnen gefürchtet oder abgelehnt hat, draußen bleibt. Wem das gelingt, der spürt, wie sein Glücksgefühl steigt.

Der Weg des Glücks

TEILNEHMER Ich denke, dass man Hunde, die schlafen, nicht wekken soll und sie nicht unbedingt ausgraben muss.
HELLINGER Vielleicht ist es ein Schatz, der dort begraben ist. Wenn man nicht gräbt, kann man nicht herausfinden, ob es ein Hund ist oder ein Schatz.

Man muss wissen, dass jeder mit seinem Problem glücklich ist. Das ist ein sehr tiefes Glück, denn er fühlt sich im Unglück mit anderen verbunden und ihnen zugehörig. Das Glück dagegen macht einsam.

Wenn ich den Weg des Glücks gehe, muss ich mich von etwas lösen, und das macht Angst. Doch auf diesem Weg erreiche ich eine höhere Ebene. Auf ihr bin ich mit Größerem verbunden, aber von vielem anderen und vom Engeren gelöst.

Selbstverwirklichung und Vollkommenheit

Vollkommenheit ist ein gewichtiger Begriff. In der Spiritualität ist Vollkommenheit ein gewichtiger Begriff. In den Klöstern ist das Streben nach Vollkommenheit das höchste Ideal. In säkularisierter Form gibt es das Streben nach Vollkommenheit auch in der Psychotherapie, zum Beispiel beim Streben nach dem Durchanalysieren. Wenn man durchanalysiert ist, ist man vollkommen. Auch das Streben nach Selbstverwirklichung ist ein Vollkommenheitsstreben. Wenn man manche so genannte Selbstverwirklichten anschaut, sieht man, dass für sie Selbstverwirklichung heißt, auf Kosten anderer zu leben.

Ich habe aber etwas herausgefunden über die wahre Vollkommenheit. Sie beginnt damit, dass man mit sich selbst ins Reine kommt. Das ist das Erste. Viele sind in sich zerrissen. Sie sind nicht mit sich zufrieden. Wenn man dem nachgeht, kann man sehen, dass sie einen ihrer Eltern aus dem Herzen verbannt haben, oder sogar beide. Dann sind sie abgeschnitten von der Quelle ihres Lebens. Wenn jemand von einem der Eltern abgeschnitten ist, hat er nur die halbe Lebenskraft, und wenn einer nur die halbe Lebenskraft hat, wird er depressiv.

Depression ist ein Gefühl der Leere, nicht der Trauer. Ein Gefühl der Leere haben, heißt, dass einer der Eltern fehlt. Dann ist das Herz nur halb gefüllt.

Die Depression verschwindet und jemand kommt mit sich ins Reine, wenn er beide Eltern achtet und liebt. Wenn das gelingt, wird es erlebt wie eine Gnade. Das kann ich mir nicht einfach vornehmen, so, als könnte ich das managen. Wenn es gelingt, wird es erlebt wie ein Geschenk. Dann steigt das Grundgefühl ins Erfüllte und Heitere und die Depression ist vorbei.

Okay, das ist die erste Stufe der Vollkommenheit. Die zweite Stufe der wahren Vollkommenheit ist erreicht, wenn alle, die zu meinem System gehören, in meinem Herzen einen Platz haben. Dazu gehören die Großeltern, die Onkel und Tanten, alle, die Platz gemacht haben für mich, die Ausgestoßenen, alle, die ein schlimmes Schicksal hatten, die Verachteten und wer sonst noch dazugehören mag. Wenn auch nur einer von ihnen ausgeschlossen bleibt, fühle ich mich unvollkommen. Wenn sie alle in meinem Herzen sind, fühle ich mich vollkommen. Diese wahre Vollkommenheit hat eine wunderbare

Wirkung. In dem Augenblick, in dem ich sie erreicht habe, fühle ich mich sowohl erfüllt als auch frei.

Heilung und Heil

TEILNEHMER Ich hatte vorhin, als ich vorne stand, das Gefühl, dass es gar nicht so genau auf die exakt richtige Geschichte ankommt, die da vorne abläuft, sondern eher um das Gefühl desjenigen, der da dran ist. Dass es darum geht, dass sein Schicksal gelöst wird. Ist da was richtig dran?

HELLINGER Ja. Es ist alles ausgerichtet auf eine Lösung. Ob dazwischen etwas falsch ist oder richtig, spielt gar keine Rolle. Sobald wir auf die Lösung ausgerichtet sind, kommen wir auch auf Umwegen dahin.

TEILNEHMER So dass vielleicht Heilung noch was völlig anderes ist, als wir vielleicht in vielen Fällen glauben. Ich hatte das Gefühl, dass es Gesetze sind, die hier sichtbar werden, die wir nur teilweise erfassen, und dass manches völlig unklar ist. Mir schien es, dass Heilung in einigen Fällen völlig undurchschaubar ist.

HELLINGER Für mich ist sie undurchschaubar. Doch es macht einen wichtigen Unterschied, ob ich auf Heilung schaue, insbesondere auf die körperliche Heilung, oder ob ich darauf schaue, dass in einem System etwas in Ordnung kommt. Wenn das gelingt, hat das etwas Beglückendes und Befreiendes. Das ist es eigentlich, worauf ich unmittelbar ziele. Von daher hat es dann auch Auswirkungen auf den Körper, mehr oder weniger.

Wenn man sieht, dass Klienten krank werden oder sich umbringen aus Liebe für ihre Familie, und es ihnen dann gelingt, sich von diesem Druck zu befreien, sind sie in der Familie ganz anders aufgehoben als vorher. Wenn sie vorher schon bereit waren zu sterben, sind sie in diesem Eingebundensein nicht weniger bereit dazu, wenn die Krankheit es mit sich bringt. Aber sie stellen sich jetzt der Krankheit auf andere Weise. Die Gesundheit ist nicht mehr das höchste Gut.

Viele Ärzte und Kranke verhalten sich, als sei die Gesundheit das höchste Gut. Das ist sie aber nicht. Oder als sei das Leben das höchste Gut. Das ist es auch nicht. Die Seele hat andere Maßstäbe. Wenn das zugelassen wird, dass neben der Gesundheit auch das Kranksein bedeutsam ist und groß, und dass das Sterben zu seiner Zeit bedeutsam ist und groß, dann kann man gelassener mit Krankheit und Tod umgehen.

Der älteste philosophische Spruch des Abendlandes stammt von einem gewissen Anaximander. Heidegger hat über diesen Spruch eine lange Abhandlung geschrieben und seine Tiefe ausgelotet. Der Spruch heißt in der gängigen Übersetzung: »Woher die Dinge ihre Entstehung haben, dahin müssen sie auch zu Grunde gehen, nach der Notwendigkeit; denn sie müssen Buße zahlen und für ihre Ungerechtigkeiten gerichtet werden, gemäß der Ordnung der Zeit.«

Gemeint ist: Wer sein Leben festhält über die Zeit, der versündigt sich am Sein. Wir gehen mit dem Fluss des Lebens und mit dem Fluss des Sterbens. Das ist der große Einklang. Innerhalb dieses Flusses ergeben sich sowohl Heil und Heilung als auch Kranksein und Sterben. Dann haben wir dem Leben und dem Sterben gegenüber eine andere Haltung.

Die Grenzen des Gewissens

Das, was wir gewöhnlich als Gewissen bezeichnen, ist ein innerer Sinn, ähnlich wie unser Gleichgewichtssinn, mit dessen Hilfe wir in einer Gruppe wahrnehmen, wie wir uns verhalten müssen, damit wir dazugehören, und was wir meiden müssen, damit wir die Zugehörigkeit nicht verspielen. Wir haben ein gutes Gewissen, wenn wir die Bedingungen für die Zugehörigkeit erfüllen. Wir haben ein schlechtes Gewissen, wenn wir von den Bedingungen der Zugehörigkeit abweichen.

Die Bedingungen für das Recht auf Zugehörigkeit sind von Gruppe zu Gruppe verschieden. In einer Familie von Dieben muss man anderes tun, um dazuzugehören, als zum Beispiel in einer Pfarrersfamilie. In beiden Familien haben die Kinder bei völlig unterschiedlichen Verhaltensweisen ein gutes Gewissen oder ein schlechtes Gewissen.

Moralisch heißt also für viele das, was in unserer Familie gilt, und unmoralisch heißt das, was in unserer Familie nicht gilt. Der Inhalt davon ist also ganz aus dem System genommen.

Das Merkwürdige ist, dass wir uns aus dem guten Gewissen heraus das Recht nehmen, anderen, die anders sind, zu schaden. Wenn sich jemand auf sein Gewissen beruft, dann meistens, wenn er einem anderen etwas antun will. Wenn ich gut bin und Gutes will, brauche ich mich nicht auf mein Gewissen zu berufen. Das ist schon merkwürdig.

Deswegen ist das wirklich Gute etwas jenseits des Gewissens, und es braucht Mut, über das Gewissen hinauszugehen, um das wirklich Gute zu tun. Das wirklich Gute heißt, dass es vielen dient, und dass es auch die Unterschiede von anderen Gruppen und anderen Systemen oder anderen Religionen als gültig anerkennt.

Es gibt aber auch eine übergeordnete Instanz. Sie wirkt jenseits von dem Gewissen, das ich gerade beschrieben habe. Sie wirkt, wenn wir mit etwas Größerem im Einklang sind. Wir erleben das Wirken dieser Instanz manchmal in einer Aufstellung, wenn alle Teilnehmer auf einmal im Frieden sind, wie mit etwas Größerem im Einklang. Oder wenn einer merkt, er ist aufgerufen zu etwas, dem er sich nicht entziehen kann. Wenn er das nicht tun würde, würde in seiner Seele etwas zerbrechen. Oder wenn er etwas Bestimmtes tun würde, von dem er vordergründig meint, es sei richtig, zerbricht auch etwas in der Seele. Was hier wirkt, ist auch ein Gewissen. Es ist ein übergeordnetes Gewissen. Es ist ganz nahe am Sein, am Wesentlichen.

In dem Zusammenhang möchte ich noch einmal zurückkommen auf das Gewissen. Die gefährliche Bewegung, die sich hier andeutet und die sich beim Vater ganz klar gezeigt hat, dieser Zug zu den Toten aus Liebe, ist eine Bewegung des Gewissens. Dahinter wirkt nämlich die Vorstellung: Wenn ich das mache, gehöre ich dazu. Deswegen ist die Bewegung zum Tod verbunden mit einem tiefen Gefühl der Unschuld. Diese Unschuld, so gut sie sich unter dem Einfluss des Gewissens auch anfühlt, ist lebensfeindlich. Man sieht, wie wichtig es ist, dass die Einzelnen das durchschauen und sich dann gegen diese Sehnsucht nach Unschuld auf eine andere Ebene begeben, wo sie das, was ist oder war, lassen können. Dass man zum Beispiel die Toten lassen kann, wo sie sind und wo sie sein wollen. Das ist oft verbunden mit einem Gefühl der Schuld. Dem muss man begegnen oder kann man begegnen, indem man aus der gleichen Bewegung eine Zusicherung bekommt, dass das Am-Leben-Bleiben auch Unschuld ist, vielleicht noch größere Unschuld, als wenn man einem Toten nachfolgt. Das hat sich hier in dieser Bewegung gezeigt.

In dem Zusammenhang möchte ich noch etwas sagen über ein anderes Gewissen, das kollektive Gewissen, das wir nicht fühlen. In den Familienaufstellungen kommt ans Licht, nach welchen Gesetzen dieses Gewissen handelt. Dieses Gewissen umfasst eine ganz bestimmte Gruppe von Personen und ich zähle sie auf für jene, die sie noch nicht genau kennen. Es sind die Kinder, die Eltern, die Geschwister der Eltern, die Großeltern, der eine oder andere der Urgroßeltern und alle, die Platz gemacht haben zum Vorteil von einigen in der Gruppe, zum Beispiel frühere Partner von Eltern oder Großeltern. Das ist diese Gruppe. Sie wird gesteuert von einem gemeinsamen Gewissen. Dieses Gewissen bestimmt, dass niemand aus diesem System verloren gehen darf. Wenn also unter dem Einfluss des persönlichen Gewissens, das die Unterscheidung zwischen Gut und Böse in die Welt gebracht hat, jemand aus der Familie ausgestoßen wird oder ausgeschlossen oder vergessen wird, dann wird unter dem Einfluss dieses kollektiven Gewissens ein anderes Mitglied der Familie bestimmt, den Ausgeschlossenen zu vertreten, zur Wiedergutmachung sozusagen.

Dieses Gewissen folgt noch einem anderen Gesetz, nämlich dass die, die früher da waren, Vorrang haben vor denen, die später kommen. Also, Eltern haben Vorrang vor den Kindern, der Erstgeborene hat Vorrang vor dem Zweitgeborenen usw. Wenn nun jemand gegen diesen Vorrang verstößt, wenn, zum Beispiel, ein Kind versucht, etwas für seine Eltern zu tun, was ihm nicht zusteht, zum Beispiel wenn ein Kind versucht, für die Schuld der Eltern zu bezahlen, oder wenn, zum Beispiel, wie sich das hier in dieser Familie abgezeichnet hat, der Älteste sich verantwortlich fühlt für die Mutter und meint, er müsse sie halten statt sie ihn, dann ist das ein Verstoß gegen dieses kollektive Gewissen.

Dieses kollektive Gewissen ist unbarmherzig. Es bestraft diese Anmaßung mit Scheitern oder Untergang. Obwohl das, was so ein Kind tut, aus Liebe geschieht und daher im Sinne des persönlichen Gewissens als Unschuld gilt, ist es im kollektiven Gewissen eine schwere Schuld und wird als solche bestraft. Alle Familientragödien oder Tragödien überhaupt entstehen aus dem Widerspruch dieser beiden Gewissen. Der Held in der Tragödie tut guten Gewissens etwas, was gegen das kollektive Gewissen verstößt, und geht daher unter. Daher muss man sich nicht nur vom persönlichen Gewissen lösen können, sondern auch von diesem kollektiven, indem man es auf der einen Seite achtet und sich auf der anderen Seite von ihm entfernt. Das kann man nur, wenn man mit tieferen Kräften in Verbindung ist, und das ist die tiefe Seele. Die Seele in der Tiefe, in die man sich zurückziehen kann, weg von all diesen Unterschieden, und aus der man dann die Kraft schöpft zum lösenden Handeln.

Schuld und Unschuld

Schuld gibt es in verschiedenen Zusammenhängen, und sie wird unterschiedlich gefühlt. Die schlimmste Schuld, die wir erfahren, ist, dass wir etwas tun, was unsere Zugehörigkeit zur Ursprungsfamilie gefährdet. Also, die Furcht vor Ausschluss ist das schlimmste Schuldgefühl. Weil dieses Gefühl so schlimm ist, treibt es uns an, etwas zu tun, dass wir die Zugehörigkeit wiedergewinnen oder bewahren. Diese Schuld hat etwas zu tun mit der ursprünglichen Bindung. Das Gewissen wacht darüber, dass wir die Zugehörigkeit nicht verlieren, und wenn wir etwas tun, was die Zugehörigkeit gefährdet, reagiert das Gewissen und treibt uns an, dass wir unser Verhalten ändern, sodass wir wieder dazugehören dürfen. Das ist die eine Form der Schuld. Sie hat eine wichtige soziale Funktion. Sie steht im Dienst der Beziehung und der Bindung.

Dann gibt es eine zweite Art von Schuld. Sie hat zu tun mit dem Ausgleich von Geben und Nehmen. Wenn ich also von jemandem etwas geschenkt bekomme, fühle ich mich ihm gegenüber in der Schuld. Das, was ich bekommen habe, lässt mir keine Ruhe, bis ich etwas Gleichwertiges zurückgebe. Diese Art von Schuld wird erlebt als Verpflichtung. »Ich schulde dir etwas«, sagen wir auch. Wenn ich dieser Verpflichtung nicht nachkommen würde, hätte der andere ein Gefühl von Anspruch. Anspruch ist das der Schuld als Verpflichtung entsprechende Gefühl der Unschuld. Der Anspruch ist ein überlegenes Gefühl. Es gibt viele Helfer, die genießen das Gefühl von Anspruch. Deswegen nehmen sie von denen, denen sie helfen, nichts an. Also, Schuld wird in diesem Zusammenhang erlebt als Verpflichtung, und Unschuld wird hier erlebt als Freiheit von Verpflichtung oder als Anspruch.

Dann gibt es Vereinbarungen, Regeln für das Zusammenleben. Wer diese Regeln erfüllt, der fühlt sich gewissenhaft. Das ist auch ein Gefühl der Unschuld. Schuld wird in diesem Zusammenhang erlebt als die Übertretung einer Regel. Aber diese Art von Schuld wird nicht sehr tief erlebt, verglichen mit der Schuld, die mit der Bindung zu tun hat, und mit der Schuld in Bezug auf den Ausgleich von Geben und Nehmen.

Das ist also das Vordergründige von Schuld. Das ist die bewusste Schuld und die bewusste Unschuld.

Nun gibt es aber auch eine unbewusste Schuld, wenn jemand sich etwas anmaßt. Zum Beispiel, wenn Kinder sich anmaßen, Verantwortung zu übernehmen für die Eltern. Sie spielen dann die Großen. Viele Klienten spielen ihren Eltern gegenüber die Großen, als wären sie für ihre Eltern verantwortlich und könnten etwas für sie übernehmen. Dabei ist das Merkwürdige, dass das auf der einen Seite als Unschuld erlebt wird, weil das Kind etwas aus Liebe tut. Das wäre hier die Unschuld.

Aber es gibt eine geheime Ordnung, gegen die das Kind verstößt. Es überhebt sich über einen, der vorgeordnet ist. Die Schuld ist dann die Hybris, die Anmaßung. Das Kind bestraft sich dafür, wenn es sich um Schwerwiegendes handelt, mit einem Bedürfnis nach Scheitern und Untergang. Es gibt also hier eine Schuld, die von dem Betroffenen nicht als Schuld gefühlt wird. Man sieht aber aus der Wirkung, dass er sich verhält wie einer, der schwer schuldig geworden ist. Diese Art von Schuld ist der Hintergrund für viele schwere Krankheiten. Mit einer solchen Schuld muss daher ein Therapeut vor allem rechnen.

Dabei muss sich der Therapeut davor hüten, dass er sich nicht, wenn er einem Klienten helfen will, über dessen Eltern erhebt, als sei er der bessere Vater oder die bessere Mutter oder sogar der verständnisvollere Partner. Sonst sühnt auch er – wie der Klient – für seine Überheblichkeit mit Scheitern.

Der Friede

Schuld muss nach einiger Zeit vorbei sein dürfen. Das Festhalten an der Schuld ist manchmal Überheblichkeit. Nach einiger Zeit muss Frieden sein für alle.

Das Überleben überleben

Ich habe beobachtet, dass viele jüdische Mitbürger, die überlebt haben, weil sie rechtzeitig ausgewandert sind, nachher gelebt haben, als seien sie im Konzentrationslager. Ganz eingeengt, aus Loyalität mit den Opfern, die umkamen. Viele Überlebende nehmen das Leben nicht mehr, weil sie meinen, sie hätten es im Angesicht der Toten nicht verdient. Auch verleugnen sie dann manchmal ihr Judentum und wollen sich von ihm distanzieren. Innerlich aber solidarisieren sie sich sehr tief damit.

Auch habe ich beobachtet, dass manche jüdische Überlebende die gleichen Gefühle haben wie die Täter. Auch sie verleugnen dann ihre Herkunft und die imaginäre Tat, indem sie sich vehement christlich gebärden. Ihre Väter oder Großväter haben sich taufen lassen, waren dann besonders gute Christen und haben damit die Schicksalsgemeinschaft, aus der sie kommen, verleugnet. Das hat eine schlimme Wirkung.

Nehmen ohne Anmaßung

Dahinter wirkt eine merkwürdige Dynamik. Sie hat zu tun mit den Erfahrungen, die wir in den normalen menschlichen Beziehungen machen. Wir haben in unseren Beziehungen das Bedürfnis, für eine empfangene Gabe zu bezahlen, indem wir auch etwas geben. Also, wenn ich etwas bekomme, dann gebe ich auch etwas, und umgekehrt, wenn ich etwas gebe, gibt mir der andere etwas. Das wechselseitige Geben und Nehmen ist in unseren menschlichen Beziehungen die Grundlage des Austauschs. Ohne dieses Bedürfnis nach Ausgleich gäbe es auch keinen Austausch. Doch dann übertragen wir dieses Bedürfnis nach Ausgleich auch auf Zusammenhänge, in denen das nicht statthaft ist, zum Beispiel auf unsere Beziehung zum Schicksal oder zu Gott.

Wenn also jemand durch eine glückliche Fügung errettet wird, so wie die Angehörigen der Familie dieser Klientin, dann kommt er unter Druck, dafür zu bezahlen, statt dass er es nimmt als ein Geschenk. Obwohl das in dem Zusammenhang absurd erscheinen muss, ist es viel leichter, für die Errettung zu bezahlen, als sie zu nehmen als ein unverdientes Geschenk.

Unverdiente Geschenke sind schwer zu nehmen, man kann das nur mit großer Demut. Im Grunde darf man nicht einmal danken dafür, weil das Danken schon wieder eine Anmaßung ist. Das gemäße Danken besteht eigentlich im schlichten Nehmen, im Nehmen ohne Anmaßung. Dann ist das Geschenk erträglich. Dieser Schritt vom Bezahlen-Wollen zum demütigen Nehmen ist auch ein Verzicht auf Kontrolle, denn wer rechtzeitig dem Schicksal bezahlt, meint, dass er es damit auch kontrollieren kann. Das Nehmen ohne zu geben ist ein großer Schritt und der fordert das Letzte, viel mehr als das Leid. In diesem Zusammenhang gelten die Sätze »Leiden ist leichter als lösen« und »Unglück ist leichter zu tragen als Glück«.

Soldaten und Krieg

TEILNEHMERIN Ich denke, Männer, die im Krieg waren, sind doch fast alle Mörder.

HELLINGER Nein, das ist etwas völlig anderes.

Es gibt in den Familien das höchste Gut der Zugehörigkeit von allen. In den Familien wird das Leben heilig gehalten und geschützt. Da muss man das Leben schützen. Das ist die Dynamik innerhalb der Familie

In einer Großgruppe wird das Leben nicht in gleicher Weise geachtet, zum Beispiel in einem Staat, wenn der in Bedrängnis kommt und kämpft und Krieg führt, ob der nun gerecht ist oder nicht. Wenn Krieg herrscht, wird die eigene Gruppe verteidigt und die andere angegriffen. Die Soldaten, die in diesem Krieg kämpfen, sind einer Maschinerie ausgeliefert, die sie nicht steuern können. Sie können nicht sagen: »Ich will« oder »Ich will nicht«. Sie sind da mit hineingezogen.

In diesem Kampf zählen die einzelnen Leben nicht. Aber wenn es dazu Verbrechen gibt, ist das etwas anderes. Da zählt das. Aber nicht für die Soldaten. Das darf man nicht vermischen. Der Slogan »Alle Soldaten sind Mörder« ist verrückt. Denn diejenigen, die das sagen, leben, weil andere auf diese Weise gestorben sind. Sonst wären sie auch tot. So billig kann sich keiner aus dieser Debatte herausziehen.

Die Zustimmung zur Heimat

Wir sind eingebunden in unser Volk und in seine Schicksale. Wir können und dürfen dem nicht entfliehen. Das ist ganz wichtig. Die Politik, Kriegsflüchtlinge aufzunehmen, ist zweischneidig. Auf der einen Seite ist sie richtig und notwendig – auf der anderen Seite zerstört sie bei vielen etwas in der Seele. Sie bezahlen dann dafür, zum Beispiel mit Phobien und Ängsten und schwerer Krankheit. Wer sich dem stellt, dass er das Schicksal seines Volkes teilt, auch wenn es sehr schwer ist, ist in seiner Seele im Frieden, und er hat Kraft.

Sehr häufig wollen Angehörige eines Volkes dem Schicksal ihres Volkes entfliehen, indem sie in ein anderes Land gehen. Welche Folgen das haben kann, konnten wir hier sehen. Es schadet der Seele und manchmal dem Leib. Es gehört zur menschlichen Größe, dass jemand nicht nur seinen Eltern zustimmt, sondern auch seiner Heimat. Dass er bereit ist, das Schicksal seiner Heimat mit zu tragen, so lange das notwendig ist.

Es gibt andere Situationen, zum Beispiel Hungersnöte, in denen früher Leute ausgewandert sind. Das ist natürlich berechtigt. Aber es ist ein tiefer Einschnitt und wird auch als solcher erlebt. Dass sich andere Völker wehren gegen Flüchtlinge, die sich weigern, in ihrer Heimat Verantwortung zu übernehmen, das ist auch berechtigt. Wie wollen sie hier Verantwortung übernehmen, wenn sie das zu Hause nicht tun? Man sieht sehr häufig, dass sie, wenn sie in ihre Heimat zurückkehren, wie Feinde behandelt werden, und zwar mit Recht. Sie haben sich geweigert, das Schicksal mit zu tragen, so schwer es auch war und ist.

Wenn ich mit einem solchen Klienten arbeite, liebe ich nicht nur ihn, sondern auch noch andere, zum Beispiel jene, die zurückgeblieben sind. Ich sehe den Einzelnen als Mitglied seiner Gruppe, und die haben mein besonderes Mitgefühl, die das Schicksal tragen, nicht die, die ihm entfliehen.

Was ich gesagt habe, gilt nur mit vielen Einschränkungen, aber man muss es mit beachten.

Der Segen

Zum Menschlichen gehört, dass wir über Fehler lernen. Unsere Fehler sind anderen in gewisser Weise zumutbar, weil sie durch unsere Fehler auch lernen. Oft meinen wir, wir hätten einen großen Fehler gemacht, doch nachher stellt sich heraus, dass er ein Segen war.

Das neue Leben nach einer Errettung

Wenn jemand aus äußerster Lebensgefahr gerettet wird, dann beginnt sein Leben noch einmal von vorne. Das frühere war vorbei, wäre fast vorbei gewesen, und dann reagieren viele damit, dass sie sich verhalten, als seien sie damals gestorben. Zumal, wenn noch dazu kommt, dass viele andere zur gleichen Zeit in dieser Situation umkamen.

Für den Therapeuten ist es wichtig, dass er mit dem Klienten zurückgeht in diese Situation, und dass der Klient dort die Errettung und das Leben nimmt, demütig als ein Geschenk. Und dass er es behält, auch im Angesicht der vielen anderen, die umkamen. Wenn es um Kriegssituationen geht, ist das eine bedeutsame Intervention, ein bedeutsames Bild, mit dem Therapeuten manchmal helfen können.

Wenn man die Reaktionen der Betroffenen verfolgt, sieht man, dass es für sie oft leichter ist, leichter gewesen wäre, zu sterben als zu überleben. Die Frage ist, ob der Therapeut dann berechtigt ist, sie sozusagen zurückzuholen, oder ob er sich da nicht gegen eine innere Bewegung der Seele des Klienten stellt. Ich weiß es nicht, aber ich gebe es zu bedenken. Hilfreich ist es in einer solchen Situation, wenn man die Toten mit aufstellt. Aus ihren Reaktionen wird oft deutlich, was gemäß ist.

TEILNEHMER Es geht mir sehr nahe, was du über die Errettung sagst. Manchmal ist es so, dass man die Errettung einem Menschen verdankt, und dieser Retter dann meint, das gerettete Leben gehöre ihm. Was ist hier die Ordnung, sodass gedankt werden kann und trotzdem das Leben einem selbst gehört?

HELLINGER Die meisten Rettungen geschehen triebhaft. Wenn ein Kind ins Wasser fällt, springt sofort einer hinterher. Er macht es völlig triebhaft. Trieb heißt hier, man wird in den Dienst genommen von höheren Kräften.

Der Dank

Wenn jemand in Lebensgefahr war und gerettet wurde, behandelt er das Schicksal oder was hinter dem Schicksal steht, oft wie ein Gegenüber. Normalerweise ist es in einer Beziehung, zum Beispiel zwischen Mann und Frau, so, dass wenn der eine etwas gibt und der andere es nimmt, der, der es genommen hat, unter Druck gerät, bis er auch etwas gibt. Also, das Bedürfnis nach Ausgleich ist unwiderstehlich, und es dient in Beziehungen dem Austausch. Ohne dieses Bedürfnis nach Ausgleich, gäbe es in unseren Beziehungen auch keinen Austausch.

Nun geschieht es aber häufig, dass dieses Bedürfnis nach Ausgleich in eine Dimension übertragen wird, wo der Ausgleich sowohl unmöglich als auch unzulässig ist, nämlich auf das Schicksal und auf Gott. Das heißt, wenn jemand aus Lebensgefahr errettet wurde, zum Beispiel wenn jemand einen Unfall hatte und mit dem Leben davon gekommen ist, dann verhält er sich oft, als wäre er vom Schicksal oder von Gott auserwählt. Dann wird er vielleicht stolz und sagt: »Ich habe es geschafft« oder so ähnlich. Wer sich so verhält, ist gefährdet.

Andere aber verhalten sich so, als würden sie jetzt dem Schicksal bezahlen müssen. Sie schränken sich anschließend in ihrem Leben ein und leben weniger als vorher. Die Lösung für sie wäre, dass sie die Errettung nehmen als ein unverdientes, großes Geschenk. Sie kommen dann zwar auch unter Druck, aber dieser Druck, statt dass er sie antreibt, die Errettung durch eine Einschränkung und ein Opfer auszugleichen, gibt ihnen die Kraft, etwas Gutes und Schönes zu tun.

Der Ausgleich

Systeme haben ein tiefes Bedürfnis nach Ausgleich innerhalb des Systems. Dieses Bedürfnis überschreitet sehr oft die gesetzten Grenzen. Das Bedürfnis nach Ausgleich dient der Beziehung. Wenn zum Beispiel in der Familie der Mann seiner Frau Gutes tut, kommt sie unter den Druck des Ausgleiches. Dadurch tut sie ihm auch etwas Gutes, und weil sie ihn liebt, tut sie ihm etwas mehr des Guten als er ihr. Dann kommt er unter Druck, gibt ihr auch etwas mehr des Guten, und so führt die Verbindung von Bedürfnis nach Ausgleich und Liebe zu immer größerem Austausch. Das begründet das Glück in einer Beziehung. Deswegen ist das Bedürfnis nach Ausgleich so wichtig.

Dieses Bedürfnis hat aber seine Bedeutung nur innerhalb gewisser Grenzen. Wenn zum Beispiel einer vom Tod errettet wird, dann hat er in der Regel das Bedürfnis nach Ausgleich. Das heißt, er fängt an, für die Errettung zu bezahlen, zum Beispiel mit einer neuen Krankheit. Manchmal bezahlt sogar einer dafür, indem er sich umbringt. Dann wird das Schicksal behandelt, als sei es eine Person, die man sich gnädig stimmen kann und die man bezahlt.

Viele machen das so auch mit Gott. Ganze Religionen bauen auf dieser Vorstellung auf, dass etwas ausgeglichen werden muss. Nur wenn das ausgeglichen ist, wird es gut. Was für eine Gottesvorstellung ist denn dahinter, dass man bezahlen muss, damit Gott etwas macht! Das ist ja völlig absurd.

Ähnliches läuft ab im Ausgleich über die Generationen. Wenn zum Beispiel die Eltern ein Verbrechen begangen haben, fangen die Kinder an, dafür zu bezahlen, obwohl es gar nicht ihre eigene Schuld ist. Oder andere fordern, dass die Kinder jetzt anfangen, für die

Schuld der Eltern zu bezahlen, als könnten sie das. Also, hier müssen Grenzen gesetzt werden, und der Ausgleich muss nach einiger Zeit aufhören.

Sehr viele Kriege entstehen dadurch, dass nachträglich, oft nach hunderten von Jahren, noch etwas ausgeglichen werden soll, eine Art Unrecht, das früher geschah, und dann kommt es zu neuem Unrecht, und so geht das weiter. Frieden wird gestiftet, wenn Vergangenes vergangen sein darf.

Das ist auch ein wichtiger Punkt hier beim Familien-Stellen. Wir holen Vergangenes hoch, um es dann zu entlassen. Dann darf man nicht mehr darauf zurückkommen. Manche schauen, wenn sie die Lösung in der Hand haben, noch mal zurück auf das Problem. Damit wird die Lösung leicht verspielt.

Das Vergessen

Wenn man gerettet ist, dann lässt man das Schlimme wieder hinter sich. Man vergisst es. Das Vergessen ist eine ganz hohe Kunst und ist eine hohe geistige Disziplin. Nach einiger Zeit vergisst man und schaut zu den kleinen Dingen vor den Augen und vor den Füßen.

Man darf auch nicht bei den Toten bleiben, sondern man geht in das Gewöhnliche zurück.

Ich habe mal gehört, eine Frau hat einen Orden gegründet für unheilbar Kranke. Es war seltsam, in dem Orden war eine dauernde Fröhlichkeit. Die hatten nämlich eine Regel: Über Krankheiten wird nie geredet. Da ist was dran.

TEILNEHMERIN In einem Ihrer Bücher sprechen Sie von spirituellem Vergessen. Das ist ein Begriff, der mich sehr beschäftigt, und ich frage mich, wie geht der Weg, wie mache ich das?
HELLINGER Alles, was spirituell ist, ist Gnade. Auch das Vergessen.

Das Geschenk

Jeder Tag ist ein Geschenk, und man geht mit ihm um als ein Geschenk, selbst im Angesicht des Todes. Das ist demütig, und daraus kommt Kraft. Aus dem Danken, aus diesem Nehmen als ein Geschenk, als ein unverdientes Geschenk, kommt Kraft.

Sein und Zeit

Es scheint so, dass die Dinge eine besondere Qualität bekommen durch die Zeit. Das, was länger gedauert hat, hat Vorrang vor dem, was kürzer dauert. Das Frühere bekommt durch die Zeit eine gewisse Fülle. Das widerspricht zwar dem Zeitgeist, aber ich erkläre das in einer Geschichte. Die Geschichte heißt: »Die Fülle.«

Die Fülle

Ein Junger fragte einen Alten:
»Was unterscheidet dich,
der fast schon war,
von mir,
der ich noch werde?«

Der Alte sagte:
»Ich bin mehr gewesen.

Zwar scheint der junge Tag,
der kommt,
mehr als der alte,
weil der alte vor ihm schon gewesen.
Doch kann auch er,
obwohl er kommt,
nur sein, was er schon war,
und er wird mehr,
je mehr auch er gewesen.

Wie einst der alte,
steigt auch er am Anfang
steil zum Mittag auf,
erreicht noch vor der vollen Hitze den Zenit
und bleibt, so scheint es,
eine Zeitlang auf der Höhe –
bis er,
je länger desto mehr,
als ziehe ihn sein wachsendes Gewicht,
sich tief zum Abend neigt,
und er wird ganz,
wenn er,
so wie der alte,
ganz gewesen.

Doch was schon war,
ist nicht vorbei.
Es bleibt,
weil es gewesen,
wirkt,
obwohl es war,
und wird durch Neues nach ihm
mehr.
Denn wie ein runder Tropfen
aus einer Wolke, die vorüberzog,
taucht, was schon gewesen,
in ein Meer, das bleibt.

Nur was nie etwas werden konnte,
weil wir es nur erträumt,
doch nicht erfahren,
gedacht,
doch nicht getan,
und nur verworfen,
aber nicht als Preis für das, was wir gewählt, bezahlt,
Das ist vorbei:
von ihm bleibt nichts.

Der Gott der rechten Zeit
erscheint uns daher wie ein Jüngling,
der vorne eine Locke
und hinten eine Glatze hat.
Von vorne können wir ihn bei der Locke fassen.
Von hinten greifen wir ins Leere.«

Der Junge fragte:
»Was muss ich tun,
damit aus mir,
was du schon warst,
noch wird?«

Der Alte sagte:
»Sei!«

Männer und Frauen

Einführung

Dieses Kapitel enthält viele grundlegende Aussagen über die Paarbeziehung, sodass man es wie ein Kompendium über die Ordnungen der Liebe zwischen Mann und Frau lesen kann. Es steht in einer Reihe mit den beiden Büchern für Paare Wie Liebe gelingt. Die Paartherapie Bert Hellingers, herausgegeben von Johannes Neuhauser, *und* Wir gehen nach vorne. Ein Kurs für Paare in Krisen.

Mann und Frau

Die Grundlage der Paarbeziehung ist der Unterschied von Mann und Frau. Die Frau, um Frau zu werden, braucht einen Mann. Und der Mann, um Mann zu werden, braucht eine Frau. Denn Mannsein hat nur Sinn, wenn es auch eine Frau gibt. Und Frausein hat nur Sinn, wenn es auch einen Mann gibt, und wenn beide sich ergänzen. Ein Mann will eine Frau, weil ihm als Mann die Frau fehlt. Und die Frau will einen Mann, weil ihr als Frau der Mann fehlt. Deswegen beginnt die gute Paarbeziehung mit dem Anerkennen, dass man den anderen braucht und dass man sich aus diesem Anerkennen heraus vom anderen schenken lässt, was einem fehlt. Der Mann lässt sich von der Frau schenken, was ihm als Mann fehlt. Und die Frau lässt sich vom Mann schenken, was ihr als Frau fehlt. Deswegen gelingt der Vollzug der Liebe im elementaren Sinn aus der gegenseitigen anerkannten Bedürftigkeit und der Bereitwilligkeit, dem anderen zu schenken, was ihm fehlt, und von ihm zu nehmen, was einem selbst fehlt. Das ist die Grundlage aller Paarbeziehungen.

Dieser Austausch wird gefährdet, wenn der eine so tut, als sei er nicht bedürftig und den anderen sozusagen auflaufen lässt, indem er zum Beispiel zum Ausdruck bringt: Mal schauen, was du brauchst, vielleicht gebe ich es dir. Das zerstört die Paarbeziehung, denn das ist die tiefste Verletzung überhaupt, wenn der eine mit seinen Bedürfnissen aufläuft und der andere so tut, als hätte er keine Bedürfnisse und als bräuchte er das nicht.

Der Basso Continuo im Barockkonzert der Liebe klingt in der Tiefe immer gleich: Ich liebe dich, ich nehme dich; ich nehme dich zum

Mann und gebe mich als Frau; ich nehme dich zur Frau und gebe mich als Mann. Dieser Vollzug ist sehr demütig. Auf dieser Grundlage baut jeder andere Vollzug und jeder andere Austausch auf.

Geben und Nehmen in der Paarbeziehung

Paarbeziehungen gelingen, wenn Mann und Frau sich anerkennen als andersartig und doch gleichwertig. Wenn sie sich als ebenbürtig gegenübertreten.

Und die Paarbeziehung gelingt durch den Austausch von Geben und Nehmen. Wenn der eine gibt, nimmt es der andere, fügt durch seine Liebe dem, was er bekommen hat, etwas hinzu und gibt es zurück. Und der andere fügt noch etwas hinzu, weil er liebt, und gibt das wieder zurück. Und so, in dem Austausch, wo ein dauernder Ausgleich stattfindet mit etwas Zuwachs, gelingt die Paarbeziehung.

Wenn jetzt in einer Paarbeziehung einer mehr geben muss, wenn von ihm verlangt wird, dass er mehr gibt, als er bekommt, ist diese Beziehung gefährdet. Die Liebe erkaltet dadurch. Wenn, zum Beispiel, in einer Ehe einer der Partner vorher verheiratet war, Kinder hat aus der ersten Ehe, sie in die neue Ehe mit hinein bringt und vom anderen erwartet, dass er sich jetzt um die Kinder kümmert, obwohl sie gar nicht seine eigenen sind, dann muss der mehr geben als er bekommt. Es wird von ihm erwartet, dass er mehr gibt als er bekommt. Damit sind die Ebenbürtigkeit und das Gleichgewicht gestört. Da gibt es nur einen Weg: Das Gleichgewicht muss wiederhergestellt werden. Es wird wiederhergestellt, wenn der, der mehr verlangt hat, würdigt, was der andere gibt. Dass er also vom Anspruch weggeht »Du schuldest mir das«, und umgekehrt anerkennt »Ich schulde dir«. Und wenn er das würdigt mit Liebe. Das kann dann zu einem Ausgleich führen.

In der Paarbeziehung ist der Ausgleich auch notwendig im Schlimmen. Also, nicht nur im Guten haben wir das Bedürfnis nach Ausgleich, sondern auch im Schlimmen. Wenn der eine den anderen verletzt, aus was für Gründen auch immer, dann hat der andere das Bedürfnis, ihn auch zu verletzen. Und er muss verletzen, sonst ist das Gleichgewicht gestört. Aber man verletzt dann mit Liebe, das heißt, man verletzt ein bisschen weniger als der andere. Dann kann der Austausch im Guten wieder beginnen. Das wären so kleine Geheimnisse für eine gelungene Paarbeziehung.

Austausch und Liebe

Der Austausch zwischen einem Paar beruht auf zwei Bedürfnissen. Das eine ist das Bedürfnis nach Ausgleich, das andere ist das Bedürfnis nach Liebe. Wenn also der eine Partner dem anderen etwas gibt mit Liebe, dann nimmt es der andere Partner. Weil er ein Bedürfnis nach Ausgleich hat, gibt er dem anderen etwas Gleichwertiges zurück. Weil er ihn aber auch liebt, gibt er ihm ein bisschen mehr zurück, als er von ihm bekommen hat. Beim anderen läuft dann das Gleiche ab. Er gibt zurück, aber aus Liebe ein bisschen mehr. So steigert sich durch die Verbindung der beiden Bedürfnisse nach Ausgleich und nach Liebe der Austausch und das Glück. Das ist das einfache Grundprinzip des Glücks.

Die Zukunft

Mir hat heute morgen ein Freund erzählt, dass Joseph Campbell gesagt hat, wenn ein Mann oder eine Frau dem richtigen Partner begegnet, dann weiß er oder sie sofort: Jetzt begegne ich meiner Zukunft. Das ist ein schönes Wort.

Die Zukunft ist das, was unausweichlich auf uns zukommt. Wer die Zukunft erfasst hat, ist gebunden. Sie nimmt uns gefangen.

Animus und Anima

Eine Frau, die ihre Mutter genommen hat, braucht keinen Animus. Sie nimmt sich einen Mann.

Ein Mann, der seinen Vater genommen hat, braucht keine Anima. Er nimmt sich eine Frau.

Das Männliche und das Weibliche

Der Mann, der dem Männlichen folgt, fühlt sich selbst gut. Aber dem Weiblichen erscheint es vielleicht abartig und fremd. Würde der Mann aber dem Weiblichen folgen, würde es ihm wie ein Verrat an sich selbst und wie eine Schuld erscheinen. Dem Weiblichen aber erscheint es wie Unschuld und gut. Der Mann, der dem Weiblichen folgt, wird von sich selbst entfremdet, doch ohne das Weibliche bleibt er einsam und halb.

Das männliche Gewissen ist anders als das weibliche Gewissen, und männliche Schuld und Unschuld sind anders als die weibliche Schuld und Unschuld. Was für das Weibliche gut ist, ist vielleicht für das Männliche schädlich. Wenn das Männliche sich nicht behaupten kann, muss es sich trennen oder resignieren. Es kann aber auch der Grenze zustimmen und wird durch den Verzicht mit einem Größeren eins und dadurch wirksam.

Die volle Kraft

Ich möchte etwas sagen über die Kraft. Wenn ein Kind auf seine Eltern schaut und nur auf seine Eltern, wie es das ja als Kind macht, fühlt es sich schwach. Was immer die Anforderungen sind, die von den Eltern an das Kind gerichtet werden, es fühlt sich ihnen völlig ausgeliefert. Umgekehrt ist es bei den Eltern. Wenn sie nur sich sehen und dann auf das Kind schauen, fühlen sie sich schwach. Sie fühlen sich klein.

Wenn das Kind hinter den Eltern die Großeltern sieht und die Urgroßeltern und die Ururgroßeltern und weit zurückschaut, dorthin, von wo das Leben von weit her fließt, dann sieht es die Eltern eingebunden in etwas Großes. Was immer dann von den Eltern kommt, kann das Kind nehmen, weil es dieses dann nicht mehr nur von den Eltern nimmt, es nimmt es von weit her, wo es herkommt. Wie immer dann die Eltern sind, spielt überhaupt keine Rolle. Das, was durch die Eltern fließt, ist immer klar und rein und groß und vollständig.

Wenn die Eltern hinter sich schauen und sehen, wo das Leben herkommt, von wie weit her, und sehen sich in diesem Strom, dann sind sie den Kindern gegenüber stark, aber nicht im Sinne von etwas tun zu müssen oder tun zu wollen, sondern sie fühlen sich eingebunden in diesen Strom. Dann kann das Kind von den Eltern leichter alles nehmen, weil sie sich auch in diesen Strom eingebunden fühlen.

Wenn nun das Kind groß wird, heiraten will, das Bedürfnis nach einer innigen Paarbeziehung spürt und dann nur allein auf den Partner schaut, fühlt es sich schwach und hilflos. Und der Partner, wenn er wiederum nur allein auf seinen Partner schaut, fühlt sich auch schwach und hilflos. Wenn jetzt jeder von den beiden sieht, wie er und sie eingebunden sind in den großen Strom und wie das Verlangen nach einem Partner zusammenhängt mit dem Strom des Lebens und ihn durch sich hindurchfließen fühlt, und sie schauen sich dann an, sehen sie nicht nur sich selbst. Sie schauen sich nicht nur als Mann und Frau an, mit der Vorstellung: Wir machen jetzt unser Glück. Was soll das? Wenn sie sehen, dass sie in diesem Strom stehen, wachsen sie über sich hinaus. Dann ist es relativ unwichtig, wie der Partner ist. Beide stehen im Strom des Lebens. Dann schaut man sich nicht mehr nur in die Augen, man schaut durcheinander hindurch in das Weite und fühlt sich getragen. Was immer dann kommt in der Paarbeziehung, ist erträglich.

Der Kuss

Mit Ungleichheiten kann man zweifach umgehen. Wie, das erzählt uns einmal das Märchen vom Froschkönig. Der Frosch sieht hässlich aus, aber er ist ein geheimer König. Man kann nun den Frosch wie im Märchen an die Wand knallen, dann sind die meisten Frösche tot. Oder man kann den Frosch küssen, so wie es in der Zauberflöte Papageno mit der hässlich erscheinenden Papagena macht. Der Kuss macht also sowohl einen Mann wie eine Frau schön.

Einheit und Verschiedenheit

Das Wort Einheit ist ja nur verständlich, wenn es etwas Verschiedenes gibt. Ohne Verschiedenes gibt es keine Einheit, denn die Einheit ist das, was Verschiedenes zusammenfasst und verbindet. Das schönste Bild der Einheit von Verschiedenem ist ein Paar. Man kann sich ja kaum was Verschiedeneres vorstellen als einen Mann und eine Frau. Sie sind in jeder Hinsicht unterschiedlich, und doch aufeinander bezogen.

Das ist ein Bild, glaube ich, für das Ganze der Natur, dass Verschiedenes zusammenwirkt zu einer Einheit, zu einem Großen. Der Kosmos oder die Erde oder die Natur sind eine Einheit aus Verschiedenem. Wenn man das im Blick hat, kann man daraus ablesen, wie in einer Paarbeziehung die Liebe gelingt: Wenn das Verschiedene verschieden bleibt und sich dennoch zu einer Einheit verbindet. Die Anerkennung der Verschiedenheit schafft diese tiefe Einheit, und es ist gerade der Unterschied, auch das Widersprüchliche, das darin erlebt wird, was schöpferisch wirkt.

Sobald man die Unterschiede und die Verschiedenheiten einebnet, bekommt man keine Einheit sondern ein Einerlei. Doch das hat wenig schöpferische Kraft. Nur dieses Gegensätzliche mit seiner Spannung erzeugt das Neue und das Dritte. Deswegen ist es in der Paarbeziehung so wichtig, dass der Mann Mann bleibt, auch wenn es der Frau manchmal nicht gefällt, dass die Männer anders sind. Und umgekehrt, dass die Frau Frau bleibt, auch wenn es Männern manchmal nicht gefällt, dass Frauen sind, wie sie sind.

Weil der Mann verschieden ist von der Frau, und die Frau verschieden ist vom Mann, gibt es in manchen Beziehungen das Bestreben, die Unterschiede nach einiger Zeit einzuebnen, dass der Mann die Frau auf seine Seite ziehen will, dass sie so wird wie er, oder dass die Frau den Mann auf ihre Seite ziehen will, dass er so wird wie sie. Das ist auf der einen Seite bequemer, aber nach einiger Zeit fehlt der Beziehung die Spannung und Kraft. Deswegen plädiere ich für das Aufrechterhalten der Verschiedenheiten und die Pflege der Unterschiede.

Wie Liebe gelingt

Liebe gelingt auf mehrfache Weise, und diese Weisen hängen miteinander zusammen. Die Grundlage für die Liebe zwischen Mann und Frau, wenn sie gelingen soll, ist die Liebe vom Kind zu den Eltern, und von den Eltern zum Kind. Wenn es Schwierigkeiten gibt in einer Paarbeziehung, hängen sie oft damit zusammen, dass das, was die Liebe zwischen Paaren vorbereitet, noch einer Lösung bedarf. Denn in der Paarbeziehung wollen wir das erreichen, was uns vielleicht in der Liebe zu unseren Eltern nicht gelungen ist. Aber es gelingt nicht, ohne dass zuerst die Liebe zu den Eltern ins Fließen kommt.

Noch etwas ist zu beachten, wenn Liebe gelingen soll. Liebe gelingt vorläufig. Sie ist eine Phase in einem größeren Ganzen, und sie strebt nach einer Vollendung. Die Vollendung der Liebe ist der Abschied am Ende. Die Liebe zwischen dem Paar ist in den Enttäuschungen, die sie manchmal bringt, und in den Krisen, die sie manchmal bringt, eine Vorbereitung auf den Abschied. Wenn der Abschied in der Liebe von Anfang an mit erfahren wird, bekommt die Liebe im Angesicht des Abschiedes etwas Kostbares. Gerade, weil sie begrenzt ist. Auch das ist mit zu beachten.

Deswegen schauen wir den Krisen einer Paarbeziehung mit Ruhe und Gelassenheit entgegen und behandeln sie mit Ruhe und Gelassenheit. In diesem Sinne hoffe ich, dass wir gute Lösungen finden, sowohl in Bezug auf die Beziehung zwischen Mann und Frau, zwischen Kindern und Eltern und in Bezug auf ein größeres Ganzes, in das diese Liebe hineingebettet ist und in der sie sich später auch vollendet.

Der Blick auf ein Drittes

Wenn die Paarbeziehung beginnt, dann schauen sich Mann und Frau an. Sie sind aufeinander bezogen. Aber auf die Dauer hält das nicht, dass man nur aufeinander schaut. Man muss dann zusammen auf etwas anderes schauen, auf etwas, was über die Beziehung selbst hinausgeht, sodass man gemeinsam etwas unternimmt. Das Größte, was ein Paar schaffen kann, sind natürlich die Kinder. Kinder erfüllen die Paarbeziehung. Wo das nicht möglich ist, richtet sich das Gemeinsame auch auf etwas anderes Schöpferisches und Produktives. Im gemeinsamen Blick nach vorn, wächst auch die Beziehung zueinander.

Die Paarbeziehung ist eingebettet in den Vollzug des Lebens, des Lebendigen, in den Fortgang des Lebendigen, und steht in deren Dienst. Dann kann man alles, was auf das Paar an Anforderungen zukommt, gelassener nehmen.

Was wir so gemeinhin als Glück bezeichnen, ist oft etwas Bekanntes, das sich wiederholt. Es richtet sich nach einer Vorstellung. Das andere Glück kommt aus dem Einklang und kann auch mit großem Leid verbunden sein, mit Mühe, mit Krise, mit Enttäuschung. Dennoch hat es in der Tiefe etwas ganz Ruhiges und Gelassenes und Großes. Was mit dem vordergründigen Glück beginnt, wird durch die Umstände Schritt für Schritt auf dieses andere Glück überführt.

Es gibt in unserer Gesellschaft oft abfällige Bemerkungen wie, dass ein Paar nach einiger Zeit den Schwung des Anfangs verliert. Was aber wirklich geschieht, ist, dass sie näher an die Wirklichkeit kommen, weg von den Träumen, und dass sie an der Wirklichkeit wachsen, innerlich wachsen. Das hat eine andere Kraft, als sie die Vorstellung hatte, mit der das Paar seine Beziehung begann.

Die Paarbeziehung hat Vorrang vor dem Elternsein

Die Paarbeziehung hat Vorrang vor dem Elternsein. Zwar ist die Paarbeziehung auf das Elternsein hingeordnet, aber das Elternsein ist die Fortsetzung der Paarbeziehung. Deswegen schöpft der Mann die Kraft, Vater zu sein, aus seiner Liebe zur Frau. Und wenn er die Kinder liebt, liebt er in den Kindern auch seine Frau – und umgekehrt.

Die Frau hat die Kraft, Mutter zu sein, weil sie den Mann an ihrer Seite weiß und von ihm die Kraft nimmt, sich den Kindern zuzuwenden. Das gelingt, wenn sie in den Kindern den Mann liebt, wenn ihre Liebe zu ihnen die Fortsetzung ihrer Liebe zum Mann ist. Und Kinder werden glücklich, wenn ihre Eltern sich in ihnen gegenseitig lieben. Kinder sind nie glücklicher, als wenn sie ihre Eltern als Paar erleben. Dann sind sie richtig glücklich – und getröstet.

Das ist aber nicht die einzige Quelle der Kraft, die es Eltern ermöglicht, für ihre Kinder da zu sein. Eine andere ist das Bedürfnis, das, was sie von ihren Eltern bekommen haben, weiterzugeben. Statt dass sie es ihren Eltern zurückgeben – was sie ja nicht können – geben sie es an ihre Kinder weiter.

Ordnungen in einer gemischten Familie

TEILNEHMER Wenn einer der Partner oder beide schon vorher verheiratet waren und Kinder aus einer früheren Partnerschaft da sind, was ist dann die Ordnung?

HELLINGER Das erste ist, dass der frühere Partner geachtet wird. Die Begründungen, die für die Trennung gegeben werden, zum Beispiel, der Mann war exzentrisch, sind natürlich vordergründig. Das sind in der Regel Entschuldigungen, die man sich vorsagt. Denn wenn die Frau den Mann nicht geliebt hätte, dann hätte sie ihn auch nicht geheiratet. Was wirklich zur Trennung führt, ist meistens verborgen.

Was immer der Hintergrund für die Trennung war, die Lösung verlangt, dass der frühere Partner gewürdigt wird. Denn alle Menschen sind gleich gut, so merkwürdig das klingt. Obwohl das von vielen dauernd behauptet wird, ist es in der Praxis, so scheint es, sehr schwer nachvollziehbar. Alle Menschen sind gleich gut. Sie sind zwar anders, aber sie sind gleich gut.

Mancher, der sich trennt, sagt: Ich bin besser, und der Mann oder die Frau ist nicht so gut. Das ist der erste große Irrtum. Sie sind zwar anders, aber gleichwertig in der Art, die sie vertreten. Jeder vertritt etwas Besonderes, das er nicht in der Macht hat zu ändern.

Sehr viele Paare versuchen den anderen auf die eigene Seite zu ziehen, ihn so zu machen, wie man selbst ist. Das geht nicht, das ist zum Scheitern verurteilt. Man hat ihn ja geheiratet, weil er so ist, wie er ist. Daher muss man ihn auch so lassen, wie er ist. Erst wenn er so ist, wie er ist, und so sein darf, wie er ist, kann er das Potenzial, seine besondere Veranlagung, sein besonderes Schicksal, das er dem anderen schenkt, auch entfalten. Das ist die Grundlage der Entwicklung.

Es muss bei einer Trennung zu diesem Anerkennen kommen: Ich achte dich so, wie du bist, und so warst du mir auch recht; so habe ich dich geliebt und so liebe ich dich noch immer. Was immer dann zur Trennung geführt hat, darf nicht in den Bereich der Schuld verschoben werden, weder beim Partner noch bei einem selbst. Denn was zu Trennungen führt, ist sehr oft ein Geheimnis, das wir nicht durchschauen. Das hat sehr viel mit Vergangenheit zu tun. Wenn man um solche Zusammenhänge weiß, dann kann man das auch anerkennen.

Wenn der Mann geachtet wird und wenn die Frau geachtet wird, fühlen sich auch die Kinder geachtet. Denn wer den Mann ablehnt oder wer die Frau ablehnt, lehnt in den Kindern auch den Mann oder die Frau ab. Das ist für die Kinder sehr bedrückend. Auch da gilt, dass anerkannt wird: Dein Vater und ich sind für euch gleich gut und gleich richtig auf unsere besondere Weise. Dann können die Kinder ihren besonderen Veranlagungen und auch ihrem Schicksal zustimmen und gewinnen dadurch Kraft. Auch für den Mann ist es wichtig, dass er das anerkennt, dass die Kinder richtig sind, weil sie diesen Vater und diese Mutter haben, auch auf diese besondere Weise. In dem Augenblick sind alle entlastet.

Wenn eine zweite Beziehung beginnt, wird das Unerledigte aus der früheren Beziehung in der zweiten Beziehung von den Kindern noch mal aufgegriffen und eine Lösung versucht. Aber diese Lösung ist triebhaft und blind. Sie besteht in der Nachahmung des früheren Partners durch ein Kind, ohne dass das Kind es merkt.

Wenn, zum Beispiel, ein Sohn aus der zweiten Beziehung den früheren Partner der Mutter nachahmen muss, dann ist er für die Mutter kein Sohn, sondern der Partner. Auch für den Mann ist er kein Sohn, sondern ein Rivale. Erst wenn der frühere Partner geachtet wird, kommt der Sohn aus dieser Verstrickung heraus und wird wieder Kind. Deswegen ist es auch so wichtig, dass der Mann ihm sagt: »Du gehörst hierher, ich bin hier der Vater. Das andere regeln deine Eltern. Du hast damit nichts zu tun.« Dann ist das Kind entlastet.

Das wären also einige Gesetze, die zu beachten sind, damit eine zweite Beziehung oder auch eine dritte gelingt.

Es gibt das weitverbreitete Ideal: Die Ehe ist etwas lebenslängliches und muss lebenslänglich halten. Es ist etwas Großes, wenn das gelingt, da gibt es gar keinen Zweifel. Es verdient unsere Achtung. Aber wir haben heute so viel mehr Möglichkeiten, in die Tiefe zu schauen, zu sehen, was in der Tiefe der Seelen sich abspielt, und auch so viel mehr Verständnis dafür, was da abläuft, dass die heutige Situation nicht zu bedauern ist. Es steht uns nicht zu, es zu bedauern und es an dem anderen als einem Ideal zu messen und vielleicht zu verurteilen. Das geht nicht.

Noch etwas ist zu beachten: Das Kind, das einen früheren Partner vertritt, neigt manchmal dazu, dass es Neurodermitis entwickelt oder auch Asthma. Das hängt damit zusammen, dass es den Segen des früheren Partners braucht. Dieser Segen kommt ganz automatisch, wenn der frühere Partner geachtet wird. So viel zu den Ordnungen in komplexen Familien.

TEILNEHMER Sie haben gesprochen von Kindern aus zweiter Ehe, die stellvertretend für frühere Partner sein können. Inwieweit ist es auch möglich, dass ein Kind aus erster Ehe, das in die zweite Beziehung mitgenommen wird, diese Rolle übernimmt?

HELLINGER Natürlich. Dieses Kind vertritt den ausgeschlossenen Elternteil. Wenn zum Beispiel die Frau das Kind zugesprochen bekommt, dann vertritt das Kind in der neuen Beziehung seinen Vater und umgekehrt. Die Lösung ist ganz einfach: Der Partner muss den früheren Partner im Kind achten. Dann fühlt sich das Kind wohl und braucht ihn nicht zu vertreten. Es vertritt ihn nur, wenn er nicht geachtet wird.

Ganz tief in der Seele gibt es ein unwiderstehliches Bedürfnis nach Würdigung von jedem, wie er ist. Das ist eine Ordnung der Liebe, die in der Tiefe wirkt. Je besser man sie versteht, desto leichter kann man dann auch Lösungen finden.

Frühere Partner werden in der Ehe von Kindern vertreten

TEILNEHMERIN Sie fragen eingangs immer: Gibt es Beziehungen der Eltern vor der Heirat, gibt es ledige Kinder oder so etwas. Es gibt ja andere Beziehungen bei Paaren auch in der Ehe, spielen die überhaupt keine Rolle?

HELLINGER Sie spielen schon eine gewisse Rolle, aber für die Familiendynamik spielen Beziehungen vor der Ehe die wichtigere Rolle. Durch den Vollzug der Liebe entsteht in Beziehungen eine Bindung, die unauflöslich ist. Deswegen kann eine zweite Bindung nur gelingen, wenn die erste anerkannt wird. Wenn die erste Bindung nicht anerkannt wird, werden der frühere Mann oder die frühere Frau in der zweiten Bindung von einem Kind vertreten, ohne dass es jemand merkt, und ohne dass jemand das Kind da hineintreibt. Daher ist auch keiner böse dabei. Aber automatisch wird dann dieser frühere Partner von einem Kind vertreten.

Wenn dieses Kind ein Junge ist und er einen früheren Mann der Mutter vertritt, kommt es in Rivalität zum Vater. Wenn eine Tochter eine frühere Freundin des Vaters vertreten muss, kommt sie in Rivalität zur Mutter. Dann kann sie ihre Mutter nicht als ihre Mutter nehmen. Im ersten Fall muss dieser Junge seiner Mutter sagen: »Mit dem anderen Mann habe ich nichts zu tun, das hier ist mein Vater.« Dann kann er wieder Sohn sein. Und diese Tochter muss ihrem Vater sagen: »Mit der anderen Frau habe ich nichts zu tun, das hier ist meine Mutter.« Dann kann sie wieder Tochter sein.

Ich habe bisher noch keine Ausnahme gesehen zu diesem Gesetz, dass ein früherer Partner in der nachfolgenden Beziehung von einem Kind vertreten wird. Deswegen frage ich danach.

TEILNEHMERIN Muss es ein Kind mit dem gleichen Geschlecht sein, das einen früheren Mann oder eine frühere Frau vertritt? Kann es auch sein, dass das Kind ein anderes Geschlecht hat, und was bedeutet das dann für das Kind?

HELLINGER Normalerweise wird ein früherer Partner von einem Kind des gleichen Geschlechts vertreten. Wenn es aber ein solches Kind nicht gibt, dann muss ihn ein anderes Kind vertreten. Dieses Kind wird manchmal homosexuell, weil es mit einer Person vom anderen Geschlecht identifiziert ist. Das kann auch zu Psychosen führen. Doch schon allein die Tatsache, dass ein Kind einen früheren Partner vertreten muss, belastet das Kind.

Wenn zum Beispiel die Mutter sich ihrem Sohn gegenüber verhält, als sei er der frühere Verlobte, kann sich dieses Kind nicht eindeutig entwickeln oder mit sich selbst ins Reine kommen. Es ist dann verwirrt.

TEILNEHMERIN Sie sagten, die frühere Beziehung muss anerkannt werden. Anerkannt von wem? Von einem selbst, von dem Partner? Was ist gemeint?

HELLINGER Von beiden Partnern. Der zweite Mann, zum Beispiel, muss anerkennen, dass er der zweite ist, und dass die Frau noch an den ersten Mann gebunden ist. Wenn er das anerkennt, kann er die Frau zur Partnerin nehmen. Dann muss er sich in einer Familienaufstellung in der Regel zwischen den früheren Partner und die Frau stellen. Damit demonstriert er, dass er die Frau zur Partnerin nimmt. Weil das aber mit Schuldgefühlen verbunden ist, machen manche das nicht. Auch kann man beobachten, wenn sich der zweite Mann besser fühlt als der erste Mann, dann will er heimlich so werden wie dieser. Das heißt, er wird es darauf anlegen, die Frau auch zu verlieren. Das gilt auch für die Frau. Wenn sich die zweite Frau besser fühlt als die frühere, dann wird sie es darauf anlegen, den Mann auch zu verlieren.

TEILNEHMER Was heißt das: Anerkennung?

HELLINGER Das heißt, man anerkennt, dass der andere Platz gemacht hat. Also, der zweite Mann anerkennt, dass der erste Mann Platz gemacht hat, dass er die Frau jetzt auf dessen Kosten hat und er der zweite ist. Das gleiche gilt umgekehrt auch für die Frau. Sie anerkennt, dass die frühere Frau für sie Platz gemacht hat, dass sie den Mann jetzt auf ihre Kosten hat, und dass sie die zweite ist. Das ist Anerkennung.

Die Lösung ist, dass der zweite Mann im Angesicht des ersten Mannes sagt: »Ich achte, dass du Platz gemacht hast. Dennoch nehme ich sie jetzt als meine Frau. Jetzt bin ich ihr Mann.« Das ist für ihn sehr schwer, weil er sich da schuldig fühlt. Das Gute kann hier nur mit Schuldgefühlen getan werden.

TEILNEHMER Muss man es dem früheren Mann in Wirklichkeit so sagen?

HELLINGER Nein. Das ist ein Bild, und man macht es, indem man sich den anderen vorstellt. Man kann das alles in der eigenen Seele regeln.

Auch nicht bekannte frühere Beziehungen beeinflussen die Kinder

TEILNEHMERIN Ist es egal, ob es bekannt ist, dass es eine vorhergehende Beziehung gab, oder macht das irgendeinen Unterschied, zum Beispiel beim ersten Sohn?
HELLINGER Es macht keinen Unterschied. In der Seele ist es ja bekannt. Bei einer Familienaufstellung kommt ans Licht, dass es bekannt ist.

Ehen zwischen Partnern aus verschiedenen Ländern

Wenn es Ehen zwischen Partnern aus verschiedenen Ländern gibt, ist die Regel, dass die Frau dem Mann in sein Land folgt. Auch die Kinder gehören in das Heimatland ihres Vaters. Aber nur auf der einen Seite. Die Kinder haben eigentlich zwei Heimatländer, das des Vaters und das der Mutter. Aber das vom Vater hat in der Regel Vorrang. Das ist reine Beobachtung. Man kann die Heimatländer manchmal aufstellen, und dann sieht man, wo es die Kinder hinzieht. Die Regel ist, die Kinder folgen dem Vater in sein Heimatland und in seine Sprache und seine Kultur. Und sie achten das Heimatland der Mutter, lernen auch die Sprache der Mutter – das ist ganz wichtig – und sind auch dort verwurzelt. Aber Vorrang hat das Heimatland des Vaters. Die Kinder brauchen sich nicht zu entscheiden zwischen den beiden Heimatländern. Sie dürfen beide Heimatländer haben. Nicht entweder oder, sondern sowohl als auch, mit einem gewissen Vorrang des Heimatlandes des Vaters.

Es gibt Situationen, in denen jemand auf besondere Weise das Heimatland verlässt. Ein Beispiel: Eine Amerikanerin hatte ihr Heimatland verlassen und einen Österreicher geheiratet. Sie kam zu mir zu einer Beratung, und mir war sofort klar: Sie ist unrechtmäßigerweise von Amerika weggegangen. Ich habe ihr gesagt: Du musst zurück nach Amerika, das ist gemäß, aber die Kinder müssen beim Mann bleiben. Nach sechs Wochen ruft mich ihr Mann an und sagt: Die Frau ist mit den Kindern abgehauen nach Amerika, was soll er machen? Ich sagte ihm: Nichts, er brauche nur zu warten. Nach einem Jahr waren die Kinder wieder bei ihm, und die Frau ist in Amerika geblieben.

HELLINGER *zu einem Teilnehmer* Ich sage das nicht als eine Regel für dich – das ist wichtig. Aber bei deiner Frau gab es in der Aufstellung eine starke Bewegung zurück nach Amerika – aus welchen Gründen auch immer. Diese Gründe kenne ich nicht. Du kennst sie besser. Du musst das Bild ernst nehmen. Doch wenn so ein Bild entsteht, heißt das nicht, dass man dem Bild auch folgt. Wenn sie jetzt einfach so nach Amerika ginge, könnte sie sagen: Er hat gesagt, ich müsste nach Amerika – und nichts ist daraus geworden. Das geht nicht.

zur Klientin Es geht darum, dass du das Bild hast, dass es in Ordnung ist, wenn du das machst. Es hat eine Berechtigung. Ob du es aber machst und ob es dann den Umständen gemäß richtig ist, siehst du nach einiger Zeit. Dann entscheidest du, was richtig ist. Das Bild ist nur eine Orientierung. Es ist auch insofern eine Orientierung, dass das Heimatland bei dir seinen Platz und seine Würde hat. Dann braucht man, was das Bild zeigt, vielleicht nicht auszuführen, sondern es wirkt als gute Kraft, auch wenn du hier bleibst.

Ehen mit einem Zwilling

Wenn man einen Zwilling heiratet, muss man beachten, dass man einen Zwilling nicht so heiraten kann, wie jemand, der ohne Zwilling aufgewachsen ist. Der Partner muss anerkennen, dass Zwillinge unzertrennlich sind, dass es also eine ganz tiefe Verbindung zwischen den Zwillingen gibt. Daher muss der Partner oft die zweite Stelle nach dem Zwilling einnehmen. Dann geht das. Wenn der Partner das nicht macht, sucht sich der Zwilling manchmal einen Ersatz für den Zwilling außerhalb der Ehe. Er hat dann zum Beispiel einen anderen Freund oder eine andere Freundin, die in der Seele den Zwilling vertreten.

Das große Glück braucht Mut

Das große Glück braucht wirklich Mut. Das Einfache und Klare festzuhalten und nach vorne zu schauen, indem man alles bisherige hinter sich lässt, das ist die große Leistung. Jeder Versuch zurückzugehen, ist eine Flucht vor der Schwere des Glücks. Von wegen, Glück ist einfach! Es braucht den größten Mut überhaupt, weil am Ende dieses große Glück nur festgehalten werden kann als unverdientes Geschenk, für das man nichts bezahlen kann und darf. Das ist das Demütige darin.

Wenn dieses Glück sich zeigt, sagen einige: Ich habe da noch ein Problem, und das ist noch nicht ganz gelöst. Sie gehen weg vom Glück, das sie bereits haben. Damit ist das große Glück zerstört. Es ist wieder klein, und man ist beim gewöhnlichen Unglück – und das macht die meisten glücklich. Denn da braucht man nichts tun, weil es von ganz alleine kommt – sozusagen.

HELLINGER *zu einem Teilnehmer* Aber für das Glück muss man zum Beispiel die Frau lieb anschauen. Sie hat sich seit gestern so verwandelt, das ist doch wunderbar zu sehen. So ein Glück fällt dir jetzt einfach in den Schoß, ohne dass du etwas tust. Aber, du musst es nehmen und festhalten.

Unglück und Glück

Das Unglück hat wie die Krankheit ein Bedürfnis, und dem muss man nachgeben. Es hat nämlich das Bedürfnis, vorbei zu sein.

Das Glück hat auch ein Bedürfnis. Es hat das Bedürfnis zu wachsen.

Ich habe noch etwas herausgefunden über das Glück. Es läuft hinterher.

Die Liebe wachsen lassen

Die Liebe führt zusammen, und das Zusammensein macht glücklich, wenn es wirklich zusammenführt. Manchmal steht dem etwas entgegen, dass man zusammenfindet. Ich möchte mit euch hinschauen, was das ist, was vielleicht hindert. Dann bringen wir es ans Licht und schauen, ob es eine gute Lösung gibt. Die gute Lösung wird gefunden durch Liebe. Indem man liebevoll mit dem Partner umgeht, sein Schicksal achtet, auch seine Verstrickung achtet, sein besonderes Leben achtet und dann mit Wohlwollen nach einer Lösung mit ihm schaut.

Diesem Wohlwollen steht manchmal etwas entgegen, zum Beispiel die Neugier. Die Neugier verletzt die Liebe, sie ist gegen die Achtung. Zur Liebe gehört, dass ich jemandem einen Raum lasse, in dem seine Seele ihren Weg findet. Deswegen ist es manchmal schlimm, wenn man eingreift mit einer Deutung oder mit Zweifel. Das ist wie

Gift, das man auf eine Pflanze gießt. Dann kann sie sich nicht mehr entfalten. Stattdessen kann man die Pflanze der Sonne aussetzen, der Sonne der Liebe und des Wohlwollens, und manchmal etwas erfrischendes Wasser drauf gießen. Dann gedeiht sie.

Der wahre Wert

Wenn ein Mann und eine Frau lange zusammenleben, aber nicht heiraten, also nicht den nächsten entscheidenden Schritt tun, vermitteln sie dem anderen: Ich warte noch auf einen Besseren oder eine Bessere. Das verletzt den Partner ganz tief. Wenn man dann endlich heiratet, schleppt man manchmal diese Verletzung noch mit. Aber man kann es zum Glück auch wieder gutmachen, so ist es ja nicht. Die Partner können einander in die Augen schauen und sagen: »Jetzt erkenne ich deinen wahren Wert.«

Bilder der Liebe

Mit der Liebe gehen viele Paare unterschiedlich um. Einige haben die bequeme Liebe gewählt. Sie stehen also am Ufer eines Flusses mit einem Standpunkt über die Liebe, und der Fluss der Liebe, oder der reißende Strom, fließt an ihnen vorbei.

Andere haben keine Grundsätze über die Liebe. Sie springen in den Strom und lernen schwimmen. Auf einmal werden sie vom Fluss getragen. Diese Liebe kommt sacht an ihr Ziel.

Manche Paare stehen auf entgegengesetzten Ufern, schauen sich an mit ihrem Standpunkt über die Liebe. Zusammen kommen sie nur, wenn sie beide in den Fluss springen. Dann können sie sich gegenseitig halten, und der Fluss trägt sie umso sicherer.

Das sind nur Bilder. Die wirkliche Liebe reicht über sie hinaus.

Angst und Sehnsucht

In der Religionsphilosophie und Religionspsychologie gibt es den Begriff des Fascinosum und Tremendum, also das, was anzieht und gleichzeitig Schrecken verbreitet. Das sind die Gefühle, wenn man dem Göttlichen begegnet – und der großen Liebe. Bei beiden erleben wir genau das Gleiche: Fascinosum und Tremendum. Es geht in der Liebe nicht ohne Angst und nicht ohne Sehnsucht. Sowohl als auch.

HELLINGER *zu einer Klientin* Einverstanden?
als die Klientin nicht wagt, ihn anzuschauen Schau her. Um Angst aufrecht zu erhalten, muss man einen wichtigen Trick anwenden. Man muss die Augen schließen. Große Angst kann man nur mit geschlossenen Augen haben, oder indem man wegschaut. Denn wenn man hinschaut, spürt man vielleicht ein bisschen Liebe. Man schützt sich, indem man wegschaut. Das nennt man dann den züchtigen Blick.

Die Angst vor der Liebe

Angst vor der Liebe hat einer, der nicht liebt. In der Liebe selbst vergisst man die Angst. Das ist wie im Krieg. Die im Hinterland haben Angst. Die vorne an der Front haben sie nicht. Geh mal an die vorderste Front.

Noch etwas zur Angst: Angst entsteht durch eine Vorstellung. Um Angst vor der Liebe zu haben, muss man von der Frau wegschauen. Wenn du hinschaust, geht die Angst sofort weg. Also, die Angst ist das kleine Glück.

Das Intime

Der Therapeut, der etwas Intimes über die Eltern eines Klienten erfragt, kann nicht mehr mit ihm arbeiten. Der Klient oder die Klientin wird ihm das nie verzeihen. Das Intime ist ein Geheimnis zwischen denen, die es miteinander erlebt haben. Es darf nicht nach außen dringen. Niemand darf das wissen. Es ist das persönlichste Geheimnis überhaupt. Wenn Eltern über ihr Intimes zu den Kindern reden, wird das Kind sich für das Wissen schwer bestrafen. Es kann sich nicht dagegen wehren. Es kann es aber vergessen. Wenn das Kind beide Eltern liebt, vergisst es das. Dann ist es frei.

Wenn ein Mann etwas über die intime Beziehung zu seiner Frau sagt, und sei es einem Therapeuten, bricht die Beziehung. Und wenn ein Mann von einer Frau erfragt, was ihre früheren intimen Beziehungen waren, und sie erzählt es ihm, bricht die Beziehung. Schon durch die Frage bricht die Beziehung. Das Intime ist etwas Heiliges und muss als solches gehütet werden.

Das Mütterliche und das Väterliche zwischen Mann und Frau

Wenn in einer Paarbeziehung das Mütterlich-Fürsorgliche auf Seiten der Frau und das Väterlich-Beschützende auf Seiten des Mannes durch die einseitige Betonung der erwachsenen Ebenbürtigkeit ausgeklammert werden, verarmt die Beziehung.

Wenn aber der eine Partner dem anderen ausgesprochen wie Vater oder Mutter begegnet, zum Beispiel, wenn er ihm ein Studium ermöglicht, fühlt sich der Beschenkte wie ein Kind seinen Eltern gegenüber. Und wie ein Kind, weil es seinen Eltern gegenüber nie den Ausgleich schafft, sich von seinen Eltern trennen will, um endlich unabhängig zu werden, so trennt sich der beschenkte Ehepartner, um vom Druck der Verpflichtung frei zu sein. Doch wie die Trennung von den Eltern, so hat auch eine solche Trennung etwas Pubertäres.

Hören und Sehen in der Paarbeziehung

Manchen Partnern kommt es darauf an, dass sie sehen und gesehen werden, und dem anderen kommt es darauf an, dass er hört und gehört wird. Der eine sagt dann zum anderen »Du siehst mich nicht«, und der andere sagt dann »Du hörst mich nicht«. Diese Spaltung ist sehr häufig. Dann muss der, der eher sieht, hören lernen, und der, der eher hört, muss sehen lernen.

Meinen und Wahrnehmen

Noch etwas ist wichtig bei Auseinandersetzungen zwischen einem Paar. Sie entzünden sich oft an verschiedenen Meinungen. Doch alle Meinungen sind falsch, einschließlich der eigenen. Sie sind ja keine Wahrnehmungen, sondern nur Meinungen. Deswegen gibt es über Meinungen auch keine Verständigung. Aber über Wahrnehmungen, über das, was jeder beobachten kann, gibt es eine Verständigung. Dass der Boden hier dunkel ist, darüber kann man nicht streiten. Darüber gibt es keine Meinungen. Deswegen lenkt man die Konversation und das Sprechen auf das, was wahrnehmbar ist, statt auf das, was man meint. Wer in einem so genannten Meinungsaustausch gewonnen hat, hat verloren. Er hat den anderen verloren. Wer in einem Streit gewonnen hat, der mag zwar mit geschwellter Brust einher gehen, aber er hat den anderen verloren. Die Frage ist, ob es diesen Preis wert war.

Triumph und Eifersucht

Wer den Triumph will, will den Verlust. Und wer die Macht will, will den Verlust. Jemand ist nicht deswegen eifersüchtig, weil er den anderen behalten will. Ganz im Gegenteil: Die Eifersucht ist eine Veranstaltung, um den Partner loszuwerden, und zwar ohne eigene Schuld. Dann kann man die Schuld für das Scheitern dem anderen zuschieben. Das ist klar, wenn man genau hinschaut.

Rache mit Liebe

Verletzungen in einer Paarbeziehung werden am Leben erhalten durch eine Erinnerung. Es scheint, dass diese Verletzungen etwas Früheres zudecken. Man hätte sich ja nicht auf die Beziehung eingelassen, wenn nicht etwas sehr Verlockendes da gewesen wäre, und ein schönes Glück. Das ist auch eine Erinnerung. Man könnte also die Erinnerung, die vor der Verletzung liegt, genauso gut wachrufen, wie die spätere der Verletzung.

Bei der Verletzung gibt es ein gewisses Hindernis, sie zu vergessen, nämlich das Bedürfnis nach Ausgleich. Wenn in einer Beziehung ein Partner den anderen verletzt hat, ihn vielleicht in seiner Würde gekränkt hat, dann hat der andere Partner das Bedürfnis nach Ausgleich. Er wird ihn also auch kränken, damit das Gleichgewicht wiederhergestellt wird. Und weil der, der gekränkt wurde, sich im Recht fühlt, kränkt er den anderen ein bisschen mehr. Dadurch kommt die Rache richtig zu ihrer Lust. Weil der andere jetzt ein bisschen mehr gekränkt wurde, als er gekränkt hat, sinnt auch er wieder auf Ausgleich und macht genau das Gleiche. So steigert sich der Austausch in Kränkungen und bindet aneinander, weil es keine Lösung gibt.

Das Geheimnis der Lösung ist, dass man die Rache dosiert. Rache muss sein, das ist ganz klar. Aber Rache mit Liebe, das ist eine hohe Kunst. Man tut also dem anderen etwas an. Das muss sein, sonst würde man ihn nicht achten. Wenn man ihm nur verzeiht, wäre das schlimm. Man muss ihm im Andenken an die eigene Verletzung etwas antun, was ihm weh tut – doch ein bisschen weniger, nur ein bisschen weniger. Dieses »bisschen weniger« gestattet nach der Rache den neuen Anfang. Danach kann der Austausch im Guten wieder beginnen.

Der neue Anfang

Es gibt ein Geheimnis, wie es in einer Paarbeziehung nach einer Krise gut weitergeht. Es ist ein ganz einfacher Schritt: Man gestattet sich gegenseitig einen neuen Anfang – mit Liebe. Zum neuen Anfang gehört, dass man auf Früheres nicht mehr zurückkommt. Wenn es eine sehr schwere Krise war, fängt man ganz von vorne an mit Verlieben, Verloben, Verheiraten, und zwar mit dem Glanz der ersten Liebe. Den kann man noch mal hochholen.

Ich bringe dazu ein Beispiel aus einem anderen Zusammenhang. Einer Frau starb der Mann. Danach ist sie eingegangen, wurde ganz mager, hat immer geheult. Ich habe ihr gesagt, wenn sie mal Hilfe braucht, kann sie zu mir kommen. Sie hat aber noch ein ganzes Jahr lang gelitten, bis sie zu mir kam. Dann stand sie vor meiner Tür und sagte: Jetzt brauche ich Ihre Hilfe. Ich habe sie hereingelassen und sie hat sich hingesetzt. Dann habe ich ihr gesagt: Machen Sie mal die Augen zu und gehen Sie zurück an den Platz, an dem Sie Ihren Mann zum ersten Mal getroffen haben. Erinnern Sie die erste Liebe. Nach einer Weile ging ein Leuchten über ihr Gesicht, und ich habe ihr gesagt: Das war's. Sie ist aufgestanden und gegangen, ist wieder aufgeblüht und wurde wieder resolut. Die Erinnerung hat das möglich gemacht.

Ich habe mir sagen lassen: Wenn die Sonne untergeht, geht sie auch wieder auf.

Nach jeder Krise in einer Beziehung braucht es einen neuen Anfang. Neuer Anfang heißt, dass das Schwere jetzt vorbei ist, und dass man auf Früheres nicht mehr zurückkommt. Nicht einmal in Gedanken. Dann ist das schlimme Muster durchbrochen.

Das Loslassen

Die Paarbeziehung entwickelt sich durch Loslassen, durch das Loslassen von Träumen. Das erträumte Glück ist eh nichts wert. Der erste Traum, den es loszulassen gilt, ist der Traum: Jetzt habe ich das gefunden, was ich als Kind versäumt habe. Es ist der Traum, dass das Kind endlich die Mutter gefunden hat, die alles erfüllt. Das gilt sowohl für die Männer wie für die Frauen.

Die Verliebtheit stellt sich ein, wenn das Kind im Mann oder in der Frau, im Partner, die ideale Mutter vermutet. Deswegen ist sie auch blind, denn in der Verliebtheit wird der andere nicht als die Person gesehen, die er oder sie ist. Danach erst lernt man langsam, den anderen zu sehen, wie er ist, und ihn zu lieben, wie er ist. Das ist also auf der einen Seite ein Sterbeprozess.

Die Partnerbeziehung ist immer auch eine Einübung ins Sterben, ins Loslassen. Sie ist zwar die intensivste Erfahrung von Einheit, aber sie bleibt immer unerfüllt, denn dahinter wartet noch eine andere Einheit, eine größere, auf die wir uns hin entwickeln. Ich nenne sie manchmal Urgrund. Es ist der Grund, aus dem das Leben aufsteigt. Männer und Frauen steigen aus ihm gemeinsam aber verschieden auf, sinken wieder in ihn zurück und werden dort eins. Die Paarbeziehung entwickelt sich auf diese höhere Einheit hin, und das ist sowohl ein schmerzlicher als auch ein erfüllender Prozess.

Die Krisen, die sich in einer Paarbeziehung einstellen, sind Teil dieses Sterbens. Aber das Sterben ist ein Lebensvorgang, so kann man es sehen. Manchmal ist es so, dass man zu früh stirbt oder zu früh loslässt. Das nimmt diesem Vorgang seine Fülle. Also, alles zu seiner Zeit.

Die Trennung

Eine gute Trennung gelingt, wenn sich die Partner gegenseitig sagen: »Ich habe dich sehr geliebt. Ich habe dir gerne gegeben, was ich dir geschenkt habe. Auch du hast mir sehr viel gegeben, ich halte das in Ehren. Für das, was zwischen uns schief gelaufen ist, übernehme ich meinen Teil der Verantwortung und überlasse dir deinen. Und jetzt lasse ich dich in Frieden.« Dann ist man getrennt, und jeder geht seiner Wege.

Die demütige Trennung

TEILNEHMER Du hast gesagt: Wenn ein Paar sich trennt, ist das, was wirklich zur Trennung führt, ein Geheimnis. Darf das Geheimnis enträtselt werden oder muss es ein Geheimnis bleiben?

HELLINGER Ich will dir den Hintergrund erläutern. Wenn es eine Trennung gibt, sucht man oft nach dem Grund. Wenn man nach dem Grund sucht, hat man die Vorstellung: Hätte ich den Grund gewusst, dann hätte ich die Trennung verhindern können. Die Suche nach dem Grund wird also beherrscht von einer Machtvorstellung.

Wenn ich darauf verzichte, nach dem Grund zu suchen, bin ich gezwungen, mich einem Schicksal zu fügen, das ich nicht durchschaue. Wenn ich das mache, habe ich eine ganz andere Möglichkeit, mich der Trennung zu stellen, und mich auch dem Partner zu stellen, von dem ich mich trenne. Dann gibt es keinen Streit mehr. Man anerkennt: Es ist etwas passiert, und es ist nicht in der eigenen Macht, es zu ändern

Auch wenn es eine Schuld war, die zur Trennung geführt hat, ist das, was zur Schuld geführt hat, auch nicht in unserer Macht. Es hören dann diese Unterscheidungen auf, und das dient dem Frieden. Das meine ich, wenn ich von einem Geheimnis spreche, und dass man es anerkennt.

Der Trennungsschmerz

Wenn eine Beziehung auseinander geht, ist das immer mit einem tiefen Schmerz verbunden. Es ist wichtig, dass beide Partner sich dem Schmerz überlassen. Viele Partner weichen dem Schmerz aus, statt dass sie sich ihm überlassen. Zum Beispiel durch Vorwürfe oder durch die Suche nach Schuld. Wer ist schuld? Bin ich jetzt schuldig, oder ist der andere schuldig? Hinter diesem Suchen nach einer Schuld oder hinter diesen Vorwürfen wirkt die Vorstellung, es hätte anders sein können, oder man könnte es noch einmal rückgängig machen. Aber der Fluss des Lebens fließt nach vorne – nicht zurück.

Wenn man mit einem Paar zu tun hat, das sich scheiden lässt, dann hilft man ihnen zur Trauer. Die zwei haben sich ja sehr geliebt, sonst hätten sie nicht geheiratet. Man lässt sie das noch einmal anschauen, den Anfang und die ganze tiefe Liebe, die sie hatten, und wie weh es ihnen tut, dass es auseinander geht, dass sie auseinander gehen. Dann beginnen sie vielleicht zu weinen. Der Schmerz hebt die Trennung nicht auf, aber anschließend gibt es keine Vorwürfe. Dann gibt es Achtung, und sie bleiben, obwohl sie sich als Paar trennen, als Eltern miteinander verbunden.

Glück und Größe

Das, was wir als das Glückliche ansehen, ist oft auch das Bequeme. Aber Größe liegt nicht im bequemen Weg. Tiefe und Erfüllung liegen auch nicht im Bequemen. Das sind verschiedene Ebenen. Deswegen schaue ich auch ganz gelassen zu, wenn ein Paar sich trennt und wenn ich sehe, dass es vorbei ist. Ich mache keinen Versuch, etwas zuzudecken. Dann haben sie beide ihre Würde.

Sterilisation und Paarbeziehung

TEILNEHMERIN Wenn sich jemand sterilisieren ließ, wie wirkt sich das auf die bestehende Beziehung aus, und ist dann überhaupt eine spätere zweite, dritte oder einfach eine Nachfolgebeziehung möglich?

HELLINGER Wenn ein Partner sich hat sterilisieren lassen, kann er keine neue Bindung eingehen. Deswegen sind diese späteren Beziehungen unverbindlich. Man kann sie schon eingehen als Liebesbeziehung, aber es entsteht keine Bindung. Wenn man sich später trennt, gibt es daher wenig Schuldgefühle und wenig Schmerz.

Dann gibt es Sterilisierung nach einiger Zeit in der Ehe. Sie ist eine Art Empfängnisverhütung. Wenn das mit gegenseitigem Einverständnis geschieht, unterbricht es nicht die Beziehung. Nur muss der Partner, der sich nicht sterilisieren ließ, den Partner, der es machen ließ, besonders achten. Das ist wichtig. Dann bleibt die Bindung bestehen.

Das erfüllte Leben

Die Bindung zwischen einem Paar, vor allem wenn sie dann Eltern werden, geht sehr tief. Es ist die Paarbindung, die den Eltern auch die Kraft gibt, für die Kinder zu sorgen.

Das erfüllte Leben oder das große Leben ist eines, in dem ein Paar zusammenfindet, Kinder hat und sich der ganzen Mühe und dem ganzen Risiko und dem ganzen Glück und Leid in der Familie stellt. Das ist die eigentliche menschliche Größe. Und es ist das gewöhnlichste Leben von allen. Die meisten leben ein solches gewöhnliches Leben.

Jeder andere Lebensstil, zum Beispiel der esoterische, kann diese Größe in der Regel nicht erreichen. Viele Esoteriker kümmern sich nicht um ihre Familie. Sie verweigern die gewöhnliche Mühe. Durch diese Verweigerung heben sie ab und kommen sich erleuchtet oder besser vor. Sie haben aber im Vergleich zu diesem ganz gewöhnlichen Leben wenig Gewicht und wenig Kraft. Deswegen arbeite ich hier immer mit großem Respekt und großer Achtung vor Eltern, vor dem, was auf sie zukommt und was sie bereit sind, auf sich zu nehmen.

Nun gibt es Leute, die meinen, die Eltern machen es falsch, und sie wären aufgerufen, ihnen zu helfen, damit sie es besser machen. Merkwürdigerweise sind das oft Unverheiratete, die selbst keine Kinder haben und sich dann in andere Familien einmischen, um dort den »armen« Kindern zu helfen gegen ihre bösen Eltern.

Das gibt es, und es ist ganz schlimm, was sie anrichten. Vor allen Dingen haben sie die Illusion, dass die Kinder ihnen dann dankbar sind, als würden Kinder nicht auf Gedeih und Verderb zu ihren Eltern stehen. Das ist die Größe der Kinder, dass sie an ihren Eltern hängen mit tiefer Liebe.

Die, die das Problem haben, können es in der Regel auch lösen. Sie haben die Kraft dazu. Jene, die meinen, sie müssten denen helfen, sind in der Regel schwach. Sie würden niemals das Ganze auf sich nehmen. Sie geben vielleicht gute Ratschläge, aber wenn es ernst wird, zum Beispiel für die drei Kinder zu sorgen und zwar lange, jahrelang, dann sind sie weg. Die, die das Problem haben und es tragen, die können das und brauchen die anderen nicht. Sie brauchen vielleicht manchmal ein bisschen Unterstützung, aber nicht mehr. Vor allen Dingen brauchen sie kein Mitleid. Mit dem Mitleid erniedrigen wir sie.

Es gibt sogar Leute, die diskutieren, ob man die Familie nicht abschaffen sollte. Merkwürdig. In dem Fall würden wir wahrscheinlich ein riesiges Irrenhaus werden.

Liebe in unserer Zeit

Vorbemerkung:
Das folgende Interview wurde für den ORF aufgezeichnet. Die Fragen stellte Johannes Kaup.

Liebe und Ordnung

Herr Hellinger, die Liebe scheint in unserer Zeit ein sehr enges Gut zu sein, ein sehr bedrängtes Gut zu sein, etwas, wonach man sich zwar sehnt, aber das man kaum zustande bringt. Wenn man die Dauer, die Durchschnitts-

dauer von Beziehungen ansieht, die Mobilität, die sich in unseren Beziehungswelten abspielt, dann hat man den Eindruck, mit der Liebe ist es eigentlich schlecht bestellt. Ist es so, oder suchen die Menschen heute zielgenauer das, was sie trägt?

Wenn ich Ihre Frage genau verstanden habe, geht es vor allem um die Liebesbeziehung zwischen Mann und Frau. Diese Liebesbeziehung wird in unserer heutigen Zeit sehr häufig vom Gesichtspunkt des Ichs aus betrachtet. Also, was wird in dieser Liebesbeziehung mich erfüllen und mich fördern. Sie suchen dann einen Partner, der das verspricht, und von dem sie annehmen, dass er das leistet, was sie erwarten. Das ist gegenseitig. Beide Partner suchen das.

Nun ist aber die Beziehung zwischen Mann und Frau eingebettet in einen großen Zusammenhang. Von Natur aus ist sie ausgerichtet auf die Kinder, auf die Gründung einer Familie, auf die Fortsetzung des Lebens. Die Paarbeziehung als solche ist der erste Schritt in diese Richtung. Wenn nun der Gesamtzusammenhang aus dem Blick verloren wird, dann verkümmert die Liebe, weil sie diesen Zusammenhang außer Acht lässt. Das wäre das erste.

Das zweite ist, dass die Liebe oder die Liebesbeziehung immer Folgen hat. Manche meinen, sie könnten die Liebe haben, wie wenn man in einen Supermarkt geht, sich etwas Süßes kauft und es verzehrt. Wenn es einem nicht mehr schmeckt, sucht man sich das nächste, was man sich kauft und dann verzehrt. Doch die Erfahrung oder besser die Beobachtung ist – man kann das ja genau sehen –, dass durch den Vollzug der Liebe im vollen Sinne, also durch den sexuellen Vollzug mit allen Risiken, zwischen dem Paar eine Bindung entsteht, die sie nicht mehr auseinander gehen lässt. Dass diese Bindung entsteht, sieht man an der Wirkung. Sie kommen nicht mehr auseinander ohne Schmerz und ohne das Gefühl von Versagen und Schuld.

Es wirkt also in der Liebe noch etwas, was über die Liebe hinausgeht. Einmal, in diesem Zusammenhang, das Ziel, auf das sie ausgerichtet ist, und es wirkt eine Ordnung, innerhalb derer sich die Liebe entfalten kann. Wenn diese Ordnung verkannt oder sogar verleugnet wird, dann wirkt das auf die Liebe zurück.

Die Bindung an die Herkunftsfamilie

Sie sprechen also von einer Ordnung, die wie eine natürliche Ordnung dem Ganzen zugrunde liegt. Wir haben aber auch die Erfahrung gemacht, dass in einer unreifen Beziehung, die Jürg Willi als eine Kollusionsbeziehung bezeichnen würde, wo man sich mit sich verschränkenden Abhängigkeiten in diese Beziehung begibt, man praktisch keine befriedigende Beziehung leben kann, solange sich diese Kollusion nicht löst. Manchmal muss sie sich lösen, indem man auseinander geht. Würden Sie das unterstreichen oder würden Sie sagen, jede Trennung einer Beziehung ist schon eine Katastrophe?

Die Kollusion entsteht, weil beide Partner an ihre Herkunftsfamilie gebunden sind, und weil die Lösung von der Herkunftsfamilie nicht gelungen ist. Daher gehört es auch zur Ordnung, dass die Lösung von der Herkunftsfamilie gelingt. Wenn das jetzt vordergründig gesehen wird, dass zwei nicht miteinander können, ohne dass man sieht, dass das mit den Ursprungsfamilien zusammenhängt, kann die Trennung des Paares niemals die Lösung bringen. Die Lösung wird erreicht, wenn die Trennung von der Herkunftsfamilie gelingt, und wenn die Lösung von den Verstrickungen in die Schicksale der Herkunftsfamilie gelingt. Also, statt dass ich das jetzt auf die Paarbeziehung reduziere, habe ich auch hier den weiteren Horizont im Blick. Ich würde also zuerst schauen, wie das Paar, wie die einzelnen Partner, sich aus der Herkunftsfamilie in guter Weise lösen können. Wenn sie sich dann anschauen, gelingt, was vorher beiden versagt war.

Liebe und Seele

Wenn sich zwei Menschen treffen, und sie verlieben sich, wirkt da etwas Größeres, als den beiden bewusst ist, oder könnte man sagen: Ja, mich fasziniert einfach dein Körper, deine Gestalt – mehr will ich eigentlich nicht? Was ist denn das, was Menschen zueinander treibt? Gibt es da etwas Größeres, Ihrer Meinung nach, oder kann das auch sehr vordergründig sein?

Manche reiten auf einem Esel, und wenn der Esel nicht weiter will, halten sie ihm eine Rübe vor. Der Esel läuft hinter der Rübe her, und man reitet weiter. Die Rübe treibt ihn an, dass er weiterzieht, und er merkt gar nicht, welche Last er mit sich trägt. So ist es manchmal auch hier. Da sind Illusionen im Spiel, die verkennen, wer einen reitet und wohin der einen eigentlich führt. Dann gibt es manchmal ein Erwachen, und das ist heilsam. Wenn zwei so voneinander fasziniert sind, wirken ganz sicherlich viele geheime Kräfte mit, die wir nicht kennen. Das geht weit über die unmittelbare Anziehung hinaus. Da kommen Erinnerungen hoch verschiedenster Art.

Zum Beispiel war ein Paar glücklich verheiratet und es hat sich herausgestellt, dass es lange Zeit wunderbar war. Dann hat die Frau ein neues Kochbuch gekauft und hat etwas anderes gekocht als vorher. Dann hat sich herausgestellt, dass das, was den Mann vorher an die Frau gebunden hat, war, dass sie etwas genauso gekocht hat, wie er es von zu Hause kannte. Diese kleine Veränderung hatte eine entscheidende Wirkung. Wenn so etwas passiert, lachen wir darüber. Aber es sind vielerlei Dinge, die da gleichzeitig wirken.

Es ist für ein Paar im Grunde ganz einfach. Wenn sie sich in die Augen schauen, wirklich in die Augen schauen, sehen sie nur die Seele. Wenn die Seelen zueinander finden, dann ist die Liebe möglich. Aber diese Seelen finden auf eine Weise zueinander, die es dem Einzelnen nicht erlaubt, der anderen Seele habhaft zu werden. Er besitzt sie nicht, er sieht sie nur. Aber es gibt dann von diesen Seelen her eine Verbindung, die tief ist, die treu ist und die fest ist, mit wenig Illusionen. Sie ist nicht ganz eng, weil die andere Seele dauernd respektiert wird, und doch kann sie halten.

Das heißt aber, Sie machen sehr wohl einen Unterschied zwischen dem, was zwei Menschen anzieht, und zwischen der Liebe, die dann möglich ist, aber nicht notwendig ist. Denn es ist ja theoretisch möglich, mit sehr unterschiedlichen Menschen Beziehungen aufzubauen. Wir fühlen uns oft zu ganz unterschiedlichen Menschen in unserem Leben hingezogen, und wir wählen dann vielleicht einen aus oder auch nicht. Das heißt, es müsste ja auch eine Möglichkeit geben, zu ganz unterschiedlichen Menschen eine ganz einzigartige Seelenbeziehung aufzubauen.

Jede Beziehung ist einzigartig. Sobald ich mich auf einen Partner einlasse im Vollzug der Liebe, bin ich gebunden und die Wahlfreiheit hört in diesem Augenblick auf. Die Vorstellung, als könnte man dann sowohl als auch, trügt.

Warum geht das nicht?

Ich erkläre es. Der Partner, auf den ich mich eingelassen habe, wird Teil des Lebens. Ich kann da nicht mehr aussteigen. Wir werden sozusagen Teil einer gemeinsamen Seele. Der Partner bringt etwas in Gang, was nur mit diesem Partner möglich ist. Und er grenzt etwas aus, was danach nicht mehr möglich ist. Also, die Wahlfreiheit hört in diesem Augenblick weitgehend auf. Das ist aber kein Nachteil. Wenn ich mich auf diesen einen Menschen wirklich einlasse, gibt es aus diesen Beschränkungen heraus, gerade, weil es sie gibt, Herausforderungen und Kräfte, die das, was man in der Wahlfreiheit meint, erreichen zu können, bei weitem übersteigt. Es ist nämlich nicht das Viele, was erfüllt, sondern das Wesentliche.

Verliebtheit und Liebe

Ich habe in einer Ihrer Buchüberschriften gelesen, dass Verliebtheit blind mache und Liebe sehend. Kann man das so sagen? Ist nicht eigentlich auch die Verliebtheit oder die Ekstase etwas, was urtümlich zum Menschen gehört? Wonach er sich immer wieder sehnt, und wonach er sich auch in einer bleibenden Beziehung, auch mit diesem Menschen vielleicht, immer wieder sehnt, und wo man sagen könnte: Das sind so die Hoch-Zeiten einer Beziehung, wo das wieder an die Oberfläche kommen kann, diese gemeinsame Sicht, dieses gemeinsame Sich-neu-Verlieben? Tatsächlich machen wir oft die Erfahrung, dass das nicht geht, oder dass die Gewöhnlichkeit und die Gewöhnung im Alltag und die Lasten einer Beziehung und die Beschwerden dann das Kreuz drücken. Aber noch mal zurück: Ist Verliebtheit und die Liebe wirklich so ein zu trennender Gegensatz?

Ja. Bei der Verliebtheit habe ich ein Bild vom anderen, ohne dass ich ihn kenne. Ich sehe ihn noch nicht. Ich sehe ein Wunschbild, weitgehend. Wenn dann die Erfüllung kommt, sieht man langsam den anderen wirklich, wie er ist. Dem zustimmen, dem anderen zustimmen, wie er ist, mit seiner Größe und seinen Schwächen, das ist die Liebe. In der Verliebtheit stimme ich dem anderen zu, wie ich ihn mir vorstelle, nicht wie er ist. Deswegen ist das Aufwachen aus der Verliebtheit eine Voraussetzung für die Liebe.

Das, was Sie gesagt haben, dass man sich an den Anfang erinnern kann, ist natürlich schön. Es befruchtet die Liebe durch die Seligkeit des Anfangs. Wenn man das jetzt verbindet, das Schauen auf den anderen, wie er ist, die Zustimmung zum anderen, wie er ist, mit der Erinnerung an diese frühe Seligkeit, dann hat es eine fördernde Wirkung, und es ist heilsam.

Lösungen

Was sind denn die zentralen Probleme, die Ihnen in der Paartherapie begegnen? Wenn sich zwei Menschen gefunden haben, ein paar Jahre zusammen sind, aber dann vielleicht erschreckt aufwachen, und der Schlag im Genick ist: So habe ich mir dich nie vorgestellt, so will ich eigentlich nicht mit dir leben? Das kann ja eine Katastrophe sein. Dieses Paar taucht dann bei Ihnen auf. Können Sie ein paar Beispiele erzählen, wie das ist, und was man da therapeutisch machen kann, welche Ordnungen hier freizulegen sind?

Die Lösungen liegen immer jenseits des Unmittelbaren. Wenn ich auf den anderen nur als Einzelperson schaue, dann gibt es dieses Erwachen. Wenn ich sehe, wie er eingebunden ist in seine Familie, und wenn ich etwas weiß von Verstrickungen, dann sehe ich, dass er gar nicht anders sein kann, als er ist.

Trotzdem noch einmal die Frage: Wie würden Sie denn die Dynamik beschreiben, die notwendig ist, wenn jetzt jemand zu Ihnen kommt und sagt: Wir wollen etwas in unserer Ehe tun, aber wir können nicht, wissen nicht was? Uns ist klar geworden, dass unsere Beziehung eigentlich aufgebaut war auf Verliebtheit, auf ein Bild. Wir ertragen einander so nicht, oder ich ertrage meine Frau oder die Frau erträgt den Mann so nicht. Gibt es da eine Lösung jenseits der Trennung?

Es kommt darauf an. Wenn einer dem anderen etwas Schwerwiegendes angetan hat, zum Beispiel, wenn der Mann die Frau aufgefordert hat, sie soll ein gemeinsames Kind abtreiben, und die Frau will das nicht, dann ist das etwas so Schwerwiegendes, dass die Trennung praktisch unausweichlich ist.

Womit hat das zu tun?

Es ist eine Verletzung, die nicht mehr geheilt werden kann. Es gibt Taten, die haben Folgen, die nicht mehr rückgängig gemacht werden können. Das muss man anerkennen. Das steht natürlich der weit verbreiteten Vorstellung entgegen, als könne man und dürfe man alles lösen.

Auf der anderen Seite braucht es manchmal das Wissen um die Verstrickung. Wo es dieses Wissen nicht gibt und wo auch nicht die Bereitschaft besteht, einer möglichen Verstrickung nachzugehen und sie vielleicht ans Licht zu bringen, ist die Trennung unausweichlich. Aber die Trennung ist keine Lösung, weil es in der nächsten Beziehung ganz genauso weitergehen wird. Die Trennung ist also eine Flucht vor dem, was das Leben letztendlich vom Einzelnen verlangt.

Die Vollendung

Weshalb geht das so, warum wirkt diese Dynamik in der nächsten Beziehung weiter?

Die Beziehung hat einen ganz wichtigen Aspekt. Sie ist nämlich eine Veranstaltung gegen den Tod. Das Ganze dient der Erhaltung des Lebens. Sobald daher Kinder da sind, ist der Zweck und der Sinn der Beziehung erfüllt. Diejenigen, die Kinder haben oder Kinder haben wollen, zeigen damit, dass sie sich bewusst sind, dass es mit ihnen zu Ende geht. Dieser Blick auf das Ende ist sehr wichtig. Dann nimmt man langsam Abschied.

Ich bringe ein Beispiel. In einem Kurs war ein ganz altes Ehepaar, und die Frau sagte: Der Mann hat Krebs und hat jetzt Metastasen. Es war ganz klar, er wird nicht mehr lange leben. Er war über siebzig Jahre alt. Dann habe ich die beiden sich nebeneinander setzen und sich gegenseitig in die Augen schauen lassen und habe gesagt: Es ist ganz klar, jetzt ist es Zeit für den Abschied. Jede Beziehung steuert auf das Ende zu. Daraufhin haben die beiden sich lieb angeschaut, und die Frau hat geweint. Ich habe die Frau zum Mann sagen lassen: »Ich bleibe bei dir, solange ich darf« und den Mann zur Frau sagen lassen: »Ich bleibe bei dir, solange ich darf.« Es war eine unglaublich innige Liebe zwischen den beiden, im Angesicht von Abschied und Tod.

Das hat eine Größe, die weit über das hinausgeht, was jemand erreichen kann, der sagt: Ich suche jetzt eine neue Beziehung und fange von vorne an. So jemand verkennt, dass alles auf ein Ende zusteuert.

Wieso sehen Sie Beziehungen so stark vom Tod her und vom Ende her? Selbst wenn die das dann tun, was bedeutet der Tod? Ist er ein unwiederbringliches Ende der Liebe, wo die Liebe endet? Oder ist die Liebe etwas, wo man wenigstens hofft und sich danach sehnt, dass sie den Tod überwindet?

Es ist eine Illusion, dass die Liebe den Tod überwindet. Man sieht sie zum Beispiel bei Paaren, die sich zusammen umbringen, weil sie meinen, es geht danach weiter. Das ist für mich völlig illusorisch. Der Tod muss ernst genommen werden als die Vollendung des Lebens und auch als die Vollendung der Beziehung. Erst dann wird sie voll und rund.

Sie sagen nicht Endgültigkeit des Lebens, sondern Sie sagen Vollendung. Das ist ein Unterschied.

Ja, es wird etwas rund und vollendet. Was dahinter ist, wissen wir nicht. Aber der Einzelne erreicht dadurch eine Vollendung. So ist der Lauf des Lebens. Alles neue Leben beruht darauf, dass vorher andere Platz gemacht haben. Das muss man sehen. Selbst das, was so auf Dauer ausgerichtet erscheint wie eine Liebesbeziehung, ist vorläufig, etwas im Angesicht des Todes. Was danach ist, das bleibt.

Liebe und Achtung

Ich möchte Sie noch auf eine Liebesform aufmerksam machen und dazu befragen, bei der große Verletzungen immer wieder stattfinden, und die Sie in Ihren Seminaren auch bearbeiten. Die Liebe zwischen Eltern und ihren Kindern, die bestehen kann, aber auch gestört bestehen kann und bis ins hohe Alter Auswirkungen hat. Was würden Sie sagen: Was ist denn eigentlich das Wesen der Liebe zwischen Eltern und Kindern, einer gesunden Liebe zwischen Eltern und Kindern? Worum geht es da eigentlich? Ist das zu vergleichen mit der Liebe zu einem Haustier, das ich habe und das ich herumführe? Wo besteht da der große Unterschied?

Hier wird wieder deutlich, dass nur auf das gesehen wird, was zwischen diesen Personen geschieht, also zwischen diesen Eltern und dem Kind oder zwischen diesem Kind und diesen Eltern. Man kann es aber nur verstehen, wenn man es in einem größeren Zusammenhang sieht. Wenn zum Beispiel die Mutter ihre eigene Mutter ablehnt, nichts von ihr wissen will, dann vertritt ihre Tochter für sie diese Mutter. Das ungelöste Verhältnis der Mutter zu ihrer Mutter wird übertragen auf die Beziehung von Mutter zum Kind. Man nennt das eine Parentifizierung. Es gibt überhaupt keine Lösung zwischen der Mutter und ihrem Kind, bevor nicht diese Mutter auf ihre Mutter schaut, sich vor ihr verneigt und ihr die Ehre gibt als ihre Mutter. Und bevor sie nicht von ihrer eigenen Mutter das nimmt, was die Mutter ihr geschenkt hat, es ehrt, es sich in ihr entwickeln lässt und es so der

Tochter schenkt. Die Tochter ist sofort entlastet, wenn die Mutter gegenüber ihrer Mutter diesen Vollzug leistet.

Das ist aber für manche wahnsinnig schwer, weil es möglicherweise für die Mutter nicht einsichtig ist, dass sie ihre eigene Mutter ehren müsse. Vor allem dann nicht einsichtig, wenn sie vielleicht von ihrer Mutter geschlagen wurde oder missachtet wurde oder in ihrem eigenen Frausein nicht akzeptiert wurde und sozusagen ihre Schuldgeschichte wieder auf einer Schuldgeschichte fußt.

Sie führen es wieder zurück auf eine Zweierbeziehung. Es ist keine Zweierbeziehung. In Familien und bei Paaren gibt es keine Zweierbeziehung. Es sind immer Beziehungen zwischen Systemen. Solange ich auf die Zweierbeziehung fixiert bleibe, gibt es keine Lösung. Jeder gute Rat an die Mutter und jeder gute Rat an die Tochter würde hier nichts bringen.

Ich bringe ein Beispiel. Eine Frau, die ich gar nicht kenne, schreibt mir einen Brief. Sie ist die zweite Frau ihres Mannes, und sie haben ein gemeinsames Kind, eine Tochter, die von ihren Eltern nichts mehr wissen will. Sie hat jeden Kontakt abgebrochen. Da ist ihr eingefallen, dass vielleicht etwas in Ordnung gebracht werden müsste in Bezug zur ersten Frau ihres Mannes und mit Bezug auf den Vater ihres Mannes, die beide verachtet und ausgeklammert waren. Dann hat sie am Abend eine Kerze angezündet und hat sich vor der ersten Frau ihres Mannes tief verneigt und gesagt: »Jetzt gebe ich dir die Ehre.« Am nächsten Abend hat sie das Gleiche mit dem Vater des Mannes gemacht. Sie hat eine Kerze angezündet, sich tief verneigt und ihm gesagt: »Ich gebe dir die Ehre.« Wenige Tage später rief die Tochter an: »Mama, ich komme.« Sie ist gekommen, war überglücklich, konnte sich nicht genug äußern, wie schön es zu Hause ist. So ist alles in Ordnung gekommen.

Ich möchte Sie hier fragen: Was heißt, die Ehre geben, jemandem Ehre machen? Das tue ich aber nicht nur, wenn ich einen Satz ausspreche: »Ich ehre dich.«

Das ist billig.

Das ist billig. Das ist auch fast ein bisschen theatralisch. Was geschieht da, wenn ich jemanden ehre? Was wirkt da tatsächlich?

Ehren heißt, dass ich anerkenne, dass der andere dazugehört. In dem Beispiel, das ich gerade beschrieben habe, heißt das, dass die Mutter der ersten Frau ihres Mannes sagt: »Du hast Vorrang; du bist die erste Frau, ich bin die zweite.« Und dass sie dem Vater des Mannes sagt: »Du hast Vorrang; nur durch dich habe ich diesen Mann; ich anerkenne das; jetzt gebe ich dir in meinem Herzen einen Platz, einen ehrenvollen Platz.« In dem Augenblick kann der andere sich zuwenden, kann freundlich sein, und das ganze System gewinnt dadurch Kraft. Die wirkt sich dann aus. Aber nur zu sagen: »Ich gebe dir die Ehre«, nein, so billig geht das nicht. Das ist ein Wandlungsprozess, den die Seele im Innersten vollendet.

Hat in diesem Wandlungsprozess und in diesem Ehre-Geben, das Kinder ihren Eltern gegenüber leisten sollen, da auch eine Emotion wie zum Beispiel Hass Platz? Gibt es das auch? Denn so schnell geht das doch nicht? Das sind ja eigentlich Lösungen, von denen Sie sprechen. Aber auch in dem Prozess, in dem emotionalen Prozess, kommt ja oft sehr viel Aggression, Wut, Hass und verschiedene andere Gefühle raus, die einfach manchmal notwendig sind. Sie müssen nicht ausagiert werden, aber sie müssen zumindest angesehen werden.

Ich habe das noch nicht gesehen. Das sind Vorstellungen. Die werden beschrieben oder propagiert, ohne dass ich sie je gesehen habe. Das Kind liebt seine Eltern auf eine ganz tiefe Weise. Auf diese Liebe kann man sich vollständig verlassen. Was aber passiert, ist: Wenn einem Kind der Zugang zur Mutter oder zum Vater ganz früh versperrt wird, zum Beispiel, wenn es lange ganz allein im Krankenhaus liegen musste, dann ist der Schmerz so groß, dass er sich anschließend äußert als Aggression. Das ist aber die andere Seite des erlittenen Verlustes und ist nur die andere Seite der Liebe. Worauf es jetzt ankäme, wäre, dass in dieser frühen Situation, also noch einmal zurückgeblendet, die unterbrochene Hinbewegung zur Mutter oder zum Vater ans Ziel gebracht wird. Das ist ein sehr schmerzlicher Prozess. Wo das gelingt, ist all das, was man vorher als Grund für den Hass angegeben hat, völlig irrelevant. Das spielt gar keine Rolle mehr.

Aber Sie kennen doch die Erfahrung, dass man nur den wirklich hassen kann, den man auch lieben kann. Ich glaube, ich kann niemanden so hassen wie vielleicht meine eigene Ehefrau. Und vielleicht auch niemanden so lieben wie sie.

Dieser Hass ist ein Kindergefühl. Erwachsene hassen nicht in dem Sinn. Sie hassen nur, wenn sie sich wie Kinder fühlen, und zwar ohnmächtig fühlen wie Kinder. Deswegen kann ein Mann als Mann seine Frau nicht hassen. Er kann auf sie etwas übertragen aus der Kindheit. Das ist etwas völlig anderes. Aber das nur auf Verhalten zu reduzieren, geht nicht.

Die einfache Lösung zwischen Eltern und Kindern ist, dass die Kinder anerkennen: »Ich habe das Leben von euch. Ihr seid meine Eltern, und ich nehme euch jetzt, so wie ihr seid, als meine richtigen Eltern.« Dann kommt das Kind mit sich in Frieden. Es kann dann von den Eltern auch das andere nehmen, was die Eltern anbieten.

Wir haben ja oft die verrückte Idee, dass wir andere Eltern haben könnten, oder dass die Eltern anders sein müssten, als sie sind. In dem Augenblick wird das Kind völlig irr. Es wird im Grunde verrückt. Sehr viel Anspruch, der an die Eltern gestellt wird, ist eigentlich ein verrückter Anspruch, den die Eltern niemals erfüllen können. Selbst wenn sie versuchen würden, diesen Anspruch zu erfüllen, wird das Kind es nicht nehmen, weil dieser Anspruch aus einer anderen Schicht kommt. Das Kind will gar nicht etwas von den Eltern in dem Sinn, es wirkt eine völlig andere Dynamik da drin.

Was noch wichtig ist mit Bezug auf das, was Sie vorhin gesagt haben über den Hass auf die Eltern: Ein Kind, das die Eltern hasst, wird sich schwer bestrafen. Denn die Tiefe der Seele lässt das niemals zu. Das ist eine solche Verletzung der Ordnung, dass das nicht möglich ist. Und es ist typisch abendländisch. Ich habe zum Beispiel bei den Zulus niemals gesehen, dass irgend jemand abfällig über seine Eltern gesprochen hat. Das war undenkbar. Die konnten noch sehen, was es heißt, das Leben von den Eltern zu bekommen.

Liebe und Dasein

Wir haben schon mehrfach über Ordnungen gesprochen. Sind das Ordnungssysteme, die Sie finden, oder würden Sie die in einen größeren Zusammenhang einordnen? Wenn Sie zum Beispiel sagen, die Seele hat eine Ordnung und nach der Ordnung müssen die Menschen leben, dann klingt das wie ein sehr archaisches System, fast wie eine Kosmologie. Verstehen Sie das so oder finden Sie das einfach nur so vor und bleiben staunend davor stehen?

Das Wort Ordnung ist belastet. Aber ein Baum, wenn er wächst, wächst nach einer vorgegebenen Ordnung. Er kann davon nicht abweichen. Gerade, weil er mit dem Vorgegebenen in Übereinstimmung ist, entfaltet er sich. Aber die einzelnen Bäume wachsen in unterschiedlichen Umgebungen auf. Jeder Baum ist daher anders, und kein Baum ist einem anderen gleich. Dennoch folgen sie alle der gleichen Ordnung, nach der sie sich entwickeln können.

Ähnliches gilt beim Menschen. Zum Beispiel die ganz einfache Ordnung, dass jeder Mensch einen Vater hat und eine Mutter. Heute tun manchmal Frauen so, als könnten sie Kinder haben ohne einen Mann oder ohne einen Vater. Oder Kinder tun so, als könnten sie ihr Leben haben ohne ihre Eltern. Das ist verrückt. Wenn diese einfachen Tatsachen anerkannt werden, dass ich Eltern habe, und dass sie die einzig richtigen sind, dass, wenn die Eltern anders wären, auch ich anders wäre, und dass ich nicht mit mir im Einklang sein kann, wenn ich meine Eltern ablehne, denn damit lehne ich mich ja auch selbst ab, wenn ich diese ganz einfachen Dinge anerkenne, dann ist schon sehr viel gewonnen.

Würden Sie abschließend vielleicht sagen, dass Liebe etwas anderes ist als ein Gefühl, egal ob ich einen Partner oder Eltern oder Kinder liebe, dass Liebe so etwas ist wie ein Sich-Einstimmen und Einschwingen in einen Grundstrom unseres ganzen Daseins, der uns trägt?

Genau. Sie haben das sehr schön gesagt. Mit diesem Einschwingen in den Grundstrom ist verbunden, dass die Liebe einer Ordnung folgt. Ordnung und Liebe gehören zusammen. Und zwar kommt die Ordnung zuerst. Die Liebe steht im Dienst dieser größeren Ordnung. Wenn sie sich dem einfügt, kann sie sich innerhalb dieser Ordnung auch am besten entfalten.

Danke für dieses Gespräch!

Ordnungen in der Familie

Einführung

Wer um die Ordnungen in der Familie weiß, kann sich in seiner Herkunftsfamilie entfalten. Er kann sich auch, zur gegebenen Zeit, von ihr lösen, eine eigene Familie gründen und die Verantwortung für sie übernehmen. Dieses Kapitel führt in die Ordnungen der Liebe ein und zeigt, wie die Familie im Wissen um diese Ordnungen auch schwierigen Situationen und Schicksalsschlägen gefasst begegnen kann.

Über die Ordnungen in der Familie habe ich in allen meinen Büchern geschrieben, vornehmlich in Ordnungen der Liebe *und in* Die Mitte fühlt sich leicht an.

Das Recht auf Zugehörigkeit

Ich möchte noch etwas sagen über die Ordnung in Familien. In den Familiensystemen herrscht in der Tiefe ein grundlegendes Gesetz. Was dieses Gesetz fordert, sieht man an der Wirkung. Das Gesetz heißt: Jeder, der dazugehört, hat gleiches Recht auf Zugehörigkeit. Jeder, auch die Toten. Die Toten sind nämlich nicht weg im System, sie sind anwesend auf eine besondere Weise. Wenn Tote ausgeklammert oder vergessen wurden und dann wieder in die Familie aufgenommen werden, dann erfahren das die anderen als Vollkommenheit. Wenn sie alle da sind, fühlen sich die Lebenden vollkommen und zugleich frei.

Wer gehört zum Familiensystem?

Ich will auch sagen, wer zum Familiensystem gehört, also, auf wen sich auch die Vollkommenheit bezieht. Zur Familie gehören die Geschwister, lebende und tote, die Eltern und ihre Geschwister, auch hier die lebenden und die toten. Und es gehören dazu die Großeltern, manchmal noch der eine oder andere der Urgroßeltern, aber selten. Wenn eine Urgroßmutter im Kindbett starb, gehört sie immer dazu. Und es gehören dazu alle, die für einen anderen im System Platz gemacht haben, zum Beispiel ein früherer Mann oder eine frühere Frau von Eltern oder Großeltern.

Wenn die alle anerkannt sind und ich ihnen einen ehrenvollen Platz in meinem Herzen gebe, dann fühle ich mich voll und rund. Dann bin ich zugleich von den Fesseln des Systems befreit. Es fesselt mich nichts Unerledigtes mehr. Die Mitglieder der Familie begleiten mich als eine gute Kraft, und ich bin nicht mehr an Schlimmes gebunden. Dann kann ich mich aufrichten.

Oft fühlt sich jemand auch noch anderen verbunden, und er muss ihnen einen Platz in seinem Herzen geben, zum Beispiel Leidensgenossen, die umkamen. Man sieht das bei Überlebenden des Holocaust gegenüber denen, die starben, aber auch bei Soldaten gegenüber den gefallenen Kameraden und den gefallenen Feinden. Und man sieht es bei Mördern gegenüber ihren Opfern.

Die Bösen und die Guten in der Familie

Noch etwas ist zu beachten. Manche werden aus einem System ausgeschlossen, weil man sagt, sie seien nicht dem würdig, zum Beispiel, weil einer ein Spieler ist oder ein Alkoholiker oder ein Homosexueller oder ein Verbrecher. Wo immer jemand auf diese Weise ausgeschlossen wird, indem einige sagen: »Ich habe ein größeres Recht dazuzugehören als der«, ist das System gestört und drängt dann auf Wiederherstellung und Wiedergutmachung. Denn wer auf diese Weise ausgeklammert oder ausgeschlossen wurde, der wird später von einem Nachfahren vertreten, und zwar ohne dass der es selbst merkt. Der fühlt sich wie der Ausgeschlossene, verhält sich wie er und nimmt häufig ein Ende wie er.

Dann gibt es nur eine Lösung. Man muss diesen ausgeschlossenen so genannten Bösen wieder hereinnehmen in das System und anerkennen, dass er das gleiche Recht auf Zugehörigkeit hat wie die anderen auch. Und man muss ihm sagen: »Wir haben dir Unrecht getan, und es tut uns leid.« Dann kann man sehen, dass gerade von dem, der ausgeschlossen war, eine große, gute Kraft ausgeht für die Nachkommen. Er wird wie ein Schutzpatron für sie.

Auch gibt es bei Familienaufstellungen die merkwürdige Beobachtung, dass sich herausstellt, dass es mit Bezug auf Gut und Böse meist umgekehrt ist wie dargestellt. Wer als der Gute auftritt, entpuppt sich häufig als der Schlimme, und wer als der Schlechte hingestellt wird, entpuppt sich als der Gute, als der, von dem eine gute Kraft ausgeht. Deswegen kann man Therapie im systemischen Sinn nur machen, wenn man die Ausgeklammerten und Bösen hereinnimmt in sein Herz und sie mit Achtung behandelt. Das Merkwürdige ist, dass ich in dem Augenblick, in dem ich das mache, das Vertrauen aller anderen im System gewinne. Instinktiv bekommen sie Vertrauen zu mir. Wenn ich aber mit einstimme in die Verfolgung und einem Klienten sage: »Jetzt sage einmal deinem Vater oder dem Onkel, was für ein Schuft er ist«, oder dem Vater, der dich missbraucht hat, was für ein übler Kerl er ist, dann haben alle im System kein Vertrauen mehr in den Therapeuten. Lösungen gibt es nur über Liebe. Wenn man diese Dynamiken einmal durchschaut, kann man gar nicht mehr anders, als mit der Vorgabe der Liebe zu arbeiten.

Die Vollkommenheit

Die Vollkommenheit ist ein wichtiger Begriff in der Theologie, in der Tugendlehre und in der Spiritualität. Ich habe aber etwas ganz Gewöhnliches über die Vollkommenheit herausgefunden. Sie fängt ganz einfach an.

Als Erstes kann man sehen, dass jemand, der einen seiner Eltern ablehnt oder innerlich herabsetzt, nicht mit sich im Reinen ist. Er ist gespalten und fühlt sich leer. Wer seine Eltern nimmt und ihnen die Ehre gibt, die ihnen zusteht, und ihnen einen Platz in seinem Herzen gibt, ist mit sich im Reinen. Wie könnte einer auch mit sich im Reinen sein, wenn er einen seiner Eltern ablehnt. Er ist ja seine Eltern.

Das ist der Anfang der Vollkommenheit. Aber es reicht noch nicht. Es muss jemand auch allen, die sonst noch zu seiner Familie und Sippe gehören, in seinem Herzen einen Platz geben, auch den Toten und den Ausgeschlossenen oder Vergessenen. Dann erst ist er vollkommen, und dann erst ist er wirklich frei, frei für seine Zukunft

Diese Vollkommenheit schließt das Vergangene ab. Die Toten und die Ausgeschlossenen haben Frieden, weil sie in mir ihren Platz haben. Sie lassen mich in Frieden, weil sie in mir einen Platz haben. Ich kann sie in Frieden lassen, und dennoch wirken sie weiter, auch wenn sie tot sind.

Das Nehmen der Eltern

Ein Kind kann sich nur dann mit sich selbst im Reinen fühlen, wenn es seine Eltern genommen hat. Genommen, habe ich gesagt. Das heißt, ich nehme sie so, wie sie sind, und achte sie so, wie sie sind, ohne irgendetwas anderes zu wollen oder zu wünschen. Genau, wie sie sind, so sind sie richtig. Wer die Eltern so genommen hat, der ist mit sich selbst im Reinen, der fühlt sich ganz, in dem sind beide Eltern mit der vollen Kraft gegenwärtig.

Manche meinen, wenn sie ihre Eltern nehmen, dann bekommen sie auch die schlimmen Eigenschaften der Eltern. Ich habe das noch nie gesehen. Wer seine Eltern nimmt, hat immer ihre volle Kraft, und das, was Angst macht am Schicksal der Eltern, zum Beispiel, dass die Mutter krank ist, spielt dann keine Rolle mehr. Das ist wie weg. Eltern können nicht wählen, was sie den Kindern geben, und Kinder können nicht wählen, was sie von den Eltern nehmen. Sie können weder etwas wegnehmen von dem, was die Eltern ihnen gegeben haben, noch etwas hinzufügen, denn die Kinder sind ihre Eltern. Wer das anerkennt, der ist im Einklang mit etwas Großem.

Die Verneigung vor den Eltern

Die Verneigung vor den Eltern ist die Zustimmung zum Leben, wie ich es bekommen habe, zum Preis, zu dem ich es bekommen habe, und zum Schicksal, wie es mir vorbestimmt ist. Die Verneigung geht immer über die Eltern hinaus. Sie ist Zustimmung zum eigenen Schicksal, zu seinen Chancen und zu seinen Grenzen.

Diese Verneigung ist auch ein religiöser Vollzug. Wer sich so verneigt hat, ist auf einmal frei. Vorher muss er sich vielleicht dagegen wehren, sei es, dass er noch einen Anspruch an die Eltern hat oder einen Vorwurf. Wer sich gegen etwas wehrt, muss es dauernd im Auge behalten, und er wird dann so wie das, wogegen er sich wehrt. Wenn zum Beispiel eine Mutter ihren Sohn vom Vater abhält, muss der so werden wie der Vater. Gerade indem ich jemanden vor jemandem zurückhalten will, vor etwas zurückhalten will, muss er so werden und muss er das tun, was er vermeiden soll oder will.

Frieden durch Demut

TEILNEHMER Ich habe heute gesehen, wie man sich mit Verstorbenen oder Toten aussöhnen kann. Wie kann man das mit Lebenden machen? Genügt es, wenn man das mit ihnen in seinem Herzen ausmacht, oder sollte man es mit ihnen gemeinsam machen?

HELLINGER Um wen geht es?
TEILNEHMER Um den Vater.
HELLINGER Was ist der Konflikt?
TEILNEHMER Ich habe das Gefühl, mich in ein bestimmtes Thema, das eigentlich nur meine Eltern angeht, eingemischt zu haben. Das stand mir nicht zu. Es war eine furchtbare Auseinandersetzung, wie es sie vorher nicht und nachher nie mehr gab. Als ich mir das heute überlegt habe, hatte ich das Gefühl, mich mit meinem Vater ausgesöhnt zu haben.
HELLINGER Nein, du hast deinen Vater verspielt.
TEILNEHMER Jetzt habe ich ...
HELLINGER Du hast deinen Vater verspielt. Stehe dazu, und sage ihm innerlich: »Ich habe dich verspielt. Es tut mir leid, was ich gemacht habe, doch jetzt gebe ich dir die Ehre als meinem Vater.« Ohne dieses Wissen, dass man es eigentlich verspielt hat, gibt es keine Versöhnung.
TEILNEHMER Soll ich ihm das persönlich sagen?
HELLINGER Nein, es darf nichts mehr gesagt werden. Das ist damit gemeint, dass es verspielt ist. Aber innerlich kann man das machen. Dann kommst du in Frieden mit dir selbst. Aber äußerlich kann man das nicht in Ordnung bringen: Man kann nicht dem Vater auch noch zumuten, dass er das jetzt für dich in Ordnung bringt, indem du es mit ihm besprichst. Man trägt die Folgen ganz für sich. Okay?
TEILNEHMER Ja.

Vater und Kind

Im Kind ist sein Vater immer gegenwärtig. Wenn ich seinen Vater ablehne, lehne ich damit auch das Kind ab. Das Kind spürt das und wird dann gespalten. Es kann sich nicht vollenden.

Das Leben ist größer als die Eltern

Viele Schwierigkeiten entstehen dadurch, dass jemand die Mutter oder den Vater behandelt, als würden sie das Leben geben. Als wäre es sozusagen in der Hand der Eltern, dass sie das Leben geben, dass sie es haben und geben. Das ist eigentlich eine verrückte Vorstellung. Sie verhindert oft die Lösung von den Eltern.

Das Schauen in die Ferne, dorthin, woher das Leben von weither kommt, das entmachtet die Eltern auf der einen Seite und macht das Kind frei, das Leben von ihnen voll zu nehmen, wie es über die Eltern zu ihm kommt. Auf der anderen Seite bekommen die Eltern dadurch eine höhere Würde, weil sie eingebunden sind in eine lange Kette der Generationen bis hierher. Das macht beide frei, sowohl die Eltern wie das Kind.

Dieses Nehmen des Lebens ist ein religiöser Vollzug. Es ist wie ein sich Verneigen und es dann nehmen. In dem Augenblick verzichte ich auf jeden Vorwurf gegen meine Eltern. Was immer da war an Schuld oder Unschuld, spielt keine Rolle mehr. Diese tiefen Vollzüge gelingen nur in der Grundhaltung von Ehrfurcht vor dem Geheimnis des Lebens. Aber wenn ich den Eltern Vorwürfe mache, behandle ich das Leben, als könnte ich damit umgehen nach Belieben oder als könnte ich dafür auch bezahlen, zum Beispiel durch eine Krankheit. Wo diese Art von Hingabe an die Größe des Lebens verweigert wird, kann Therapie nicht helfen. Sie dreht sich dann im Kreis.

Schuld und Anmaßung

Es gibt in der Seele ein tiefes Bedürfnis, der Schuld zu entrinnen. Ein ganz tiefes Bedürfnis. Sehr viele Probleme entstehen dadurch, dass man meint, man könne der Schuld entgehen. Das fängt mit ganz Einfachem an, zum Beispiel damit, dass man zugeben muss, dass man auf Kosten anderer lebt.

Wenn wir bedenken, was unsere Eltern für uns getan haben, angefangen von der Schwangerschaft der Mutter über die Geburt, und das Risiko, das sie auf sich genommen haben. Dann diese jahrelange Pflege und Sorge. Das zu nehmen und ihm ins Auge zu schauen, was das für jeden bedeutet, ist nicht leicht. Dann entziehen sich manche der Schuld, hier im Sinne der Schuld als Verpflichtung, und werden den Eltern gegenüber hart. Sie stellen Ansprüche und fühlen sich vielleicht sogar groß und überlegen. Das ist alles Abwehr dieser Schuld.

Wer aber dieser Schuld ins Auge schaut, seinen Eltern in die Augen schaut und sieht, was sie alles für ihn getan haben, der ist groß. Wenn er hinter ihnen noch die Großeltern sieht mit all ihrer Liebe und Fürsorge und sagt: »Ja, ich nehme es jetzt; jetzt bin ich Kind, jetzt bin ich Enkel; ich nehme alles und ich nehme es auch zu dem vollen

Preis, den es euch gekostet hat«, dann wird die Seele weit und groß und vor allem kraftvoll.

Mit dieser Kraft kann man nicht an sich halten, man muss sie weitergeben. Das machen die Kinder, wenn sie selbst Eltern werden. Dann geben sie es weiter an die eigenen Kinder oder in anderer Weise. Dann kommt aus dieser Schuld, wenn sie anerkannt ist, ein Segen für viele. Das ist das eine.

Das andere ist, dass wir auf Kosten anderer leben und nur auf diese Weise überhaupt leben können. Dann müssen wir auch erfahren, dass andere ebenfalls auf unsere Kosten leben auf vielfältige Weise. Wir sind auch da hinein verstrickt, dass wir gefordert werden, etwas zu erleiden, für das wir im Grunde nichts können. Etwas, was uns von anderen zugefügt wird, weil sie an uns schuldig werden.

Wenn wir auch das im Auge behalten und alles, was da auf uns zukommt, wie wir verwoben sind in dieses Wechselspiel von Schuld und Unschuld, von Geben und Nehmen, vom Gefordert-Werden, dann kann man sich dem fügen, wie immer es kommt und ist.

Es gibt natürlich Situationen, wo jemand durch einen Leichtsinn ein schlimmes Geschehen auslöst und dann aus Angst nicht sagt, dass er der Täter war, oder dass es von ihm ausging. Dann muss ein anderer, wie hier sein Vater, dafür leiden. Wenn einer von den Nachkommen diese Schuld spürt und meint, dass er am Ende für alles verantwortlich sei, ist das ein Trugschluss. Er kann es nicht, und es steht ihm nicht zu.

Obwohl wir manchmal vordergründig als Täter erscheinen, existieren wir in einem größeren Zusammenhang, in dem andere Kräfte wirken, die auch den Schuldigen in ihren Dienst nehmen, ohne dass sie ihn von seiner Schuld entlasten. Hier konnte man beobachten, dass der Vater seinem Sohn gegenüber keinen Vorwurf hatte. Er hat das gesehen, sozusagen als Toter. Die Toten nehmen wahr, dass da anderes wirkt. Dann hören diese ganzen Vorstellungen wie: »Wenn er das nicht gemacht hätte, dann wäre das nicht« alle auf. Dann kann die Wirklichkeit, so wie sie war, das Geschehen, so wie es war, angeschaut werden und kann dann in Ruhe gelassen werden. Die Toten sind dann bei sich.

Ordnungen der Liebe zwischen Eltern und Kindern

Ich möchte etwas sagen über Ordnungen der Liebe zwischen Eltern und Kindern. Das Kind bekommt von seinen Eltern das Leben, und es nimmt seine Eltern und das Leben von ihnen mit Liebe. Das ist die Ordnung.

Was die Eltern sonst machen, zum Beispiel wie hier, dass sie offensichtlich so an ihre Herkunftsfamilien gebunden sind, dass sie sich nicht um das eigene Kind kümmern und nicht zu ihm im vollen Sinn stehen, und dass sie ihren Eltern erlaubt haben, ihnen die Ehe zu verbieten, das ist Schuld der Eltern. Das müssen die Eltern tragen. Ein Kind darf sich da nicht einmischen.

HELLINGER *zur Klientin* Das ist damit gemeint, wenn du dem Vater und der Mutter sagen sollst: »Ich lasse euch ziehen.« Dadurch bleibt die ganze Verantwortung bei ihnen. Du hast das Wesentliche von ihnen bekommen. Es waren andere, die sich um dich gekümmert haben, zum Beispiel der spätere Mann deiner Mutter und deine Geschwister. Unter die reihst du dich ein. Es ist ein großes Geschenk für dich, dass die da sind. Deine Eltern überlässt du ihrem Schicksal. Dadurch zeigst du auch deine Achtung für sie. Und dann bist du frei.

Wenn es dir jetzt gut geht, entlastet es deine Eltern. Das wäre noch einmal ein Zeichen der Liebe deinen Eltern gegenüber, dass du es dir nun gut gehen lässt, zum Beispiel, indem du gesund wirst und es dir besser geht. Dann brauchen die Eltern nicht mehr ein schlechtes Gewissen zu haben.

Die Kindesliebe

TEILNEHMER Ich habe Probleme mit der Liebe. Du bringst den Begriff anders, als ich es gewohnt bin. Er ist umfassender, das spüre ich, und es fasziniert mich. Aber es macht mich auch skeptisch. Vielleicht macht es mir auch Angst, das weiß ich nicht genau.

HELLINGER Es geht hier um die Liebe des Kindes, und die ist eine Bindungsliebe. Das Kind bindet sich auf Gedeih und Verderb an seine Familie mit Liebe. Was immer da gefordert wird, das Kind erfüllt es mit Liebe, und wenn es Glück und Leben kostet. Das ist die Ursprungsliebe, so kann man sie auch nennen.

Manche meinen, das Hauptbedürfnis eines Kindes sei, geliebt zu werden. Das Hauptbedürfnis des Kindes ist, zu lieben und diese Liebe zu zeigen. Eltern müssen sich darauf einstellen und dem Kind erlauben, dass es seine Liebe zeigt. Das nimmt manchmal seltsame Formen an. Ich habe mal in einer Gruppe gesagt: »Es gibt nur liebe Kinder.« Daraufhin sagte ein Teilnehmer: »Das stimmt nicht, ich bin nämlich gegen alles.« Ich fragte ihn: »Wer noch?« Er antwortete: »Mein Vater.«

Habe ich den Begriff der Liebe verdeutlicht, der hier eine Rolle spielt? Sie ist kein bloßes Gefühl. Sie ist Kraft.

Liebe und Macht

Ich will aber noch ein Geheimnis verraten. Das Kind meint, dass seine Liebe allmächtig sei. Wenn es nur genug liebt, bringt es für die andere Person das Glück. Wenn es nur genug opfert, zwingt es für diese andere Person das Glück herbei. Das ist eine magische Haltung, als hätte es das Glück der anderen in seiner Hand.

Oft haben Eltern ihren Kindern gegenüber die gleiche Haltung. Sie meinen, wenn sie ihr Kind nur genug lieben, dann geht alles gut mit dem Kind. Dahinter wirkt die Vorstellung, als hätte die Liebe Macht. Aber diese Liebe wird zugleich als totale Ohnmacht erfahren. Darum ist diese Liebe auch so schmerzlich und wird oft versteckt, zum Beispiel durch unwirsches oder negatives Verhalten.

Liebe und Ohnmacht

Viele wollen mit der Liebe ihre Eltern retten, oder Eltern wollen ihren Sohn retten oder wen immer. Das geht nicht. Das schmerzlichste Gefühl, das einer erleben kann, ist, wenn die Liebe hochkommt. Wenn die ganz tiefe Liebe hochkommt, ist es das tiefste und das schmerzlichste Gefühl zugleich. Und es ist immer verbunden mit der Erfahrung von totaler Ohnmacht. Dann hört die vordergründige Sorge auf, und man muss alles einer größeren Kraft anvertrauen, die wir nicht kennen. Das wäre hier die Lösung. Sie vollzieht sich auf einer höheren Ebene.

Machtkämpfe

Immer wo es ein Machtspiel gibt, werden die Schwächeren nicht angeschaut. In der Politik geht, wo es Machtkämpfe gibt, manchmal das Wohl eines ganzen Volkes zugrunde. Es wird dem Machtkampf geopfert. Wenn es in einer Ehe zwischen Mann und Frau um einen Machtkampf geht, werden die Kinder bedenkenlos dem Machtkampf geopfert. Zum Beispiel bei Scheidungsprozessen.

Der Sieg im Machtkampf ist verbunden mit einem Gefühl von Triumph: Jetzt habe ich es gemacht. Jetzt habe ich es dem gegeben. Wo immer es so einen Triumph gibt, wurde etwas zerstört. Der Mann, der über die Frau triumphiert, hat sie verloren. Die Frau, die über den Mann triumphiert, hat ihn verloren. Die Mutter, die über das Kind triumphiert, hat es verloren. Das Kind, das über die Eltern triumphiert, hat sie verloren. Das ist der hochmütige, anmaßende Weg.

Das Gegenteil ist der demütige Weg, der den anderen sieht und anerkennt. Er verzichtet auf den Triumph und auf die Machtausübung, hat aber große Wirkung. Hier kommen die Frieden stiftenden und heilenden Kräfte zum Zuge. Hier übernimmt eine andere Kraft die Führung. Denn tief in der Seele wirkt eine Kraft, die ein ganzes System auf Versöhnung hin steuert und auf gegenseitige Anerkennung und Achtung – und zwar von selbst, wenn man ihr vertraut und sich zurücknimmt. Ich nenne das die phänomenologische Vorgangsweise. Das heißt, ich gewinne Einsicht durch Verzicht auf Wissen-Wollen. Und gewinne Wirkung und Einfluss durch Verzicht auf Macht.

Der Segen

TEILNEHMER Wenn du sagst »Segen«, mit was füllst du das?

HELLINGER Segen ist ein guter Wunsch. Segen gibt es nur von den Eltern oder von den Großeltern. Es gibt ihn also nur von früher Geborenen. Das Wort »Segen« hat natürlich auch eine religiöse Bedeutung.

Vielleicht kann man es so sehen. Das Leben ist etwas, was die Eltern selbst bekommen haben und dann an ihre Kinder weitergeben. Ein Segenswunsch ist immer ein Geben von Leben. Er geht also in die gleiche Richtung wie Leben geben. Deswegen steht es den Eltern zu, einen Segen zu geben. Es ist aber nicht ihr persönlicher Segen. Es ist der Segen innerhalb der großen Bewegung von Leben, das von weit her kommt und durch die Eltern weiterfließt. Die Eltern stehen in dieser Bewegung und geben sie an ihre Kinder weiter.

Die Sorge für die alten Eltern

TEILNEHMERIN Ich übernehme die Sorge für meine alten Eltern auf eine Art, die mir nicht gut tut.
HELLINGER Hast du Geschwister?
TEILNEHMERIN Ja, ich habe einen jüngeren Bruder.
HELLINGER Also, ihr beiden einigt euch, wie ihr gemeinsam für die Mutter sorgt, so wie sie es braucht, mit Liebe.

Die Schwierigkeit ist, dass ein Kind, wenn es für seine Eltern sorgt, sich fühlt, als sei es fünf Jahre alt, und die Eltern behandeln das Kind auch, als sei es fünf Jahre alt. Aus diesem Bild muss man sich lösen. Dann richtet man sich innerlich auf, schaut die Eltern an und hilft ihnen so, wie es richtig ist. Was richtig ist, entscheidet das Kind.

Früh verstorbene Kinder

Das Schicksal eines Kindes, das früh stirbt, macht den Lebenden Angst. Auch weil sie vielleicht spüren, dass andere diesem Kind nachfolgen wollen. Dann wird das Kind ausgeklammert. Das Kind muss aber in der Familie einen Platz haben, als wäre es noch am Leben. Das heißt, man denkt an das Kind, zum Beispiel indem ein Bild von ihm in der Familie aufgestellt wird, und so nehmen die Lebenden das tote Kind mit in ihr Leben hinein.

Viele haben die Vorstellung, als seien die Toten weg. Doch wo sollen sie denn hin? Sie sind abwesend auf eine gewisse Weise. Trotzdem bleiben sie gegenwärtig. Sie müssen in der Familie im Gedenken einen Platz haben und dann wirken die Toten, die sonst Angst machen, freundlich. Dann fördern sie das Leben, statt dass sie es, wie einige meinen, den anderen wegnehmen.

Dennoch muss das früh verstorbene Kind nach einiger Zeit auch gehen dürfen. Das kann es umso leichter, je mehr es geachtet wurde. Wenn die Lebenden es bei sich aufgenommen haben, dürfen sie dieses Kind nach einiger Zeit auch gehen lassen, ja sie müssen es auch gehen lassen, damit das Vergangene vorbei sein darf. Ohne dieses

Gedenken haften die Toten manchmal an den Lebenden und belasten sie, so als hätten sie an diese noch einen Anspruch, der erst erfüllt sein muss, bevor sie gehen können.

Lebende und Tote

Die Macht von früh verstorbenen Geschwistern und ihre Bedeutung für das System kann nicht überschätzt werden. Sie ist die stärkste Kraft überhaupt. Oft ist eine ganz merkwürdige Überheblichkeit der Lebendigen im Spiel. Sie meinen, sie hätten gewonnen und verkennen, dass die Toten da sind. Man sieht es an der Wirkung, dass sie da sind. Sonst könnten sie nicht so eine Wirkung haben.

Wir haben manchmal die Vorstellung, die Toten sind weg und wir sind da. Nein, sie sind da, und sie tragen uns. Der innere Vollzug für die Lösung ist, dass man die Überheblichkeit des Am-Leben-Bleibens aufgibt und eine Solidarität mit den Toten eingeht. Der Zauberspruch dafür ist: »Du bist tot, ich lebe noch ein bisschen, dann komme ich auch.« Dann hört die Überheblichkeit auf. Dann ist das Leben keine Anmaßung mehr gegenüber den Toten, sondern ich lebe in Verbindung und im Einklang mit ihnen und mit ihnen vertraut. Das gibt Kraft für das Leben und für die Heilung.

Manche behandeln das Leben wie etwas, das der eine hat und der andere nicht. Doch in den Familien gilt ein ganz tiefes Ordnungsprinzip, und das heißt: Wer da ist, darf dazugehören. Wer da ist, gehört dazu, und zwar ebenbürtig mit allen anderen. Oder: Wer da war, gehört noch dazu.

Oft verhindert die Angst vor den Toten, dass wir das anerkennen. Doch wer sich ihnen und dieser Angst stellt, der stellt sich auch seinem eigenen begrenzten Schicksal. Wer sich dem stellt, erfährt: Die Toten sind freundlich.

Der Tod von Kindern

Wenn in einer Familie so etwas passiert, dass mehrere Kinder hintereinander sterben oder tot geboren werden, dann gibt es oft eine Trennung zwischen den Eltern. Vielleicht gibt es da geheime Vorwürfe zwischen den Eltern, dass der eine oder der andere schuld ist. Statt dass sie es gemeinsam tragen, trennen sie sich. Das ist sehr schlimm. Die Lösung wäre, dass die Eltern sich in die Augen schauen und sich gegenseitig zusichern, dass sie es zusammen tragen. Wenn die Trauer da sein darf, fließt die Liebe. Wenn man sich dem Schmerz nicht stellen kann, dann trennt es nicht nur die Eltern, sondern auch die Kinder. Es zeigt etwas von der Größe der Elternschaft, was es heißt, Kinder zu haben und auch Kinder zu verlieren – und dennoch zusammenzuhalten.

Vorwurf als Ersatz für Trauer

Beim Tod eines Kindes machen sich die Eltern oft Vorwürfe, dass sie oder andere am Tod schuld sind. Das führt dann das Paar auseinander. Die Lösung wäre, dass die Eltern sagen: Wir tragen es gemeinsam. Die Suche nach Schuld und Ursachen entspringt dem Bedürfnis, dem Schmerz der Trauer zu entfliehen. Sie ist Ersatz für die Trauer.

Wenn ich mit solchen Eltern arbeite, führe ich sie hin zur Trauer. Inwieweit dadurch eine Trennung aufgehoben wird, ist eine andere Frage. Aber es ist in jedem Fall ein heilender Vorgang für beide.

Wenn sich jemand einen Vorwurf macht oder wenn er einem anderen einen Vorwurf macht, dann verdeckt das ein anderes Gefühl. Wenn zum Beispiel bei einem Unfall ein Kind leichtfertig überfahren wird, dann richtet sich der Zorn der Familie gegen den, der es überfahren hat. Hinter diesen Gefühlen wirkt der Gedanke, es hätte verhindert werden können und es hätte anders sein können, oder jemand hätte die Macht gehabt, es zu verhindern. Dann brauche ich mich der Wucht des Schicksals nicht mehr zu stellen. Ich brauche mich ihm nicht zu fügen. Dieses Sich-Fügen ist gemäß, ob der Unfall nun von jemandem verschuldet wurde, wie wir das so sagen, oder ob er einfach passiert ist. Es ist so, und so ist es Schicksal. Wenn man sich dem als Schicksal fügt, dann kann man trauern. Dann kommt das Kind in der Trauer in den Blick. Im Vorwurf kommt es nicht in den Blick. Wenn es im Blick ist, kann die Liebe ganz anders fließen, und dann kann das tote Kind auf eine Art in der Familie auch lebendig bleiben. Sonst wird es ausgeklammert.

Idealisieren als Ersatz für Trauer

TEILNEHMERIN Wenn ein Kind früh gestorben ist, wird es oft nicht ausgeklammert, sondern es rückt so ins Zentrum der Familie, dass die Familie auf dieses Kind fixiert und dadurch wie gelähmt ist.
HELLINGER Wenn die Familie so auf das Kind fixiert ist, ist das auch eine Art des Ausklammerns. Auch das Idealisieren ist eine Art des Ausklammerns. Wenn überall Bilder von den Toten herumhängen, ist das auch eine Art des Ausklammerns. So etwas kommt vor, wenn man sich ihnen gegenüber schuldig fühlt.

Wenn sich Eltern, zum Beispiel, einem früh verstorbenen Kind gegenüber schuldig fühlen, findet man manchmal diese Art der Bewältigung durch das Idealisieren. Dieses Idealisieren verhindert die Trauer.

Anmaßende und demütige Trauer

Es gibt eine Trauer, die anmaßend ist. Die lange Trauer zum Beispiel ist anmaßend. Sie ist ein Festhalten-Wollen. Die volle Trauer dagegen tut zwar sehr weh, aber sie löst und macht Neues möglich. Diese Trauer ist demütig. Eine Schriftstellerin hat einmal zum Tod ihrer Tochter geschrieben: Meine Trauer wird niemals enden. Das ist anmaßend.

Die Namen von Verstorbenen

Wenn ein Kind nach einem verstorbenen Geschwister benannt wird, wird das verstorbene Kind damit aus der Familie ausgeklammert. Es hat dann nicht einmal mehr den eigenen Namen. Das ist ganz schlimm.
TEILNEHMER Wenn man den Namen eines gefallenen Onkels bekommt, hat das eine ähnliche Wirkung? Oder ist das nur ein Andenken?
HELLINGER Wenn man den Namen eines gefallenen Onkels bekommt, kann es eine schlimme Wirkung haben, zum Beispiel, wenn man diesen Onkel nicht betrauert hat. Wenn der, zum Beispiel, als Held verehrt wird, wird er nicht betrauert. Aber wenn er wirklich betrauert wurde, kann man ein Kind nach ihm benennen. Man kann dann das Kind dem toten Onkel anvertrauen, dass der über das Leben seines Neffen wacht. Bist du nach so einem Onkel benannt?

TEILNEHMER Ja.
HELLINGER Du musst den Onkel anschauen und sagen: »Schau auf mich und achte mein Leben.« Das wäre hier die gute Dynamik.

Ausgeklammerte Tote

TEILNEHMER Sie unterscheiden zwei Arten von Tod, ein natürlicher und ein früher oder gewaltsamer. Hat das eine Bedeutung? Jeder muss doch sowieso sterben.
HELLINGER Es geht darum, ob Verstorbene ausgeklammert werden. Das ist sehr häufig. Zum Beispiel wird ein früh verstorbenes Kind in der Familie oft nicht einmal mehr erwähnt. Oder es ist einer im Krieg gefallen und wird nicht mehr erwähnt. Dann ist es wichtig, dass er wieder in die Familie hineingenommen wird, denn wenn er nicht geachtet wird, wird er von jemand anderem in der Familie vertreten. Deswegen spielt das eine Rolle. Nicht der Tod als solcher ist das Schlimme, sondern dass jemand ausgeschlossen wird.

Ungeborene Kinder in der Familie

Ungeborene Kinder, das heißt abgegangene Kinder oder abgetriebene Kinder, haben in der Familie nicht die gleiche Wirkung wie ein geborenes Kind. Das heißt, ihre Geschwister werden nicht so leicht in deren Schicksal verstrickt, obwohl es hier oft auch Ausnahmen gibt.

Abgetriebene Kinder haben aber immer eine besondere Wirkung für ihre Eltern. Für die Eltern sind sie immer bedeutsam. Dabei gibt es häufig die Dynamik, dass die Mutter oder der Vater des abgetriebenen Kindes diesem nachfolgen will, auch in den Tod. Oder dass sie sühnen, indem sie es sich später schlecht gehen lassen, zum Beispiel dann keinen Partner mehr haben oder finden; oder, wenn sie in einer Beziehung leben, dass die Beziehung auseinander geht. Das macht es für ein abgetriebenes Kind, wenn man sich überlegt, das Kind würde um diese Wirkung seines Schicksals wissen, noch schlimmer.

Die Lösung wäre, dass die Eltern einem solchen Kind einen Platz in ihrem Herzen geben. Das kann nur geschehen, wenn es in ihren Blick kommt. Es muss zuerst in den Blick seiner Eltern kommen. Dann sagen ihm diese mit Liebe: »Mein liebes Kind.« Wenn dann der Schmerz um das Kind in den Eltern hochsteigt, ehrt dies das Kind, und dann fließt die Liebe zwischen Mutter und Kind und Vater und Kind. Das versöhnt.

Der Schmerz und die Liebe versöhnen das Kind mit seinem Schicksal.

Dann ist es wichtig, dass man im Andenken an dieses Kind die Kraft, die aus der Schuld kommt, in Gutes hinein fließen lässt, zum Beispiel indem man für andere sorgt, großzügig. Das wirkt auf das Kind zurück. Das Kind ist dann nicht weg. Es wird von seinen Eltern wieder aufgenommen, hat Teil an ihrem Leben und ist dann versöhnt. Das wäre hier eine gute Lösung für alle.

Manchmal können Eltern das auch mit Kindern machen, die abgegangen sind. Aber für die lebenden Kinder in einer Familie haben diese »Geschwister« in Anführungszeichen in der Regel keine oder nur eine geringe Bedeutung.

Das abgetriebene Kind und seine Geschwister

TEILNEHMERIN Ich hatte es so verstanden, dass abgetriebene Kinder nicht auf die Geschwister wirken, und habe das jetzt anders gefunden. Ich hatte es so verstanden, dass es nur auf das Paar wirkt und nicht auch auf die Geschwister. Ist das anders oder neu?

HELLINGER Das kommt davon, wenn man sich auf so etwas festlegt. Aber hier ging es nicht um das abgetriebene Kind, sondern es ging um den unterdrückten Schmerz des Vaters. Den hat das Kind übernommen.

TEILNEHMERIN So verstehe ich es gut.

Weggegebene Kinder

Es gibt die Situation, dass Eltern ihr Kind weggeben und sich der Sorge für dieses Kind entziehen. Das passiert besonders oft bei unehelichen Kindern. Da sind es vor allem die Väter, die sich entziehen. Wer sich so entzieht, der hat seine Rechte verspielt. Noch mehr, es ist im Grunde ein schweres Verbrechen. Die Seele reagiert darauf, als sei es ein schweres Verbrechen. In der Seele dessen, der sich nicht um sein Kind kümmert, wirkt das so. Aber nicht nur in seiner Seele. Es wirkt so in der Seele der Familie, der er angehört. Wenn er nicht anerkennt, dass es ein schweres Verbrechen ist, dann stirbt manchmal ein anderer.

Wenn jemand seine Familie leichtfertig verlässt – »leichtfertig«, das ist hier ganz wichtig, oft im Sinne von »ich verwirkliche mich selbst« – stirbt manchmal ein Kind oder bringt sich um.

Ich meine nicht, dass man hier jemanden des Todes schuldig sprechen darf, das wäre natürlich etwas ganz Schlimmes. Das wäre Anmaßung von außen. Ich beobachte nur die Bewegungen der Seele. Merkwürdigerweise werden solche Eltern manchmal Esoteriker. Die gehen dann einen so genannten spirituellen Weg und lassen ihre Kinder im Stich.

Kinder, die in diese Situation geraten sind, finden oft eine Stütze bei Adoptiveltern oder bei Pflegeeltern. Oder auch in einem SOS-Kinderdorf oder anderen Einrichtungen. Aber diese Kinder haben es schwer, das Geschenk zu nehmen, das ihnen von Adoptiveltern oder Pflegeeltern oder von so einer Institution angeboten wird. Sie hoffen noch, dass ihre Eltern kommen und sie aufnehmen.

Die heilende Bewegung für so ein Kind wäre, dass es seine Eltern anschaut und von ihnen das Leben nimmt, das sie ihm geschenkt haben. Das ist das höchste Gut. Es nimmt das Leben in sein Herz und gibt ihm den vollen Raum, dem gesunden Leben. Und dann entlässt es die Eltern aus seinem Herzen, indem es ihnen sagt: »Jetzt lasse ich euch ziehen. Jetzt verzichte ich auf euch für immer.« Das ist der entscheidende Satz: Für immer. Das ist unglaublich schmerzlich. Doch es ist ein heilender Schmerz. Das ist für das Kind so, als seien die Eltern tot. Dann erst kann das Kind sich den Adoptiveltern zuwenden oder den Pflegeeltern oder denen, die für es sorgen. Dann kann sich das Leben, das es von seinen Eltern hat, entfalten.

Oft ist es so, dass ein solches Kind später seine Eltern sucht oder aufsucht. Dabei hat es die Hoffnung, dass das Weggegeben-worden-Sein rückgängig gemacht werden kann. Das wird es aber in der Regel nicht. Das geschieht nur in Ausnahmefällen. Die Eltern fühlen sich ja schuldig. Sie wollen dann dem Kind vielleicht einreden, wie schlimm es damals für sie war und werden dann wie kleine Kinder, die sich von ihrem Kind betreuen lassen, als sei das Kind Eltern für sie. Als wären nicht sie die Großen gewesen und das Kind das arme, das sich nicht wehren konnte.

Das Weggeben eines Kindes ist vergleichbar mit einer Abtreibung. Es ist ein Weggeben für immer. Das Kind muss das anerkennen. Als Erwachsener kann es das, als Kind kann es das nicht. Das darf man ihm auch nicht zumuten. Das geht nicht. Das Anerkennen dieser Wirklichkeit hat dann erst eine Chance, wenn die trügerische Hoffnung weg ist. Der berühmte Dante hat eine Komödie geschrieben, eine göttliche Komödie sogar. In ihr beschreibt er, dass über dem Eingang zur Hölle, – oder ist es sogar über dem Eingang zum Himmel? – der Satz steht: Wer hier eintritt, der lasse alle Hoffnung fahren. Denn diese Hoffnung ist trügerisch.

Die Sühne

TEILNEHMER Wie kamst du darauf, dass die Mutter sich des Todes schuldig gemacht hatte? Leitet sich das daher, dass sie das Kind weggegeben hat? Das würde es für mich nicht ganz erklären.

HELLINGER Ihr Sohn hatte den gleichen Namen wie das weggegebene Kind. Die Seele verzeiht das nicht, wenn eine Mutter ein Kind weggibt. Das System verzeiht es auch nicht. Dann gibt es ein Bedürfnis nach Sühne. Die Mutter hat natürlich das Bedürfnis nach Sühne. Aber der andere Sohn, der den Namen des Weggegebenen bekommen hat, ist selbst weggegangen wie das weggegebene Kind. Mein Bild war, dass er es für seine Mutter getan hat. Ausschlaggebend war ihr Blick zum Himmel. Das war das Signal, an dem ich mich orientiert habe in dem Augenblick.

Familiengeheimnisse

TEILNEHMERIN Vorhin fiel das Stichwort Familiengeheimnisse. Ich wäre froh, wenn Sie dazu noch etwas sagen könnten.

HELLINGER Zu den Familiengeheimnissen?

TEILNEHMERIN Ja, wie man sich da verhält.

HELLINGER Es gibt Familiengeheimnisse, die muss man hüten. Die gehen Kinder nichts an. Alles, was zur Intimbeziehung der Eltern gehört oder was zur Schuld der Eltern gehört, geht Kinder nichts an. Kinder dürfen zum Beispiel nicht nachforschen, was die Eltern angestellt haben. Wozu machen sie das denn? Wenn sie etwas herausgefunden haben, was sagen dann die Kinder? Sie fragen die Eltern: Was habt ihr hier gemacht? Sie treten dann als die Großen auf, als hätten sie ein Recht dazu. Solche Geheimnisse hütet der Therapeut vor den Kindern. Er lässt sich auf so etwas nicht ein.

Dann gibt es Familiengeheimnisse, die müssen ans Licht kommen, zum Beispiel Personen, die zur Familie gehören, aber nicht gewürdigt und anerkannt wurden oder die vergessen sind, zum Beispiel früh verstorbene Geschwister. Das darf ein Kind wissen, das muss ein Kind wissen. Wenn man das ans Licht bringt, hat es eine heilende Wirkung.

Bei den Familienaufstellungen ist die erste Frage, die sich der Therapeut stellt: Wer fehlt, und wer muss dazu. Wenn man die Stellvertreter für die Familienmitglieder aufstellt, kann man oft sehen, dass jemand fehlt. Wenn zum Beispiel alle in eine Richtung schauen, dann fehlt vor ihnen jemand. Dann sucht man, wer das ist, und wenn der vor die anderen hingestellt wird, finden sie Frieden.

Behinderungen in der Familie

Behindertes Kind

Wenn Eltern ein behindertes Kind bekommen, dann hat es oft die gleiche Wirkung, wie wenn in einer Familie Kinder früh gestorben sind. Die Eltern gehen dann auseinander, rücken auseinander, weil sie insgeheim sich oder dem anderen einen Vorwurf wegen der Behinderung machen, als seien sie schuld. Die Lösung ist hier, dass Eltern sich gegenseitig anschauen und sagen: »Es ist unser Kind, und wir sorgen für es gemeinsam, so wie es uns als Eltern braucht.« Dann können die Eltern zusammenrücken und sie können sich gegenseitig in der Pflege des behinderten Kindes unterstützen und stärken. Das ist der erste Schritt.

Behindertes Geschwister

Unter den Geschwistern hat es auch eine tief greifende Wirkung, weil die Kinder, die gesund sind, sich nicht trauen, ihre Gesundheit zu behalten und ihr Leben voll zu nehmen. Denn insgeheim fühlen sie sich dem behinderten Kind gegenüber schuldig, weil dieses Kind einen Nachteil hat, und sie haben einen Vorteil. Dann wollen sie das ausgleichen. Das ist ähnlich wie in normalen menschlichen Beziehungen. Wenn der eine etwas bekommen hat, dann will er das teilen oder auch dem etwas zurückgeben, von dem er bekommen hat, damit es wieder einen Ausgleich gibt. Dieses grundlegende Erlebnis vom Bedürfnis nach Ausgleich wird auch auf solche Situationen übertragen. Doch hier wirkt es dann sonderlich. Man fühlt sich besser, wenn man es sich schlecht gehen lässt, weil dieses Bedürfnis nach Ausgleich besteht, und das ist dann befriedigt.

Die Lösung liegt hier auf einer höheren Ebene. Das Kind, welches gesund ist, sagt dem behinderten Kind: »Du bist behindert, und ich bin gesund. Ich nehme meine Gesundheit, wie ich sie bekommen habe, ich achte sie als ein Geschenk. Doch ich lasse dich daran Anteil nehmen. Wenn du mich brauchst, bin ich für dich da.« Dann kann das gesunde Kind seinen Vorteil behalten und gleichzeitig dem behinderten Kind Anteil daran geben. Das ist ein Ausgleich auf einer anderen Ebene. Das wäre hier zu bedenken.

TEILNEHMERIN Mir ist vorgekommen, Sie behandeln die Tatsache, dass es in einer Familie ein behindertes Kind gibt, wie einen Todesfall oder wie einen Schicksalsschlag in der Familie. Stimmt mein Eindruck, oder wie sehen Sie die Behinderung im Verhältnis zu den anderen Ereignissen?

HELLINGER Der Eindruck stimmt. Ich behandle es fast so, doch nicht ganz. Es geht darum, dass durch das Gefälle von Gewinn und Verlust, oder von Vorteil oder Nachteil, bei denen, die den Vorteil haben, ein Schuldgefühl entsteht.

Wenn es in einer Familie ein behindertes Kind gibt, dann trauen sich die anderen Geschwister in der Regel nicht, ihr Leben und ihr Schicksal voll zu nehmen. Sie versuchen dann auszugleichen, indem sie ihr Leben einschränken. Wenn man das genau betrachtet, belasten sie dadurch das behinderte Kind zusätzlich, weil es dann sozusagen schuld daran ist, dass sie sich einschränken.

Die Lösung ist, dass sie dem behinderten Geschwister sagen: »Ich verneige mich vor deinem Schicksal und vor dir, der es trägt. Und ich verneige mich vor meinem Schicksal. Ich achte deines und ich achte meines. Ich nehme mein Leben, wie es mir gegeben wird, und ich lasse dir deines, wie es dir gegeben wird. Aber ich bin immer dein Bruder, oder ich bin immer deine Schwester. Du kannst dich auf mich verlassen, wenn du mich brauchst.« Dann ist das behinderte Kind frei, sich zu entfalten.

Das gesunde Kind kann es auch so machen, dass es sich entfaltet gleichsam mit seinem behinderten Geschwister neben sich. Es macht das sozusagen in Verbindung mit diesem Geschwister und zieht Kraft aus dieser Verbindung. Das behinderte Kind hat dann Anteil am guten Leben seines gesunden Geschwisters und an seinen guten Taten.

Contergan-Kinder

TEILNEHMER Bei Contergan-Kindern, wo die Mutter Medikamente eingenommen hat, ist es ja mit dem Vorwurf viel schwieriger. Gilt dann das Gleiche, was Sie allgemein über Behinderungen gesagt haben?

HELLINGER Wenn die Mutter gewusst hätte, was Contergan bewirkt und sie es trotzdem genommen hätte, wäre ein Vorwurf berechtigt. Aber sonst ist das nicht der Fall. Dann nimmt man es wie Schicksal. Alle nehmen es dann wie Schicksal. Das behinderte Kind sagt: »Ich nehme mein Leben auch zu diesem Preis.« Und die Eltern können dem Kind sagen: »Wir haben dir das Leben gegeben, und du darfst es haben auch zu diesem Preis.« Das stiftet Frieden in der Familie.

Behinderung eines Partners

TEILNEHMER Was hat es für Konsequenzen, wenn eine Behinderung im Laufe der Partnerschaft auftritt?

HELLINGER Es kommt darauf an, ob sie ziemlich am Anfang der Ehe auftritt oder manifest wird. Wenn sich, zum Beispiel, herausstellt, dass einer der beiden Ehepartner keine Kinder bekommen kann, und der andere Kinder haben möchte, dann darf der, der keine Kinder bekommen kann, den anderen nicht festhalten. Er muss ihn freigeben.

Wenn es eine Behinderung ist, die sich, zum Beispiel, durch einen Autounfall einstellt, dann ist das Gemäße, dass der, der gesund ist, dem anderen versichert: »Ich bleibe bei dir.« Da ist dann Kraft drin. Das gehört zum Vertrag: Wir gehören zusammen und wir stehen zusammen, auch in schwierigen Zeiten. Das ist dann das Richtige.

Wenn die Behinderung so groß ist, dass eine Ehe nicht mehr möglich ist, kann man sich trennen. Ein Beispiel, das ich erlebt habe, war: Der Mann ist vom Pferd gefallen und hatte eine so schwere Kopfverletzung, dass er ständig in einer Klinik sein musste und nicht mehr zurechnungsfähig war. Ich habe der Frau geraten, dass sie dem Mann sagen soll: »Ich habe dich sehr geliebt, und ich achte dich, und du bleibst immer der Vater unserer Kinder, doch ich betrachte die Ehe jetzt als beendet und wende mich einem neuen Partner zu.« Das hat sie gemacht. Obwohl der Mann kaum zurechnungsfähig war, hat er in diesem Augenblick gestrahlt. Es war für ihn gemäß, dass er seine Frau nicht festhält, da nichts Gemeinsames mehr da sein konnte. Also, es gibt verschiedene Situationen. Man muss abwägen, was dann das Richtige ist.

Behinderungen der Eltern

TEILNEHMER Was hat das für Auswirkungen für die Kinder, wenn die Behinderung während der Beziehung entsteht?

HELLINGER Eine Familie trägt das Schicksal eines Mitglieds immer gemeinsam. Das ist das Gemäße. Da gibt es manchmal schlimme Beispiele: Der Mann kommt vom Krieg zurück, hat einen Kopfschuss und hat einen Rappel. Die Mutter lehnt ihn dann ab und versucht, ihn loszuwerden. Das hat auf die Kinder später eine fürchterliche Wirkung. Sie bleiben dem Vater innerlich treu und ahmen sein Verhalten später vielleicht auch nach.

Also, man steht dazu. In dem Augenblick, wo man dazu steht und dem zustimmt, ist es gar nicht so schlimm. Da lässt sich vieles arrangieren.

TEILNEHMER Meine Mutter hat ein Bein verloren, als ich 14 Jahre alt war. Wie gehen Kinder damit um?

HELLINGER Der Mutter oder der Oma den Stumpf streicheln. Das ist ein schönes Bild.

Kraft, die aus einer Behinderung erwächst

Oft ist es so, dass die Gesellschaft, die Umgebung, Eltern mit einem behinderten Kind bedauern, als hätten sie ein schlimmes Los gezogen. Wenn man sich aber eine Familie anschaut, die mit einem behinderten Kind umgeht, und sieht, welche Kräfte in dieser Familie freigesetzt werden, Liebe, Milde und auch Disziplin, dann sieht man, dass das behinderte Kind für diese Familie etwas Besonderes bedeutet. Ähnlich wie eine Krankheit für einen selbst – wenn man sie nimmt – oft etwas Bedeutsames ist. Eine Familie mit einem behinderten Kind strahlt auf die Umgebung aus. Viele Illusionen, die man sich sonst von Glück und Leben macht, werden dort gedämpft und machen Platz für eine tiefere Zuneigung zum Leben, so wie es ist, auch mit seinen Grenzen und seinen Einschränkungen.

zu einer Klientin So kannst du deine Krankheit sehen und kannst die Pflege, die andere dir geben, annehmen und sie achten. Das ist sehr wichtig, die Pflege, die dir andere geben, als ein Geschenk zu achten.

Diese Dankbarkeit ist für die anderen ein Ausgleich, die Anerkennung für das, was sie für dich tun. Dann können sie es leichter für dich tun. Wenn du Ansprüche stellen würdest, könnten sie es nicht aus dem Herzen heraus geben. Das wäre schlimm. So kann das nicht nur für dich von Bedeutung sein, sondern auch für die Umgebung, die dich pflegt. Manchmal wird auch etwas besser.

Die Ursprungsordnung

Wenn die Ursprungsordnung nicht anerkannt wird, zum Beispiel die Reihenfolge der Geschwister, führt das zu großer Verwirrung und manchmal auch zu Schizophrenie. Wenn dann ein Kind seinen richtigen Platz einnimmt, fühlt es sich in Ordnung. Es fühlt sich nicht kleiner, wenn es vorher einen höheren Platz eingenommen hatte, sondern nur richtig. Auch die älteren Geschwister sind an ihrem Platz nicht größer, aber sie haben einen Vorrang in der Ordnung.

Verteufeltes Kind

TEILNEHMERIN Ich kenne jemanden, der einige psychotische Schübe hatte und dann die Tendenz hatte, sich mit Bildern von Teufeln zu beschäftigen. Er sagt: »Jemand verkörpert das Böse.« Dabei bezieht er sich auf die katholische und kirchliche Lehre. Was wäre dazu zu sagen?

HELLINGER Ich habe etwas herausgefunden über Teufel. In einer Gruppe von Kindertherapeuten wurde von einem Jungen berichtet, der sich auf eine Weise verhält, dass man annehmen muss, er sei vom Teufel besessen. Anders wäre das nicht zu erklären. Ich habe ihnen gesagt, der Teufel ist meistens jemand in der eigenen Familie. Wir haben dann nach dem Teufel in der Familie geforscht.

Der Junge war von einer Frau adoptiert worden, die, um ihren Mann zu ärgern, sieben Kinder abgetrieben hatte. Die Therapeuten hatten Mitleid mit der Mutter statt mit dem Kind und meinten, sie müssten und könnten ihr helfen. Ich habe auf den Jungen geschaut, er hatte mein Herz. Mit Bezug auf die Frau war klar: Man muss sie ihrem Schicksal und den Folgen ihres Tuns überlassen. Und man darf das Kind nicht bei ihr lassen. Es muss da raus.

Also, wo man den Teufel am Werk zu sehen meint, ist meistens ein so genannter Guter oder so genannter Armer böse. Und wenn man nach dem Teufel sucht, findet man ihn am ehesten bei den Engeln. Die Grausamen geben sich oft als die Frömmsten, oder die Frömmsten sind oft die Grausamen. Sie haben wenig Herz.

Stellvertretendes Schlagen

TEILNEHMER Ich wollte nur fragen, wieso haben Sie sofort gesagt: Wen hat der Vater verhauen, das Kind oder die Frau? Wieso haben Sie das sofort erkannt: an der Gestalt oder an was auch immer?
HELLINGER Ich glaube, das hat der alte Freud schon gesagt: Wenn der Mann ein Kind verhaut, will er oft seine Frau verhauen. Oder die Frau, wenn sie ihren Mann verhauen will, verhaut das Kind. Man kann das sehr oft sehen.

Richard Wagner hat das zum Beispiel im Ring des Nibelungen beschrieben. Da sieht man, wie Wotan mit seiner Frau Fricka einen Krach hat und die Frau aus Rache an ihrem Mann seinen Sohn umbringt, und Wotan aus Rache an seiner Frau den umbringt, der seinen Sohn umgebracht hat. Die rächen sich sozusagen an den Kleinen.

Und dann ist er wütend auf Brünhild, seine Tochter. Das ist einfacher. Statt dass er auf seine Frau wütend ist, ist er auf Brünhild wütend. Diese Familiendynamik ist im Ring des Nibelungen wunderschön zum Ausdruck gebracht.

Wann ist ein Vater nach der Scheidung bereit, für seine Kinder zu sorgen?

TEILNEHMERIN Wie ist das: Du sagst, das Kind gehört eindeutig zum Vater? Aber wie ist das, wenn das Kind jahrelang darum kämpft, zum Vater zu kommen, aber der Vater das nicht will? Es will auch nicht mehr bei der Mutter bleiben.
HELLINGER Ich kann dir das Geheimnis verraten, wie ein Mann dazu gebracht werden kann, dass er seinen Sohn nimmt. Soll ich? – Wenn die Mutter ihn achtet.
TEILNEHMERIN Die Mutter den Vater?
HELLINGER Ja. Und wenn sie im Sohn seinen Vater achtet oder in der Tochter.

Ehren der Eltern

Der Ehre gibt es nicht genug. Wie befreiend ist es, wenn die Eltern ihre Ehre bekommen. Und wie billig ist es, wenn wir an solche tiefen Bindungen mit moralischen Urteilen herangehen. Wie wenig wird das der Wirklichkeit gerecht.

Ehren oder sich unterwerfen

TEILNEHMERIN Wie ist es mit dem Ehren und mit der Unterwerfung? Wo fängt das eine an oder hört das andere auf? Wo sind die Zusammenhänge und wie geht man damit um?

HELLINGER Häufig entsteht Krebs oder auch Fettsucht an dem Punkt, wo eine Frau sich weigert, sich vor ihrer Mutter zu verneigen. Dann geht diese Frau erhobenen Hauptes. Hier wären Ehren und Sich-Unterwerfen das Gleiche. Wenn es eine Unterwerfung mit Liebe ist, dann ist das Ehren.

Das Unterwerfen wird häufig so erlebt, dass jemand etwas von mir will, und ich muss, wenn ich es gebe, meine Würde aufgeben. Hier geht es aber am Ende darum, dass jemand seinem Schicksal zustimmt, wie es ist. Unser Schicksal wird zum großen Teil durch unsere Eltern mitbestimmt. Von unseren Eltern haben wir das, was wir sind, und auch das, was uns fehlt. Die Eltern geben uns einen Weg frei, und sie setzen uns auch eine Grenze durch sich selbst und durch ihr Schicksal und ihre Herkunft, wie immer. Wenn wir uns dem in diesem Sinne fügen mit Liebe, als Zustimmung zum Schicksal, wie es ist, mit allen Konsequenzen, dann ist das eine Art Unterwerfung. Man kann aber auch sagen, es ist Hingabe. Das ist ein ganz anderes Wort. Aus dieser Hingabe kommt Größe. Wem es gelungen ist, seinen Eltern auf diese Weise die Ehre zu geben, der kann sich neben sie stellen auf eine gleiche Ebene und der wird gleichzeitig frei. Es ist also in der Praxis genau umgekehrt wie das, was wir fürchten, das passiert, wenn wir uns unterwerfen.

ANDERE TEILNEHMERIN Ich habe noch eine Zusatzfrage: Ist es dann gleichermaßen auch beim Mann so, dass er sich vor seinem Vater verneigen muss?

HELLINGER Die Hauptverneigung ist immer vor der Mutter.

TEILNEHMERIN Auch beim Mann?

HELLINGER Auch beim Mann. Die Mutter ehren, das ist das Schwerste und das Größte. Aber ein Kind muss sich natürlich auch vor seinem Vater verneigen. Aber die wichtigste Verneigung, die notwendige Verneigung, ist vor der eigenen Mutter.

Ordnung und Liebe

TEILNEHMERIN Ich komme aus einer Familie, in der es kein Übermaß an Ordnung und kein Übermaß an Liebe gegeben hat. Aber auf jeden Fall war die Ordnung wichtiger.
ANDERE TEILNEHMERIN In meiner jetzigen Familie ist die Liebe wichtiger, aber wir gönnen uns sehr viel Unordnung oder jeden Tag eine neue Ordnung.
HELLINGER Wenn hier von Ordnungen die Rede ist, sind keine Regeln gemeint und keine Gesetze, sondern wahrgenommene Wirklichkeiten. Deswegen kann man sie auch nicht wählen. Sie wirken von selbst.

Die Liebe ist ein Teil der Ordnung. Manche meinen, sie könnten mit der Liebe Ordnungen überwinden. Das geht nicht. Die Liebe muss sich der Ordnung fügen, damit sie sich entfalten kann. Die Ordnungen, um die es hier geht, sind nicht der Willkür preisgegeben.

Diese Ordnungen sind geheimnisvoll. Man kann sie nicht genau in den Griff bekommen, man kann nur verfolgen, wie sie wirken. Sie wirken immer wieder anders, immer wieder neu.

Liebe und Leben

Wenn Eltern gehen und gehen wollen oder aus ihrer Schicksalsbindung herausgehen müssen, dann wollen sie, dass es den Kindern dennoch gut geht. Das konnte man hier sehen. Wenn Kinder dann dazwischentreten und das für ihre Eltern tragen wollen, ist es für die Eltern schlimm. Die Kinder können dadurch die Eltern nicht dazu bringen, dass sie bleiben. Aber sie können von ihnen den Segen nehmen.

Es gibt einen berühmten Spruch in der Bibel. Der heißt: »Die Liebe ist stark wie der Tod«. Es gibt aber noch eine stärkere Liebe. So könnte der Spruch auch heißen: »Die Liebe ist stark wie das Leben«. Das ist die größere Liebe – und die schwerere.

Wenn Vater oder Mutter früh gestorben sind

Das Kind braucht seine Eltern, um leben zu können, und wenn Vater oder Mutter früh sterben, dann muss der tote Elternteil einen Platz haben in der Familie. Zum Beispiel, indem ein Bild von ihm aufgehängt wird, auch wenn der andere Elternteil wieder heiratet. Die erste Frau oder der erste Mann ist ja der Vater oder die Mutter von dem Kind und muss einen Ehrenplatz haben, und das Kind darf seine Liebe zu dem toten Elternteil äußern. Der überlebende Elternteil oder auch die neue Frau oder der neue Mann führen das Kind zu dem toten Elternteil und vertrauen es ihm an. Dann ist die Trennung nicht so schwer zu verkraften. Es ist immer ein schweres Schicksal für ein Kind, aber so wird dann eine heilende Kraft wirksam. Man kann dem Kind auch sagen, dass die Toten noch gegenwärtig sind und auf es aufpassen. Das Kind spürt das sofort, und so kann man damit gut umgehen.

Der Löwe

TEILNEHMERIN Sie haben eben gesagt, wenn ein System belastet ist, zum Beispiel das des Vaters, dann sollen die Kinder in den Bannkreis des anderen Elternteils. Was ist, wenn beide Elternteile stark belastet sind, wo sollen die Kinder dann hin?
HELLINGER Dann ist es oft so, dass sie auf eigenen Füßen stehen müssen.
TEILNEHMERIN Aber ab welchem Alter können Kinder das? Irgendwie ist es doch unmöglich dann.
HELLINGER Im konkreten Fall findet man eine Lösung, zumal es nicht nur Eltern gibt, sondern auch noch Großeltern, Onkeln und Tanten.

Vor kurzem hat mir eine Therapeutin, die vor allem mit Säuglingen und kleinen Kindern arbeitet, von einem Kind erzählt, dessen Eltern sich gerade scheiden lassen wollten. Das Kind war sehr verhaltensauffällig. Sie hat das Kind mit Stofftieren seine Familie aufstellen lassen. Es hat den Vater und die Mutter weit auseinander gestellt und sich irgendwo in der Mitte als Häschen gesetzt. Es waren auch noch andere Tiere da, und die Therapeutin hat gefragt, was es mit denen machen will. Es hat gesagt: »Dieses Tier stelle ich zur Mama, und das stelle ich jetzt zum Papa.« Und was bedeutet das? »Das bei der Mama, das ist ihre früh verstorbene Schwester, und das beim Papa, das ist sein früh verstorbener Vater.«

Es hatte noch einen Löwen übrig. Die Therapeutin fragte: Was ist der Löwe? Das ist mein Onkel, zu dem gehe ich hin. Das war der Onkel, der das Kind aufgenommen hatte und jetzt für es sorgte.

Wie man die verstorbenen Eltern ehrt

TEILNEHMER Wie kann man die verstorbenen Eltern ehren? Inwiefern ist diese Geste »Ich gebe dir die Ehre« vor dem Grab möglich?

HELLINGER Jeder ist seine Eltern. Er trägt sie in sich. Daher ist das höchste Ehren der Eltern, wenn jemand den Eltern in sich die Ehre gibt. Wenn er den Eltern in sich die Ehre gegeben hat, fühlt er sich mit sich im Reinen. Der braucht keinen Befreiungsschlag. Der ist mit sich im Reinen.

Eine Weise, damit umzugehen, ist, dass ein Kind, dessen Eltern gestorben sind, seinen toten Eltern sagt: »Lieber Papa oder liebe Mama, in mir lebst du noch weiter, und ich lebe so, dass du dich daran freuen kannst.« Das ist »die Ehre geben«. Für das Kind wirkt das heilsam und gut. Und für die toten Eltern ist es dann, wie wenn Frieden ist.

Verletzungen

Das Sich-Berufen auf Verletzungen dient oft der Rechtfertigung von Böse-Sein. Der Verletzte nimmt für sich in Anspruch, dass er dem anderen etwas vorwerfen darf. Das macht es für alle Beteiligten nur schlimmer. Vor allem braucht dann der Verletzte dem anderen nicht zu danken für das, was er wirklich bekommen hat, zum Beispiel ein Kind seinen Eltern. Es ist schwer, auf den Triumph, der sich aus der Verletzung herleitet, zu verzichten. Der Erfolg dagegen verzichtet auf jeden Triumph.

Oft drückt der Verletzte seinen Schmerz aus als Vorwurf. Doch das ist dann kein wirklicher Schmerz. Der große Schmerz ist ohne Vorwurf. Dieser Schmerz, der heilt. Der andere wird als Waffe eingesetzt und bringt für alle nur Verletzungen.

Die Anmaßung

HELLINGER Ein Sohn, der den Vater konfrontiert, wird sich schwer dafür bestrafen. Wenn sich ein Nachgeordneter anmaßt, sich über den Vorgeordneten zu erheben, indem er ihn konfrontiert, als hätte er ein Recht dazu, dann ist das eine ungeheure Anmaßung. Diese Hybris ist die Grundlage aller Tragödien.

Der Trennungsschmerz

An den Tränen des Selbstmitleids zieht das Schicksal vorbei. Bei der Trauer ist es anders. Wo es eine Trennung gibt und einen Verlust, zum Beispiel, wenn der Mann stirbt oder ein Kind oder wenn die Eltern sterben, dann gibt es einen Schmerz der Trennung, einen Trennungsschmerz. Wer sich diesem Schmerz stellt, der kann den Verlust und die Trennung verschmerzen. Der Schmerz hilft ihm über die Trennung hinweg, wenn er sich ihm stellt. Der Schmerz, dem man sich stellt, ist sehr tief und tut sehr weh. Dieser Schmerz brennt. Wer sich diesem Schmerz überlässt, hat die Vorstellung, dass der endlos sei. Die Erfahrung zeigt aber, wenn sich jemand diesem Schmerz voll überlässt, erfährt er, dass die Trennung bald verschmerzt ist.

Wer aber nur auf sich schaut, sich selbst bedauert, dessen Schmerz ist endlos. Dieser Schmerz ist oberflächlich und kann ein ganzes Leben dauern. So jemand wird dann nicht mehr fähig für Neues. Wer den Trennungsschmerz voll erfahren hat, ist anschließend fähig für Neues. Für ihn geht das Leben weiter.

Ein Schmerz wird auch dann endlos, wenn ich jemandem, von dem ich getrennt wurde, böse bin. Für den, der böse ist auf den, den er verloren hat, versteckt oder verdeckt das Böse-Sein die Trauer.

Der Abschied

Wenn jemand sich beim Tod von Angehörigen Vorwürfe macht und sagt: »Wenn ich besser aufgepasst hätte, wäre es nicht passiert« oder wenn er sich schuldig fühlt, weil er überlebt hat, während die anderen starben, dann kann er das Schicksal nicht in seiner Wucht erfahren und entsprechend trauern. Oder wenn er den Tätern Vorwürfe macht und sich über sie entrüstet, dann sagt er innerlich: »Es hätte auch anders sein können, wenn der oder das nicht gewesen wäre.« Dabei wird übersehen, dass das Schicksal anders wirkt. Es wirkt auch durch die Mitwirkenden. Auch sie werden vom Schicksal in den Dienst genommen. Was immer geschieht, ist daher in diesem Sinne für die Betroffenen gemäß. Es kann nicht anders sein und hätte nicht anders sein können. Dann fügt man sich dem Schicksal im Schlimmen wie im Guten, sowohl als auch, mit der gleichen Haltung. Dadurch erst können die Überlebenden Abschied von den Toten nehmen und sind für ihr Leben frei.

Ordnung im Einklang

Ich habe schon lange aufgehört, über Ordnungen nachzudenken. Sie kommen ans Licht, im Vollzug kommen sie ans Licht, Schritt für Schritt. Dass Dinge in Ordnung kommen, in Einklang mit einem etwas Tragenden, das nenne ich Ordnung. Es wird aber nicht deutlich, was sie ist, wir erfassen sie immer nur annähernd.

Was in Familien krank macht und heilt

Einführung

Die Einsichten, was in Familien krank macht und heilt, haben sich aus dem Familien-Stellen ergeben. Dadurch wurde es möglich zu verstehen, dass viele Krankheiten im Zusammenhang mit ungelösten Problemen in der Familie und mit Verstrickungen in die Schicksale anderer Familienmitglieder zusammenhängen. Dieses Kapitel bringt wichtige Hinweise und Beispiele dazu.

Viele meiner Bücher befassen sich mit den familiengeschichtlichen Hintergründen von schweren Krankheiten, Unfällen und Selbstmord. Die wichtigste Hinführung dazu ist das Kapitel »Vom Himmel, der krank macht, und der Erde, die heilt« in dem Buch Ordnungen der Liebe. *(In der überarbeiteten und ergänzten Auflage heißt dieses Kapitel »Himmel und Erde«.)*

Liebe, die krank macht, und Liebe, die heilt

Schwere Krankheit, wie zum Beispiel Krebs, hängt mit der Verflechtung innerhalb der Familie zusammen, gemäß der wir an den Schicksalen anderer, die vor uns da waren, teilnehmen, ohne dass wir das erkennen. Es gibt also Schicksalsbindungen. Wenn zum Beispiel die Mutter früh starb, dann haben die Kinder aus dieser Familie ein inniges Bedürfnis, der Mutter nachzufolgen in den Tod. Das ist eine ganz tiefe innere Liebe. Diese tiefe Liebe bindet also das Kind an das Schicksal der Mutter.

Diese Sehnsucht, der Mutter nachzufolgen, wird manchmal nur gefühlt, aber nicht auch durch die Tat vollendet. Oft aber wird ein solches Kind krank, auch später als Erwachsener. Lebensbedrohliche Krankheiten hängen manchmal mit dieser Liebe zusammen. Die Krankheit wird sozusagen das Mittel, um dieser Liebe Ausdruck zu verleihen. Ähnliches gilt dann auch für schwere Unfälle oder Selbstmord. Auch Sucht hängt manchmal damit zusammen.

Wenn nun ein Kind, das die Mutter so früh verloren hat, selbst eine Familie hat und eigene Kinder, dann merken die Kinder manchmal, dass die Mutter oder der Vater weggehen will, dass diese ihrer Mutter nachfolgen wollen. Dann sagt das Kind: »Nein, ich mache es für dich.« Das ist auch eine Schicksalsbindung, eine tiefe Liebe, die da zum Ausdruck kommt, und auch sie äußert sich manchmal in einer schweren Krankheit wie Krebs oder in Unfällen und Selbstmord.

Dann gibt es noch eine andere Dynamik, die krank macht, nämlich wenn jemand schuldig geworden ist. Wenn zum Beispiel ein Kind abgetrieben wurde oder wenn ein Kind weggegeben wurde, dann spüren die Eltern oft ein Bedürfnis, das Schicksal dieses Kindes zu teilen, und haben die Tendenz, ihm nachzufolgen, aber hier mit der Hintergrundvorstellung der Sühne. Es ist sowohl Liebe wie Sühne, die dann dahinter wirkt. Auch das führt manchmal zu schweren Krankheiten, Unfällen und Selbstmord.

Allen diesen Bewegungen ist eines gemeinsam. Sie beachten nicht die andere Person. Die Liebe, die sich dort äußert, ist blind. Das Kind, das zum Beispiel seine Mutter verloren hat und ihr nachfolgen will in den Tod, schaut der Mutter nicht in die Augen. Es macht das gleichsam blind. Es ist dies eine blinde Liebe. Denn wenn das Kind der Mutter in die Augen schaut und ihr dann den innerlichen Satz sagt: »Ich folge dir nach in den Tod«, merkt es, dass es diesen Satz nicht mehr sagen kann, weil ihm auf einmal deutlich wird, dass die Mutter mit der gleichen Liebe liebt wie es selbst. Dann kann diese Liebe sich nicht mehr auf diese krankmachende Weise erfüllen. Sie müsste jetzt einen anderen Weg finden, der die Mutter ehrt. Zum Beispiel, wenn das Kind der Mutter sagt: »Du hast mir sehr gefehlt. Ich bin ohne dich kaum lebensfähig gewesen. Doch jetzt schaue ich dich an. Ich nehme mein Leben zum Preis, den du dafür bezahlt hast. Jetzt mache ich etwas daraus. Du sollst deine Freude daran haben, wenn du mich jetzt siehst.« Dann wird das Unglück der Mutter für das Kind eine Kraft zu einem erfüllten Leben, zu einem großen Leben. Damit ehrt es die Mutter auf eine ganz andere Weise, als wenn es stirbt.

Mit diesem Beispiel habe ich den Weg vorgezeichnet, auf dem man die Schicksalsbindungen, die krankmachen, vielleicht mildern kann, sodass sich das Schicksal zum Guten wendet. Dass also von daher keine Einflüsse wirksam werden, die krankmachen, sondern eher Einflüsse, die zum Guten führen, zu einem guten Endergebnis. Die Methode, mit der man das am ehesten erreichen kann, ist für mich das Familien-Stellen.

Nun ist es aber nicht so, dass das jetzt eine Medizin wäre, sodass, wenn man das gemacht hat, die Krankheit verschwindet. Das wäre naiv. Der Körper ist krank und braucht auch noch etwas anderes, zum Beispiel einen Arzt

Es gilt nicht immer, dass wir die Krankheit um jeden Preis bekämpfen müssen. Denn dahinter ist eine seltsame Vorstellung wirksam, nämlich: Das Leben sei das Höchste, und die Gesundheit und das Leben seien das Höchste, und es gälte, sie um jeden Preis zu erhalten. Ich finde das sehr seltsam. Denn das Leben kann überhaupt nicht das Höchste sein, weil das Leben aus etwas auftaucht und wieder in dieses zurücksinkt. Das, aus dem das Leben auftaucht, ist größer als das Leben, viel größer. Das Leben ist immer etwas Vorübergehendes und Kurzes, verglichen zu dem, aus dem es auftaucht. Das Leben hat seine volle Bewegung und Kraft nur in Übereinstimmung mit dieser Bewegung des Auftauchens und Zurücksinkens, sowohl als auch. Dann ist man mit etwas Größerem als dem Leben im Einklang, und das ist es, was zählt. Wer damit im Einklang ist, der nimmt Leben und Tod, Gesundheit und Krankheit als gleichwertig, jedes Ereignis in seiner Bedeutung. Aus diesem Einklang heraus kann er das eine wie das andere tragen und erfüllen und wächst daran.

Ich habe einmal in einem Spruch das zusammengefasst, was die Meinung, die Gesundheit sei das Höchste, etwas entlarvt. Es ist ein ganz einfacher Spruch, er heißt:

Zweierlei Glück

Das vom Ich gesuchte Glück
läuft uns leicht davon.
Wir wachsen, wenn es geht.

Das Glück der Seele
kommt und bleibt.
Es wächst mit uns.

Nach dem, was ich bisher gesehen habe, gibt es vor allem drei Grunddynamiken, die in Familien zu schweren Krankheiten führen oder zu Unfällen und Selbstmord.

Erstens, dass jemand sagt: »Ich folge dir nach.« Wenn zum Beispiel die Mutter oder der Vater früh gestorben sind, dann hat ein Kind das Bedürfnis, diesem Elternteil nachzufolgen in den Tod und ihm nachzufolgen in sein Schicksal. Es sagt dann: »Ich folge dir nach in den Tod«.

Vor kurzem habe ich eine Geschichte im *Spiegel* gelesen. Es gab vor einiger Zeit einen berühmten Rennfahrer, der hieß Campbell. Der hat auf einem Salzsee mit einem Rennauto Geschwindigkeitsrekorde gefahren. Später ist er umgestiegen auf Powerboats. Eines Tages hat sein Powerboat abgehoben und sich überschlagen, sodass er starb. Daraufhin hat seine Tochter angefangen, mit Powerboats Rennen zu fahren. Eines Tages hob auch ihr Boot ab und hat sich überschlagen. Sie hat es aber überlebt. Dann hat sie jemand gefragt, was sie in dem Augenblick gedacht habe. Sie sagte: »Ich hatte nur einen Gedanken: Papa, ich komme'«. Das ist die Dynamik »Ich folge dir nach.«

Wenn nun ein solches Kind erwachsen ist und selbst Kinder hat und wenn die Kinder merken, dass der Vater oder die Mutter das Bedürfnis hat, jemandem nachzufolgen in den Tod, dann sagt das Kind: »Lieber ich als du; ich mache es für dich.« Das ist die zweite Dynamik, die in Familien zu schweren Krankheiten führt und zu Unfällen und Selbstmord.

Die dritte Dynamik ist Sühne für Schuld. Entweder für persönliche Schuld oder stellvertretend für die Schuld von anderen, zum Beispiel der Eltern. Bei der Sühne wirkt die Vorstellung, dass man durch eigenes Leiden ein anderes Leiden verhindern kann. Oder man bezahlt mit dem eigenen Leiden, mit dem eigenen Tod, um etwas anderes auszugleichen. Das ist eine magische Vorstellung. Wer sühnen will, der nimmt den, an dem er oder andere schuldig wurden, nicht in den Blick. Wenn nämlich jemand Sühne leisten will, wenn zum Beispiel eine Frau ein Kind weggeben hat und dieses Kind früh gestorben ist und sie insgeheim zur Sühne dafür sterben oder sich umbringen will, kann sie das nur, wenn sie das Kind nicht anschaut. Wenn sie dem Kind in die Augen schauen würde, wenn sie sich vorstellen würde, sie schaut dem Kind in die Augen, und sagt dann: »Ich bringe mich um zur Sühne,« kann sie das nicht sagen. Sühne leisten kann man nur, wenn man die Augen zumacht und auf die Beziehung verzichtet. Sobald Beziehung da ist zu dem, an dem ich schuldig wurde, und ich ihm wirklich in die Augen sehe, kann ich das nicht sagen. Dann muss der Ausgleich auf einer anderen Ebene geschehen, auf einer höheren Ebene.

Auf diese höhere Ebene komme ich, wenn ich anerkenne, dass ich schuldig bin oder dass ich einen Vorteil habe, für den der andere bezahlen muss, und dass ich dann aus der Kraft der Schuld etwas Heilendes tue, etwas Gutes, an dem andere teilhaben. Das wirkt dann für diejenigen, die bezahlt haben, versöhnend.

Manche sprechen hier von systemischer Psychosomatik, als ob die Aufmerksamkeit auf die Krankheiten gerichtet wäre. Aber ich richte mich nicht nach den Krankheiten und auch nicht danach, ob jemand geheilt wird oder nicht. Ich arbeite mit dem System. Ich schaue, ob in der Familie Kräfte wirksam sind, die krank machen. Die bringe ich ans Licht. Oder, um es noch drastischer zu sagen, ich schaue, ob es Personen gibt, die krank machen, weil sie nicht gewürdigt werden. Die bringe ich wieder in die Familie herein. Wenn sie hereinkommen, wirken sie heilend. Was dann als Ergebnis mit Bezug auf die Krankheit geschieht, ist für mich nicht mehr so wichtig. Ich arbeite nur in diesem systemischen Bereich.

Ich möchte hier noch mal auf andere Weise etwas über die Grunddynamiken sagen, die bei schwerer Krankheit eine Rolle spielen oder bei Selbstmord oder schweren Unfällen.

Die erste Dynamik heißt: »Ich folge dir nach.« Das hat mit Liebe zu tun und mit der Bindung. Die ursprüngliche Gruppe fühlt sich als eine Schicksalsgemeinschaft, in der jeder für jeden einsteht, und wenn der eine geht, will der andere oft auch gehen. Ein Kind will gehen, wenn einer der Eltern geht oder wenn eines der Geschwister geht. Es ist eine archaische Liebe, die da wirkt. Was bei dieser Dynamik geschieht, ist, dass derjenige, der gehen will, dem anderen nicht in die Augen schauen kann. Sobald er nämlich dem in die Augen schaut, kann er ihm nicht mehr sagen: »Ich folge dir nach.« Denn in dem Augenblick, in dem er ihm in die Augen schaut und das sagt, merkt er, dass der andere das nicht will. Dass nämlich nicht nur er liebt, sondern der andere auch, und dass der andere das nicht haben will.

Vor kurzem hatte ich eine Aufstellung mit einer Frau, deren Vater im Krieg verschüttet wurde und der danach sehr gestört war. Ich habe den Vater sich auf den Boden hinlegen lassen und diese Frau neben ihn. Dann habe ich sie den Vater anschauen und ihm sagen lassen: »Ich lege mich zu dir, und ich übernehme es für dich.« Dieser Satz war für sie ganz selbstverständlich. Als sie aber dem Vater in die Augen schaute, war es für sie schwer, das zu sagen. Der Vater hat ihr gesagt: »Es ist mein Schicksal, und ich trage es alleine. Von mir aus bist du frei.« Das wäre bei der Dynamik »Ich folge dir nach« die Lösung.

Wenn nun einer der Eltern diese Dynamik »Ich folge dir nach in den Tod« spürt und ihr folgen will, dann sagt ein Kind: »Lieber ich als du. Ich mach es an deiner Stelle.« Das ist die zweite Dynamik. Wenn ein Kind das zum Beispiel der Mutter in die Augen sagt, dann wird die Mutter auf einmal groß und sagt: »Nein.« Dann geht es auch nicht, diesen Satz zu sagen.

Hier war die einfachere Lösung, dass ich in der Aufstellung die Person, der die Mutter nachfolgen will, hereingebracht habe, ihre tote Zwillingsschwester. Dann kam es für die Mutter zur Entmachtung des Satzes »Ich folge dir nach«. Dadurch entfiel für ihre Tochter von selbst der Satz »Lieber ich als du«.

Also, das sind zwei wichtige Dynamiken, die manchmal hinter schweren Krankheiten wirken. Wenn sie ans Licht gebracht und aufgelöst werden, kommen heilende Kräfte ins Spiel, die sich oft auch auf die Krankheit günstig auswirken.

Eine dritte Dynamik ist Sühne, und zwar in mehrfacher Hinsicht. Einmal die Sühne für persönliche Schuld. Man findet das manchmal bei Frauen, die ein Kind abgetrieben haben, und bei den Vätern dieser Kinder, dass sie für die Abtreibung sühnen, zum Beispiel indem sie sich einschränken oder krank werden.

Vor kurzem hat ein Mann, der Krebs hatte, seine Familie aufgestellt. Dabei zeigte sich, dass er früher eine Beziehung zu einer Frau hatte, die ein Kind von ihm erwartet hatte, das abgetrieben wurde. Ich habe diese Frau mit aufgestellt und das Kind dazu. Die Frau war sehr bewegt, er aber nicht. Dann wurde eine seiner Töchter von heftigen Gefühlen bewegt. Sie hat den Schmerz, den der Vater hätte haben müssen, an seiner Stelle zum Ausdruck gebracht. Dann hab ich den Vater zu dieser Tochter sagen lassen: »Es ist meine Verantwortung. Ich trage es, du bist nur mein Kind.« Als er das gesagt hatte, kam er selbst in das Gefühl von Trauer und Schmerz, denn jetzt war niemand mehr da, der es für ihn übernahm. Er konnte das selbst übernehmen, und die Tochter war frei.

Also, auch Sühne spielt bei schweren Krankheiten oder bei Unfällen und Selbstmord eine Rolle. Sie ist eine verdeckte Form der Liebe. Dabei macht das die Seele anders, als wir uns das denken. Wir haben ja manchmal für Taten, die einen schlimmen Ausgang haben, eine

Rechtfertigung. Gerade bei Abtreibungen wird viel gerechtfertigt, auf die eine oder andere Weise. Was da gesagt wird, klingt oft ganz plausibel. Aber die Seele hört nicht darauf. Das ist es. Die Frage ist daher, ob ein Argument die Seele erreicht. Nur wenn es die Seele erreicht, kann es etwas bewirken.

Eine Hilfe in so einer Situation ist es, wenn der Vater oder die Mutter oder beide das Kind in den Blick nehmen als ihr Kind und ihm sagen: »Ich bin dein Vater, ich bin deine Mutter.« Das ist die Wirklichkeit, an der kann niemand rütteln. Wenn das bewusst wird »Ich bin ja Vater, ich bin ja Mutter, und das ist unser Kind« dann bekommt die Situation einen anderen Ernst. Dann kommt häufig ein tiefer Schmerz in den Partnern hoch, und sie können dem Kind sagen: »Jetzt nehme ich dich als mein Kind. Du darfst mich jetzt haben als deinen Vater, als deine Mutter. Ich nehme von dir, dass du Platz gemacht hast, als ein Geschenk und würdige es.« Dann ist das Kind geachtet. Auf solche Sätze hört die Seele. Sie haben in ihr eine heilende Wirkung.

Bei der Sühne ist es genau wie bei den anderen Dynamiken. Wer Sühne leistet, kann dem, dem er die Sühne leisten will, nicht in die Augen schauen. Wenn er ihm in die Augen schaut und zum Beispiel sagt: »Jetzt bringe ich mich um, weil ich dir weh getan habe«, dann ist das für den anderen ganz schlimm.

Nehmen wir mal an, jemand hat einen anderen leichtfertig überfahren, und der andere stirbt, während er überlebt. Wenn er dem anderen sagen will: »Weil ich dich totgefahren habe, bringe ich mich um«, dann kann er das nicht sagen, wenn er ihm dabei in die Augen schaut. Denn dann sieht er plötzlich, dass er damit dem anderen noch eine zusätzliche Last aufbürdet, weil er ihn auch noch für seinen Tod verantwortlich macht. Das geht nicht. Er kann aber sagen: »Ich trage es als eine Schuld, die nie aufhört, und mit der Kraft, die aus dieser Schuld kommt, tue ich etwas Gutes im Andenken an dich.« Da schwingt die Seele mit. Dadurch wird die Schuld zwar nicht aufgehoben, es kommt aber etwas Gutes durch sie in Bewegung. Das wäre die Lösung bei der Sühne für persönliche Schuld.

Ich bringe noch ein anderes Beispiel für Sühne, bei der die Schuld nicht gesehen oder verleugnet wird. Wenn jemand seine Eltern verachtet, dann sühnt er manchmal für die Verachtung, indem er eine Krankheit bekommt oder stirbt. Bei Krebs kann man manchmal sehen, dass Krebskranke ihrer Mutter innerlich sagen: »Lieber sterbe ich, als dass ich dir die Ehre gebe.« Solche Klienten sind dann ganz starr. Sie stehen mit erhobenem Haupt da und bringen es nicht über sich, sich vor ihrer Mutter oder ihrem Vater zu verneigen und ihnen zu sagen: »Ich gebe dir die Ehre.« Die Krankheit ist dann auch eine Sühne für die Verweigerung der Ehre. Dann das Herz noch zu erweichen, dass jemand sich doch noch mit Achtung vor seinen Eltern verneigt, ist sehr schwer. Man muss dann manchmal zugeben, dass hier die Sühne gemäß ist.

Diese Dynamik sieht man übrigens manchmal auch bei Fettsüchtigen. Statt dass sie einer Person, die sie ablehnen oder verleugnen, einen Platz in ihrer Seele geben, essen sie etwas in sich hinein, was sie fett macht und krank. Sie geben dann diesen Personen sozusagen einen Platz in ihrem Fett statt in ihrem Herzen.

Wenn man Familien anschaut, kann man sehen, dass die meisten schwerwiegenden Schwierigkeiten und Krankheiten in den Familien durch Liebe bedingt sind, aus dem geheimen Versuch heraus, mit Liebe andere zu retten oder sich mit ihnen zu verbinden. Die Krankheit und der Tod sind oft nur ein Mittel, um dieser Liebe Ausdruck zu geben. Wenn man das erkannt hat, kann man diese Schwierigkeiten und Krankheiten ganz anders anschauen, nämlich mit sehr tiefem Mitgefühl und Verständnis.

Das Merkwürdige dabei ist, dass es sich dabei um die Liebe eines Kindes handelt, das eigentlich nicht viel von der Welt versteht. Daher kommt es darauf an, dass man dem Kind, das auf diese Weise liebt, zeigt, wie es noch besser lieben kann, sodass es durch diese gleiche Liebe, die es krank macht, gesund wird, und dass es anderen in der Familie mit dieser Liebe besser geht als mit der anderen, durch die sich jemand in Schwierigkeiten bringt.

Wege zur Neuorientierung

Diese Bewegungen: »Ich folge dir nach« oder »Lieber ich als du« verwischen sich oft. Im Endergebnis ist da kein Unterschied. Diese Bewegungen reichen manchmal mehrere Generationen zurück, also nicht nur zwei oder drei, manchmal vier oder fünf sogar, in denen sie noch wirksam sind.

Was man sehen muss, ist, dass diese Bewegungen in der Seele überhaupt nicht als schlimm erlebt werden. Daher ist es wichtig, dass der Therapeut sie auch nicht als schlimm erlebt, in dem Sinne, dass er meint, er müsse jetzt eingreifen und sie stoppen. Das kann er nicht stoppen. Aber er kann Wege aufzeigen, wie die Seele sich vielleicht neu orientiert und dann den Weg zurückfindet, gerade auch im Andenken an die Toten. Denen geht es ja besser, wenn die Lebenden weiterleben, als wenn die zu früh sterben, vor der Zeit.

Psychotherapie und Medizin

Wenn man von psychosomatischen Krankheiten spricht, besteht manchmal die Gefahr, dass man meint, man könne eine Krankheit allein mit psychischen Mitteln heilen, sodass man die Psychotherapie wie ein Medikament benutzt, das man schluckt, und dann ist es gut. Das ist ein schlimmes Missverständnis. Es ist auch unter gewissen Psychotherapeuten weit verbreitet und geht einher mit einer Verachtung der Schulmedizin.

Besonders von den Psychiatern sagt man oft, dass sie die Patienten nur mit Medikamenten voll stopfen und sonst nichts für sie tun. Ich halte das für sehr schlimm. Viele Medikamente helfen wirklich, sie müssen nur richtig eingestellt werden. Eine Psychotherapie ist oft erst möglich, wenn jemand auch die vom Psychiater verordneten Medikamente nimmt. Die Psychotherapie soll den Arzt unterstützen, nicht aber sich an seine Stelle setzen. Krankheiten sind eben auch oder sogar weitgehend rein körperlich bedingt, können es sein.

Andererseits sieht man, wenn die Familien von Kranken aufgestellt werden, dass immer, wo es schwere chronische Krankheiten oder Psychosen gibt, in der Familie schwere Schicksale wirken. Es gibt also Verbindungen zwischen schwerer Krankheit und Verstrickungen in die Schicksale von Familienmitgliedern. Wenn man dann in der Familie eine Ordnung schaffen kann, die Frieden und Versöhnung bringt, dann hat das von der Seele her eine mildernde oder unterstützende und oft sogar heilende Wirkung, auch auf die Krankheit. Dies aber im Zusammenwirken mit vielen anderen Maßnahmen, vor allem solcher der Medizin. Deswegen plädiere ich für die enge Zusammenarbeit und zwar die dienende Zusammenarbeit der Psychotherapie mit der Medizin.

Oft sagt man einem Kranken, seine Krankheit sei seelisch bedingt. Das wird von ihm leicht wie eine Abwertung erlebt, denn damit wird ihm manchmal gesagt, wenn du nur anders wolltest, wäre es anders. So ist es aber nicht, weil die Verstrickungen, die dahinter wirken, unbewusst sind. Der Antrieb, aus dem heraus sich jemand vielleicht destruktiv verhält, ist völlig unbewusst. Erst wenn die dahinter wirkende Verstrickung ans Licht kommt, kann sich das ändern.

Manchmal ist eine Krankheit für die Seele auch heilsam. Dann darf man nicht gleich versuchen sie wegzubringen, ohne dass der Betroffene sie ausgehalten hat und die Krankheit – um es paradox zu formulieren – zuerst ihre heilende Wirkung entfaltet hat. Erst dann kann sie gehen.

Krankheit und Ordnung

Durch eine Krankheit meldet sich manchmal etwas, was der Kranke nicht anerkennen will, zum Beispiel: Eine Person, eine Schuld, eine Grenze, seinen Leib, seine Seele, eine Aufgabe und einen Weg, den er gehen muss.

Die Krankheit erzwingt eine Wende. Daher verbündet sich der Therapeut mit dem Anliegen und dem Ziel der Krankheit, zum Beispiel mit der ausgeklammerten Person, der verleugneten Schuld, dem verachteten Leib, der verlassenen Seele, der Gnade und Chance, die sich in der Krankheit offenbart.

Wenn das in Ordnung gebracht ist, kann der Kranke besser leben. Und er kann auch besser sterben, wenn es soweit ist.

Krankheiten als Heilungsprozesse für die Seele

Bei Krebskranken geht es oft darum, dass sie sich dem Ernst der Situation stellen. Der Ernst ist, natürlich, dass es eine lebensgefährliche Krankheit ist, und dass man dem Tod ins Auge schauen muss. Oft haben die Kranken den Wunsch, dass der Krebs überwunden werden soll. Aber das kann man nicht, das ist illusorisch.

Die Krankheiten werden von uns meist als etwas Schlimmes angeschaut, das man wieder loswerden will. Krankheiten sind aber auch gleichzeitig Heilungsprozesse, vor allem für die Seele. Man darf sie nicht einfach weg tun. Oft kann man sehen, wenn einer Krankheit zugestanden wird, dass sie einer Sache dient, einer höheren vielleicht, dann kann sie sich zurückziehen. Dann hat sie ihre Aufgabe erfüllt. Aber sie muss gegenwärtig bleiben, sie darf nicht rausgeschmissen werden. Manchmal zieht sie sich dann zurück.

Krebs

Vor kurzem erzählte mir der Chefarzt einer psychosomatischen Klinik, sein Oberarzt, den ich schon seit zwanzig Jahren kenne, habe einen Gehirntumor bekommen. Ich fragte ihn: »Wie geht es ihm?« Er sagte: »Der ist selig.« Merkwürdig – meint man. Denn wenn ich mit Krebskranken zu tun habe, beobachte ich sehr oft, dass sie vordergründig gegen die Krankheit ankämpfen und hintergründig eine tiefe Sehnsucht haben, mit dieser Krankheit in den Tod zu gehen. Das würde also zeigen, dass für die Krebskranken Krankheit und der Tod nichts Schlimmes sind. Es ist etwas, nach dem sie sich sehnen. Nun habe ich, natürlich, nachgeforscht, wie so etwas möglich ist.

Mit der Methode, mit der ich vorwiegend arbeite, kommen solche verborgenen Zusammenhänge ans Licht. Die Methode heißt *Familien-Stellen,* und ich möchte hier kurz erklären, um was es sich dabei handelt. Ein Klient wählt aus einer anwesenden Gruppe Teilnehmer für die wichtigen Personen seiner Familie aus. Das kann die Gegenwartsfamilie sein, also er als der Mann oder sie als die Frau und dazu die Kinder, oder es kann die Herkunftsfamilie sein, also der eigene Vater, die eigene Mutter und er oder sie selbst in der Geschwisterreihe.

Wenn nun der Klient gesammelt, ohne dass er bestimmte Ziele hat, diese Personen im Raum zueinander aufstellt, ist er auf einmal überrascht, was da ans Licht kommt. Das Merkwürdige dabei ist: Die Personen, die er ausgewählt hat, fühlen wie die Personen, die sie darstellen, ohne dass sie irgendeine Ahnung von denen haben. Sie bekommen sogar deren Symptome, oder plötzlich verändert sich ihre Stimme und klingt ähnlich wie die der Personen, die sie darstellen. Es kommt also durch das Familien-Stellen etwas Verborgenes ans Licht, das bisher nicht bekannt war.

Ich kann diesen Vorgang nicht erklären. Es zeigt sich dabei, dass nicht nur der Klient selbst, sondern wildfremde Personen, sobald sie aufgestellt sind, mit einem größeren Feld in Verbindung sind und an einem Wissen teilhaben, das in diesem Feld gegenwärtig ist und mithilfe dieses Feldes ans Licht kommen kann. So also läuft eine Familienaufstellung ab. Manchmal verkürze ich eine Familienaufstellung. Zum Beispiel sagte eine Krebskranke: »Es ist halt jetzt die Krankheit da, und ich kämpfe dagegen.« Ich schlug ihr vor: »Wir stellen zwei Personen auf, eine Stellvertreterin für dich und einen Stellvertreter für den Krebs.« Das hat sie gemacht. Ihre Stellvertreterin und der Krebs standen sich gegenüber. Auf einmal zeigte sich zwischen den beiden eine unglaublich tiefe Liebe. Die Stellvertreterin der Klientin zog es unwiderstehlich zum Krebs, und beide haben sich innig umarmt.

Wenn wir unsere normalen Konzepte über Krankheit betrachten, scheint uns das sehr merkwürdig. Ich habe die Klientin gefragt: »Wenn du dir das anschaust, wer ist die Person, die du für den Krebs aufgestellt hast, wirklich?« Sie sagte: »Das ist mein Vater.« Ihr Vater war früh gestorben. Es zeigte sich also in dieser Aufstellung, dass sie eine tiefe Sehnsucht hatte, wieder zu ihrem Vater zu finden und mit ihm vereint zu sein im Tod. Der Krebs hatte den Sinn und das Ziel, sie mit ihrem Vater wieder zu vereinen. Viele Psychotherapien sonstiger Art und die medizinische Betreuung können in diesem Zusammenhang nur wenig bewirken, solange diese tiefe Sehnsucht nicht ans Licht gekommen ist und wir für sie eine Lösung finden.

Also, die Dynamik wäre in diesem Zusammenhang, dass die Klientin innerlich ihrem Vater sagt: »Ich folge dir nach in den Tod; ich habe solche Sehnsucht nach dir, dass ich lieber sterbe, als dass ich ohne dich weiterlebe.« Eine unglaublich tiefe Liebe kommt hier zum Ausdruck. Der Krebs kann sie nicht erschrecken und auch nicht der Tod.

Nun fragt man sich: Wie kann man so einer Kranken helfen, dass diese Dynamik entmachtet wird, sodass sie sich eher einer psychotherapeutischen Behandlung und vor allem der ärztlichen Behandlung öffnen kann? Im Rahmen des Familien-Stellens lasse ich die Klientin selbst dem Vater gegenüberstehen, ihm offen in die Augen blicken und sagen: »Ich liebe dich so sehr, dass ich sterben will, um mit dir vereint zu sein.« Sie muss ihm dabei fest in die Augen schauen. Wenn sie das macht, ihm wirklich in die Augen schaut und sagt: »Ich will sterben aus Liebe zu dir«, merkt sie, dass das dem Vater weh tut. Denn Eltern wollen, dass die Kinder, denen sie das Leben geschenkt haben, auch am Leben bleiben, solange sie dürfen. Daher muss die Klientin, wenn sie den Vater liebt, ihn anders lieben. Zum Beispiel kann sie ihm in die Augen schauen und sagen: »Ich behalte, was du mir geschenkt hast, solange ich darf. Erst wenn meine Zeit gekommen ist, folge ich dir nach. Bitte segne mich, wenn ich am Leben bleibe.« So wird die gleiche Liebe, die vorher zur Krankheit führte, jetzt, nachdem sie sehend geworden ist, ein Mittel, das sie am Leben hält.

Nun gibt es in dem Zusammenhang noch eine andere Dynamik. Nehmen wir an, der Vater der Mutter dieser Klientin ist früh gestorben, und ihre Mutter spürt eine tiefe Sehnsucht, ihrem Vater nachzufolgen. Das Kind sieht, dass seine Mutter heimlich sterben will, und sagt dann zu ihr: »Mama, ich tue das an deiner Stelle; ich sterbe, damit du am Leben bleibst.« Diese Dynamik ist nicht etwa beschränkt auf Krebs. Bei vielen schweren Krankheiten oder auch bei der Sehnsucht sich umzubringen oder bei Unfallhäufigkeit spielt sie eine Rolle.

Ich komme jetzt noch mal zurück auf das erste Beispiel. Als dieser Arzt, der jetzt an einem Gehirntumor erkrankt ist, noch vor dem Medizinstudium einen Kurs von mir besuchte, war klar, dass er selbstmordgefährdet war. Ich bin dem nachgegangen und habe ihn gefragt, was in seiner Familie passiert sei. Ihm fiel ein, als er drei Jahre alt war, hat er seinem Großvater väterlicherseits gesagt: »Opa, wann stirbst du endlich und machst Platz.« Kann ein dreijähriges Kind sich so etwas ausdenken und sagen? Nein. Das ist ein Satz, den gab es vorher in der Familie in dem größeren Umfeld. Er kam in diesem Kind, das gegen ihn wehrlos war, zum Ausdruck. Er wurde von ihm ausgesprochen mit all den Konsequenzen von Schuldgefühl und späterer Sühne, die damit verbunden sind. Wir haben also nachgeforscht, was vorher in der Familie passiert ist.

Der andere Großvater, der Vater seiner Mutter, war ein Zahnarzt. Er begann ein Verhältnis mit seiner Arzthelferin. Während dieses Verhältnis lief, wurde seine Frau schwer krank und starb. Nun muss man sich das vorstellen: Der Mann hat ein Verhältnis mit einer anderen Frau, und seine Frau wird krank. Was kommt in ihm hoch als Gedanke? »Wann stirbst du endlich und machst Platz?« Vielleicht hat er diesen Gedanken nicht einmal ausgesprochen, nicht einmal gewollt, aber aus der Situation heraus kam dieser Satz hoch. Das wurde sicherlich verleugnet und verschwiegen, doch im Enkel kam dieser Satz hoch.

Dazu noch ein Detail am Rande. Nachdem die Frau gestorben war, hat der älteste Sohn diese Arzthelferin entführt und mit ihr ein Verhältnis angefangen. Ihr lacht darüber, doch ich sage: »Was für eine Liebe!« Der Sohn hat seine Mutter geachtet und verhindert, dass sein Vater aus ihrem Tod einen Vorteil zog.

Wir konnten das damals für den Enkel lösen. Er hat Medizin studiert, hat geheiratet, hat ein Kind bekommen und war glücklich. Doch jetzt überfällt ihn der Krebs, und seine Reaktion zeigt, dass er noch immer verstrickt ist.

Ich möchte hier auf ein Geheimnis hinweisen und ich verdeutliche es durch einen Vergleich. Wenn jemand gesund ist, fühlt er sich wohl. Wenn er ein gutes Gewissen hat, fühlt er sich ebenfalls wohl und im Einklang mit seiner Umgebung. Gesundheit heißt ja, wir sind im Einklang mit allem, was zu unserem Leib und zu unserer Umgebung gehört, und gutes Gewissen heißt das auch. Es heißt vor allem: Ich fühle, ich darf zu meiner Familie gehören.

Das schlechte Gewissen, das wir als dem guten Gewissen entgegengesetzt erfahren, ist selbst nicht schlecht, es fühlt sich nur schlecht an. Denn das schlechte Gewissen zwingt uns, weil es sich schlecht anfühlt, unser Verhalten so zu ändern, dass wir wieder dazugehören dürfen. Ähnliches können wir von der Krankheit sagen. Wenn einer krank wird, zwingt ihn der Schmerz und das Leid, alles zu tun, um wieder gesund zu werden. Der Schmerz der Krankheit zwingt ihn, sich um seine Gesundheit zu kümmern. Insofern stehen Gesundheit und Krankheit in einem ähnlichen Verhältnis wie das gute und das schlechte Gewissen.

Nun konnten wir aber an dem Beispiel, das ich gebracht habe, sehen, dass dieser Arzt krank ist mit gutem Gewissen. Sonst könnte er nicht so selig sein. Er fühlt sich also in dieser Seligkeit mit jemandem in Liebe verbunden, mit den Toten seiner Familie und vielleicht mit seiner Großmutter, die früh starb. Hier zeigt sich eine innige Liebe, und diese Liebe wird gefühlt wie ein gutes Gewissen.

Daher ist das gute Gewissen in diesem Zusammenhang etwas, was die Krankheit mit verursacht, sie mit bedingt und sie aufrecht erhält. Würde dieser jetzt gegen die Krankheit angehen und alles tun, um wieder gesund zu werden, würde er sich vielleicht mit seiner Großmutter nicht mehr so innig verbunden fühlen wie durch die Krankheit. Das heißt: Gesundheit wäre für ihn verbunden mit einem schlechten Gewissen. Er müsste also, damit er gesund werden kann, über die Grenzen seines Gewissens hinauswachsen. Das aber verlangt eine tief greifende, persönliche Entwicklung.

Ich habe hier einen kleinen Überblick vermittelt, damit Sie, wenn Sie selbst entweder krank sind oder mit Kranken zu tun haben, auch diese Dimension mit in Betracht ziehen und auf umfassendere Weise zu einer guten Lösung beitragen können.

Magersucht und Bulimie

Wenn es Magersüchtigen besser geht, werden sie manchmal bulimisch. Das heißt, sie essen und spucken das Essen dann wieder aus. Das ist der innere Widerstreit zwischen Gehen und Bleiben. Also, wenn der Abschied von der Magersucht noch nicht ganz gelungen ist, dann essen sie. Das heißt, sie sagen innerlich: »Ich bleibe.« Dann spucken sie das Essen wieder aus, und das heißt, sie sagen innerlich: »Ich gehe.« Die Lösung ist, dass das Kind, wenn es das Essen wieder ausspucken will, dem Vater sagt: »Ich bleibe« und isst.

Bei der Bulimie *(Essen mit anschließendem Erbrechen)* gibt es verschiedene Dynamiken. Zur Bulimie kommt es zum Beispiel, wenn die Mutter den Kindern sagt: »Was vom Vater kommt, taugt nichts, ihr dürft nur von mir nehmen.« Dann nimmt das Kind von der Mutter, und es spuckt das Essen wieder aus zur Ehre des Vaters. Das ist die eine Dynamik. Diese Bulimie wird geheilt, wenn das Kind von beiden Eltern nimmt, vor allem vom Vater.

Nun ist es auch so, dass die Magersucht sehr häufig übergeht in eine Bulimie. Dann ist die Dynamik eine andere. Hier heißt Magersucht: »Ich will sterben.« Und Essen heißt hier: »Ich will leben.« Wenn die Bulimische isst, sagt sie: »Ich will leben.« Wenn sie das Essen erbricht, sagt sie: »Ich will sterben.« Das Erbrechen ist dann eine Fortsetzung der Magersucht. Hier wäre für die Bulimische die Lösung, dass sie sagt: »Ich bleibe.« So, ganz schlicht. Und die Eltern sagen, der Vater zum Beispiel: »Ich bleibe.«

Essen und Fasten

Essen heißt, ich bleibe. Fasten heißt, ich gehe. Manche essen mehr, als sie brauchen, weil sie Angst haben, sie müssten gehen. Wenn sie dann mehr essen wollen, sagen sie innerlich: »Ich bleibe.« Dann essen sie vielleicht nur so viel, wie sie brauchen.

Manchmal ist das viele Essen Ersatz für das Nehmen einer Person, zum Beispiel der abgelehnten Mutter oder eines verstorbenen Geschwisters, das in der Familie vergessen wurde. Wenn jemand die abgelehnten oder vergessenen Personen in sein Herz nimmt, hört das Verlangen nach dem vielen Essen auf.

Ess-Sucht

TEILNEHMERIN Ich wollte etwas sagen zur Esssucht, weil ich früher esssüchtig war. Ich möchte es gerne den anderen esssüchtigen Frauen hier sagen. Ich habe irgendwann in einem Buch gelesen, dass es gut tun kann, wenn ich mir vorstelle, der Vater nimmt mich auf den Schoß und füttert mich. Mein Vater hat das nie für mich gemacht, und dann habe ich gedacht, ich hätte aber so gerne einen Vater, auf dessen Schoß ich sitzen könnte, und der mich füttert. Dann habe ich das gemacht, und das hat mir sehr gut getan. Ich bin nicht mehr esssüchtig.

Wenn ich das anderen Süchtigen in den Selbsthilfegruppen sage, dann sagen sie, das kann nicht sein, denn wer einmal süchtig ist, ist immer süchtig. Ich weiß das aber jetzt schon seit Jahren, ich bin nicht mehr esssüchtig. Es ist kein Problem mehr für mich. Es war einfach schön, dass jemand mir den Rat gegeben hat: »Stell dir vor, du sitzt auf dem Schoß deines Vaters am Abendbrottisch, alle sind dabei, und er füttert dich.«

Allergien

Ich habe eine Hypothese über die systemischen Hintergründe von Allergien. Dass Allergien weitgehend zusammenhängen mit einer unterbrochenen Hinbewegung, mit einer früh unterbrochenen Hinbewegung, entweder zur Mutter, meistens zur Mutter, und manchmal zum Vater.

Asthma

HELLINGER *zu einem Klienten* Treue zur Mutter verursacht Asthma.

KLIENT Das kann aber auch vom Vater sein. Ich weiß es nicht.

HELLINGER Es kommt von der Mutter. Die Treue bei dir ist zur Mutter, und die Heilung kommt vom Vater.

TEILNEHMER Siehst du das bei Mädchen mit Asthma genauso wie bei Buben?

HELLINGER Was ich gesagt habe, ist keine allgemeine Regel. Es bezog sich genau auf dieses System. Asthma ist häufig die Folge einer unterbrochenen Hinbewegung. Die, die Asthma haben, können ja

nicht ausatmen. Die können sich nicht hinbewegen zu jemandem. Daher schaue ich: Zu wem ist die Hinbewegung unterbrochen?
zum Klienten Deine Hinbewegung war ganz deutlich zum Vater hin unterbrochen.

Depressionen

HELLINGER Depressionen stellen sich in der Regel ein, wenn einer der Eltern ausgeklammert ist. Wenn ein Elternteil keinen Platz hat. Hier ist die Mutter ausgeklammert, weil sie krank ist. Das Kind sorgt für die Mutter, statt dass es die Mutter nimmt. So hat die Mutter in ihrem Herzen keine wirkende Kraft. Depression ist immer ein Gefühl der Leere, keine Trauer. Sie ist Leere. Sie ist der leere Platz, der nicht ausgefüllt wird. Hier würde er ausgefüllt durch die Mutter.
zur Klientin Ist dir klar, wie die Depression geheilt wird?
KLIENTIN Indem ich weiß, wohin ich gehöre.
HELLINGER Du musst die Mutter ins Herz nehmen und mit der Mutter in deinem Herzen dich deinen Kindern und deinem Mann zuwenden. Das ist die Lösung. Die Mutter füllt die Leere aus. Nimm sie, wie sie ist, mit ihrer Krankheit, als Ganzes.
KLIENTIN Danke.
HELLINGER Neige jetzt deinen Kopf ein bisschen. So. Sag ihr: »Ich nehme dich als meine Mutter.«
KLIENTIN Ich nehme dich als meine Mutter.
HELLINGER »Du bist die Richtige.«
KLIENTIN Du bist die Richtige.
HELLINGER »Die einzig Richtige.«
KLIENTIN Die einzig Richtige.
HELLINGER »Und die Beste.«
KLIENTIN Und die Beste.
HELLINGER Wie ist das?
KLIENTIN Erleichternd.
HELLINGER Genau. Das also ist Heilung von Depression, dass dein ausgeschlossener Elternteil seinen Platz im Herzen bekommt. Wenn ein Elternteil krank ist, wenn die Mutter so schwere Probleme hat, dann fürchtet sich ein Kind, die Mutter zu nehmen, weil es dann meint, es nimmt die Krankheiten und die Probleme auch mit hinein. Aber Eltern sind nur ein Mann und eine Frau, die weitergeben, was von weither kommt. Sie geben es nur weiter. Das, was von den Eltern

kommt, geht von weither auf die Kinder über. Wenn die Kinder das nehmen als Ganzes, wie es kommt, dann ist die merkwürdige Erfahrung, dass das, was sie fürchten, vor der Türe bleibt.

Das ist anders bei Erbkrankheiten. Da nehmen wir das Schwere mit hinein. Dann ist die Krankheit der Preis für das Leben. Dann stimmen wir sowohl dem Leben wie dem Preis dafür zu. Aber häufig, wenn wir die Eltern wirklich als Ganzes nehmen, strömt etwas Kraftvolles in uns hinein, und das andere bleibt vor der Tür. Es wird jemand nämlich nicht Vater oder Mutter, weil er gut ist oder schlecht oder gesund oder krank. Sondern weil er sich mit dem Partner einlässt auf den entscheidenden Vollzug. Dadurch wird er Vater oder Mutter. Und da ist nichts drin von Krankheit oder so. Es ist der Vollzug des Lebens. Wenn jemand seine Eltern so nimmt, dann kann es eigentlich nur gut für ihn ausgehen. Dieses Nehmen ist demütig. Da neigt man ganz leicht den Kopf dabei.
zur Klientin Neige ihn noch ein bisschen mehr. Das ist es. Genau.

Familiendynamik bei Psychosen

In zeitlicher Nähe zu diesem Buch erschien eine Dokumentation über meine Arbeit mit Psychose-Patienten unter dem Titel Liebe am Abgrund. *In der Einführung dazu fasse ich meine jüngsten Erfahrungen zu diesem Thema zusammen. Ich bringe diesen mir wichtigen Text hier in Auszügen.*

In den letzten Jahren habe ich zunehmend Einsicht in die Familiendynamik von Psychosen gewonnen und sie in einem nur dieser Thematik gewidmeten Kurs überprüft. Zwei Vorgehensweisen kamen vor allem zur Anwendung.

Das Familien-Stellen

Die erste Vorgehensweise war das Familien-Stellen, mit dem ich schon seit zwei Jahrzehnten Erfahrungen gesammelt habe. Beim Familien-Stellen werden die wichtigen Familienmitglieder des Klienten durch andere Personen vertreten. In den Stellvertretern wird sowohl das Abwesende als auch das Vergangene gegenwärtig, so dass nicht nur die lebenden Familienmitglieder, sondern auch die Toten anwesend werden und ihre Schicksalsgeschichte ans Licht kommt. Schon bevor der Therapeut die einzelnen Stellvertreter nach ihrem Befinden befragt, offenbart das Anfangsbild der Aufstellung Zusammenhänge, die dem Klienten bisher nicht bewusst waren. Wenn zum Beispiel einer der Stellvertreter auf den Boden schaut, kann man vermuten, dass er auf einen Verstorbenen blickt. Wenn alle Stellvertreter in die gleiche Richtung schauen, weist es darauf hin, dass jemand in der Familie ausgeschlossen oder vergessen ist. Anhand des Anfangsbildes lässt sich durch Umstellungen und Ergänzungen ein Lösungsbild für die Familie finden, in dem alle Mitglieder sich gut und in Ordnung fühlen. Zusätzlich zu diesem Lösungsbild wird manchmal durch Rituale oder durch wichtige Sätze, die der Therapeut den Klienten sagen lässt, die Lösung unterstützt und vertieft. Zu solchen Ritualen gehören eine tiefe Verneigung oder, wie das während dieses Kurses oft notwendig war, das Zurückgehen und Sich-Abwenden, um Vergangenes oder Belastendes hinter sich zu lassen. Das Sich-Abwenden wird in der Regel erst möglich, wenn jene Familienmitglieder, die ein schweres Schicksal hatten, sich diesem stellen und mit ihm sich versöhnen konnten. Oder wenn jene Familienmitglieder, die in besonderer Weise schuldig geworden waren, zu ihrer Schuld und deren Folgen standen.

Bewegungen der Seele

Die zweite Vorgehensweise nenne ich Bewegungen der Seele. Ich habe beobachtet, dass Stellvertreter, wenn sie ganz gesammelt sind, plötzlich in eine Bewegung kommen, die sie nicht steuern. Dies wird möglich, wenn der Therapeut sich lange genug zurückhält und den tieferen Kräften der Seele vertraut. Bei manchen Aufstellungen braucht der Therapeut daher nichts zu sagen, weil aus den Bewegungen der Stellvertreter etwas Verborgenes ans Licht kommt, das am Ende zu Lösungen führt, die für keinen der Teilnehmer vorhersehbar waren. Das Achten auf die Bewegungen der Seele und das Sich-ihnen-Anvertrauen hat sich im Lauf der Zeit aus dem Familien-Stellen entwickelt. Das Familien-Stellen wurde durch sie verdichtet und vertieft. Beide, das Familien-Stellen und die Bewegungen der Seele ergänzen und bedingen einander.

Die Arbeit mit den Bewegungen der Seele verlangt hohe gesammelte Aufmerksamkeit, den Abschied von gewohnten Vorstellungen, den Verzicht auf Steuerung von außen, die Bereitschaft, sich von dem im Augenblick Sichtbaren leiten zu lassen und sich Unbekanntem anzuvertrauen. Das heißt, vom Therapeuten und von den Stellvertretern wird eine noch viel größere Zurückhaltung verlangt als beim Familien-Stellen. Andererseits kann beim Abweichen von dieser Zurückhaltung der Ablauf auch nachhaltiger gestört werden. Daher kommt den Stellvertretern gegenüber dem Klienten eine deutlich größere Verantwortung zu als beim Familien-Stellen.

Die Stellvertreter lassen die Erfahrungen und die Erinnerungen an frühere Aufstellungen hinter sich und verzichten auf jede Deutung dessen, was sie in sich wahrnehmen. Wenn ihnen die Wahrheit der Aufstellung am Herzen liegt, zeigen und äußern sie nur das, was sich als Wesentliches aufdrängt. Oft spürt der Stellvertreter sehr früh eine leichte Erregung oder Gefühlsbewegung, manchmal bereits schon, wenn er als Stellvertreter ausgewählt wird. Diesen Bewegungen darf er aber nicht gleich folgen. Er muss noch warten, bis der Impuls unwiderstehlich wird. Dem gibt er dann nach.

Ich kann mir vorstellen, dass diese Vorgehensweise viele zuerst irritiert, weil sie zu Missverständnissen Anlass gibt. Es ist es weniger diese Vorgehensweise selbst, sondern die Deutungen und Schlussfolgerungen, die sich aus dem zu ergeben scheinen, was durch die Bewegungen der Seele ans Licht kommt. Diese Schlussfolgerungen bedürfen dauernder Überprüfung an der Wirkung, die sie zeigen. Daher darf das, was ich im konkreten Fall aus den Bewegungen der Seele abgeleitet habe, nur als ein Bild verstanden werden, dessen Tiefendimensionen notwendigerweise geheimnisvoll bleiben. Was hier ans Licht kommt, lässt vielleicht auch andere Deutungen zu. Allerdings sollte, wer sich zu anderen Deutungen veranlasst sieht, deren Wirkung auf die Betroffenen auch überprüfen.

Die Liebe

Was in der Arbeit mit Psychose-Patienten vor allem ans Licht kam, war ihre Treue und Liebe zur Familie und ihre Bereitschaft, die Folgen schwerer Schicksale und schwerer Schuld aus früheren Generationen auf sich zu nehmen. Da diese Liebe alle umfasst, auch jene, die sich in der Familie unversöhnlich gegenüberstehen, wie zum Beispiel Täter und Opfer, kommt ihre Liebe zu dem einen Familienmitglied notwendigerweise in Konflikt mit ihrer Liebe zu dem anderen. Das ist einer der Gründe für ihre Verwirrung.

Die Lösung

Um dieser Verwirrung zu entgehen, hilft es, auf eine andere, eine höhere Ebene zu gehen, auf der das Unversöhnliche sich versöhnt. Schon in unserem alltäglichen Verhalten erfahren wir Widersprüche, die unversöhnlich bleiben. Der tiefgreifendste Widerspruch besteht für mich zwischen dem Wirken des bewussten persönlichen Gewissens und dem Wirken des unbewussten kollektiven Gewissens. Denn nach unserem persönlichen Gewissen unterscheiden wir, wer dazugehören darf und wer nicht. Das persönliche Gewissen spricht denen die Zugehörigkeit zu, die sich gemäß den Maßstäben der Familie verhalten und daher ein gutes Gewissen haben dürfen. Auf der anderen Seite schließt es jene von der Zugehörigkeit aus, die gegen diese Maßstäbe verstoßen und daher ein schlechtes Gewissen haben müssen. Zur gleichen Zeit jedoch verbietet das kollektive Gewissen den Ausschluss eines Mitglieds der Familie. Wenn wir daher unter dem Antrieb des persönlichen Gewissens jemandem die Zugehörigkeit absprechen und uns dabei unschuldig fühlen, werden wir gegenüber dem kollektiven Gewissen schuldig.

Wir spüren diese Schuld nicht als schlechtes Gewissen. Doch wir verhalten uns unter dem Druck unbewussten kollektiven Gewissens auf eine Weise, die unser Bemühen, unschuldig zu bleiben, scheitern lässt. Diese Widersprüche sind der Hintergrund jeder Tragödie, sowohl in der Literatur wie auch in der Familie. Die Tragödie hat für den Betrachter etwas Verwirrendes, denn das Verhalten des Helden erfährt der Außenstehende als verrückt und blind. Die Lösung aus der tragischen Verstrickung kann nur sein, dass durch Einsicht in das Wirken des unbewussten kollektiven Gewissens diesem Gewissen der Vorrang vor dem bewussten persönlichen, Gewissen zuerkannt wird. Das heißt, wir müssen dem kollektiven Gewissen die Unschuld des persönlichen Gewissens opfern. Auf diese Weise werden jene, die unter dem Einfluss des persönlichen Gewissens ausgeschlossen wurden, wieder aufgenommen, und jene, die unter dem Einfluss des persönlichen Gewissens sich für besser hielten, fügen sich ein in eine höhere Ordnung, in der ihre Unschuld sich als naiv und kraftlos erwiesen hat.

Doch auch das kollektive Gewissen grenzt aus. Es grenzt die Nachgeborenen von den Altvorderen aus, wenn die Späteren sich über die Früheren erheben. Zum Beispiel, wenn sie für diese deren Schicksal wenden oder deren Schuld sühnen wollen. Daher scheitert die Liebe von Psychose-Patienten, denn das, was sie mit dieser Liebe erreichen wollen, wird vom kollektiven Gewissen vereitelt. Das ist Teil ihres Leids.

Um auch hier eine Lösung zu finden, muss man auf eine Ebene gehen, die beide Gewissen übersteigt. Auf diese Ebene führen die Bewegungen der Seele. Auf dieser Ebene erfahren sich alle, Gute und Böse, Täter und Opfer, Junge und Alte als von einer gemeinsamen Seele getragen. Diese Seele macht sie Größerem dienstbar, unabhängig von persönlichem Verdienst und persönlicher Schuld und jenseits von allem, was das persönliche oder das kollektive Gewissen verlangt oder zulässt. Auf dieser Ebene ist jeder, obwohl mit allem verbunden, einzeln. Aus dem Einklang mit dieser allen gemeinsamen Seele kann jeder jedem sein Schicksal lassen. Jeder muss sein eigenes Schicksal nehmen und erfüllen, ohne andere über das gewöhnliche menschliche Maß hinaus damit zu belasten.

Noch etwas ist hier zu beachten. Diese gemeinsame Seele umschließt die Lebenden und die Toten gleichermaßen. Das heißt, nicht nur die Lebenden müssen ihr Schicksal einzeln auf sich nehmen, auch die Toten müssen es tun. Wenn die Lebenden den Toten ihr Schicksal lassen, wenn sie ihnen ihre Schuld lassen, wenn sie ihnen ihren Widerstand gegen das Tot-Sein lassen, können die Toten sich nicht mehr an die Lebenden anhaften, wie sich das bei Psychose-Patienten häufig zeigt. Diese Loslösung der Lebenden von den Toten gelingt, wenn die Lebenden die Toten ehren und sich mit ihnen vor etwas Größerem verneigen, dem beide, Lebende und Tote, unterworfen sind.

Ich gebe zu: dies sind gewagte Aussagen. Doch wenn diese Aussagen dazu beitragen, Lösungen für Psychose-Patienten zu finden – und nicht nur für sie, auch vielleicht für uns – ist mir dieses Wagnis nicht zu groß.

Die unterbrochene Hinbewegung

Die frühe unterbrochene Hinbewegung ist die Grundlage der Neurose. Das ist eine sehr kühne Behauptung. Aber an dem Punkt, an dem eine frühe Hinbewegung zur Mutter unterbrochen wird, bekommt das Kind Angst, und es wird böse. Dieses Böse-Sein ist die andere Seite der Liebe. Wenn es nicht lieben würde, könnte es auch nicht böse sein. Es wird böse, weil es die Mutter so sehr braucht und liebt. Wenn dann die Mutter nach der Trennung zum Kind will, wendet sich das Kind weg, weil es der Mutter böse ist. So bleibt die Hinbewegung auch weiterhin unterbrochen, sie wird nicht ans Ziel gebracht.

Wenn jemand, dessen Hinbewegung zur Mutter oder zum Vater ganz früh unterbrochen wurde, später auf andere Menschen zugehen will, besonders auf einen Partner, dann kommt im Körper die Erinnerung an die frühe Unterbrechung hoch, und der Schmerz kommt hoch. Statt dass diese Person nun zum anderen hingeht, beginnt sie eine Kreisbewegung. An dem Punkt, wo es weitergehen könnte, biegt sie nach rechts oder links ab und kommt an den gleichen Punkt zurück. Dort bekommt sie wieder Angst, biegt wieder ab und kommt zum gleichen Punkt zurück. Diese Kreisbewegung kennzeichnet das neurotische Verhalten.

Daher ist die Lösung für Neurosen dieser Art, dass die unterbrochene Hinbewegung nachträglich ans Ziel gebracht wird. Mit kleinen Kindern können das die Eltern selbst machen, wenn sie darum wissen. Sie halten dann das Kind mit Liebe fest, bis der Widerstand aufhört und es zur Ruhe kommt. Erwachsene können das im Rahmen einer Therapie machen, wenn sie einen Therapeuten oder eine Therapeutin finden, die das verstehen und können. Manchmal gelingt es jemandem auch von selbst, wenn er sich innerlich in die frühe Situation zurückbegibt und als Kind von damals sich zur Mutter oder zum Vater von damals hinbewegt, bis er in ihren Armen ans Ziel und zur Ruhe kommt.

Was führt zu Neurosen?

An dem Punkt der Unterbrechung gibt es, zum Beispiel, Wut oder Verzweiflung. Wer an diesen Punkt kommt, scheut davor zurück, weiterzugehen und beginnt statt dessen eine Kreisbewegung, bis er wieder an den gleichen Punkt kommt. Das ist die Neurose. Sie ist eine Kreisbewegung.

Die Lösung ist, wenn man an dem Punkt der Unterbrechung weitergeht, bis man das Ziel erreicht, vor allem bis man die Mutter erreicht, statt sich mit einer neurotischen Problematik herumzuschlagen. Sonst dreht man sich mit dem Klienten fast immer nur im Kreis. Deswegen ist die einfache Lösung, wenn man an diesem Punkt jemandem hilft, dass er als Kind von damals zur Mutter von damals oder zum Vater von damals hinfindet. Dann hören die neurotischen Probleme auf.

Der Tod im Kindbett

HELLINGER Wenn eine Frau im Kindbett stirbt, gibt es innerhalb der Familie eine weit verbreitete Phantasie: Der Mann habe die Frau umgebracht, weil er sich nicht zurückhalten konnte. Ihr Tod wird also wie ein Mord erlebt, für den ein anderer oder andere sühnen oder sterben müssen. Dann gibt es manchmal über Generationen hinweg Selbstmorde und Unfälle, vor allem bei den Männern. Bei einer Aufstellung kann man aber sehen, dass eine Frau, die im Kindbett starb, keinen Vorwurf hat gegen ihren Mann. Sie ist sich ihrer Würde bewusst, und sie ist sich bewusst, dass sie im Vollzug der Liebe dem Risiko zugestimmt hat und die Folgen trägt. Wenn das anerkannt ist, dann macht der Tod im Kindbett den Nachfahren keine Angst mehr. Dann können sie sich vor der toten Frau verneigen und bekommen Kraft von ihr.
zu einer Klientin So wie du jetzt. Eine schöne Übung wäre noch gewesen, wenn du dich mit dem Rücken an sie angelehnt hättest. Kannst du dir das vorstellen, dass dann Kraft kommt von ihr?
KLIENTIN Ich habe sie ja nicht gekannt. Ich habe aber sehr viel an sie gedacht, ohne dass ich sie gekannt habe.
HELLINGER Gut so. Und jetzt denke an sie, als jemand, die dir freundlich ist, wenn es dir gut geht und wenn du da bleibst. Einverstanden?
KLIENTIN Ja.
TEILNEHMER Ich habe heute hier beobachtet, dass beim Tod im Kindbett das überlebende Kind sehr starke Schuldgefühle hatte. Es ist schon so, dass in der Gesellschaft der überlebende Mann als Mörder gesehen wird, aber wie ist das beim überlebenden Kind?
HELLINGER Das überlebende Kind hat es ganz schwer. Einem solchen Kind würde helfen, wenn es sein Leben zum Preis nimmt, den die Mutter bezahlt hat. Doch bei einem so hohen Preis wagen es wenige, das zu tun. Ein Therapeut kann da vielleicht vermitteln und dem Kind helfend zur Seite stehen. Das ist das eine.

Das andere ist, dass diese Kinder sehr häufig der Mutter nachfolgen wollen in den Tod, zum Beispiel, indem sie krank werden oder Selbstmordgedanken haben. Dann lasse ich dieses Kind sich vorstellen, wie es der Mutter gehen würde, wenn es jetzt stirbt, weil es ihr nachfolgen will. Wie würde es der Mutter gehen, wenn sie das wüsste? Dann sieht das Kind, dass das, was die Mutter dem Kind um den Preis ihres Lebens geschenkt hat, umsonst gewesen wäre. Wenn aber das Kind, weil es das Leben zu einem so hohen Preis bekommen hat, sein Leben zu diesem Preis nimmt, kommt es unter ungeheuren Druck zum Ausgleich. Doch statt dass es den Ausgleich jetzt im Schlimmen sucht, macht das Kind etwas Großes daraus. Das kann es auch durch die Kraft, die aus dem Andenken an die Mutter kommt. Wenn es das macht, kann die Mutter mit ihrem Tod versöhnt sein. Man kann sich das zumindest so vorstellen, weil sie sieht, das Kind macht etwas Großes daraus. Dadurch hat die Mutter noch am Leben ihres Kindes Anteil und an dem Guten, das es bewirkt.

Magische und wissende Liebe

Bei einer Aufstellung kann man sehen, was Krankheiten auslöst – auslösen kann –, und welche guten Kräfte in der Familie heilen. Bei der Heilung gibt es einen Übergang von einer archaischen Ebene des Fühlens und des Denkens auf eine wissende. Auf der archaischen Ebene liebt ein Kind nach dem Motto: »Liebe heißt, ich werde wie du«, oder »Ich tue es für dich«. Magische Ebene heißt auch: »Leiden allein genügt. Da braucht nichts getan zu werden. Nur durch Leiden und Sterben werden andere gerettet und erlöst«. Da wird gleichsam dem Schicksal für Schlimmes mit Schlimmem bezahlt, in der Hoffnung, dass daraus etwas Gutes entsteht. Das ist magisches Denken.

Bei der Lösung ist die gleiche Liebe am Werk. Nur ist sie jetzt wissend. Sie geht über das Magische hinaus. Sie nimmt alle in den Blick. Liebe heißt hier: »Jeder darf bleiben, jeder hat ein Recht auf Zugehörigkeit«, und »Es kann gut werden, weil die Früheren und die Toten geachtet werden«.

TEILNEHMER Ich hätte noch ein paar Fragen. Sie sagen, das Kind stirbt an Stelle der Mutter. Stirbt das Kind als Kind oder als Erwachsener, denn für die Eltern ist es ja immer das Kind. Wenn ich höre, das Kind stirbt, denke ich mir, es stirbt mit acht oder zehn Jahren, oder als Säugling. Oder stirbt es als Erwachsener?

HELLINGER Ja, das ist eine knifflige und eine wichtige Frage. Schon Freud hat herausgefunden, dass das Unbewusste keine Zeit kennt. Das Kind stirbt auch als Erwachsener als Kind. Auch sind die Toten für das Kind in uns und für das Unbewusste nicht tot. Daher will manchmal ein Kind seinen Vater retten, damit er nicht stirbt, auch wenn dieser schon lange tot ist. Bei der Magersucht sieht man manchmal, dass eine Magersüchtige, die schon 16 Jahre alt ist und deren Vater starb, als sie drei Jahre alt war, ihm innerlich sagt: »Lieber verschwinde ich als du, mein lieber Papa.« Denn das Kind in ihr kennt keine Zeit, und der Vater lebt für sie noch über die Zeit seines Todes hinaus.

Respekt vor der Grenze

In Familien gibt es die Dynamik, dass einer für einen anderen etwas trägt. Wenn der sich dann davon befreit, übernimmt es oft ein anderes Familienmitglied. Aber der, der sich im guten Sinne befreit hat, kann dem anderen nicht ohne weiteres helfen, sondern er muss darauf vertrauen, dass dem anderen eine ähnliche Einsicht geschenkt wird wie ihm. Also, man nimmt die eigene Lösung mit Demut. Dann wartet man und hofft, dass dem anderen auch etwas Gutes zufließt. Aus dieser Zurückhaltung wird mehr für den anderen möglich, als wenn man sich einmischt.

Überhaupt gibt es die Erfahrung: Wenn ich unbedingt jemandem helfen will und es mich entlastet, wenn ich ihm helfe, dann macht es den anderen schwach und vereitelt die Lösung. Wenn ich dagegen diesem Drang, der mich entlasten würde, widerstehe und mich zurückhalte, und wenn es mich sehr viel Kraft kostet, mich zurückzuhalten, dann kommt die Kraft, die es mich kostet, dem anderen zugute. Diese Zurückhaltung hat eine heilsame Wirkung. Denn sie ist eine zugewandte Zurückhaltung, mit Liebe und mit Kraft.

Ein Mann hat mal in einer Gruppe gesagt, er mache sich Sorgen um seinen Sohn, weil diesem noch keine Beziehung zu einer Frau gelang. Ich habe ihn in seiner Seele nachprüfen lassen, ob der Sohn durch seine Sorge nun größere Kraft und größeren Mut habe, sich auf eine Beziehung einzulassen, oder weniger. Da merkte er, wie sehr seine Sorge seinem Sohn im Wege stand und ihn schwächte.

Die Bindung

Kinder sind an ihre Eltern gebunden mit einer ganz tiefen Liebe. Sie überlassen sich völlig dem, was von ihren Eltern kommt und was von den Eltern gefordert wird. Wenn ein Kind wahrnimmt, dass es den Eltern besser geht, wenn es geht, dann geht das Kind mit Liebe. Und wenn deutlich wird, dass die Eltern sühnen wollen für etwas, was immer das ist, dann übernimmt es das Kind gerne für seine Eltern, selbst wenn es ihm das Leben kostet.

Oft ist es so, dass Eltern oder Menschen überhaupt die Vorstellung haben, sie könnten über ihr Leben verfügen. Sie hätten ihr Glück in der Hand, es mal so zu machen und dann wieder so. Oder dass eine Frau denkt, sie könnte ihre Tochter ganz für sich allein haben, und dass sie die Tochter dann ganz für sich bekommt oder haben kann. Oder dass sie sich vom Mann trennt und sagt: »Das ist das Richtige für mich, ich mache das für mich, denn ich halte das nicht aus«, und dass sie es dem Mann zumutet, als könnte sie das ohne Folgen für sich tun. Damit wird verleugnet, dass wir eingebunden sind in ein Netz, in dem jeder gleich groß ist und jeder gleiches Recht hat, und dass keiner über einen anderen Menschen verfügen kann, indem er sagt: »Was mit dir ist, geht mich nichts an, ich suche meine Verwirklichung.« Das geht nicht. Das hat schlimme Folgen, und zwar so, dass Kinder dafür büßen. Den Eltern geht es dann oft ganz gut, aber die Kinder übernehmen für die Eltern die Schuld und die Sühne.

Für den Therapeuten ist es wichtig, dass dann sein Herz mit dem der Kinder schlägt, nicht mit dem der Eltern. Dann erst ist er voller Ernst. Wie ernst man diese Bindungen nehmen muss, dazu bringe ich ein Beispiel.

Schwerstbehinderte Kinder

Vor einiger Zeit fand in Heidelberg ein Kongress über Fundamentalismus und Beliebigkeit statt. Dazu war auch ein Bioethiker aus Australien eingeladen, der die These vertritt, dass man Kindern, die nicht lebensfähig sind, den Tod ermöglichen sollte, auch aktiv. Denn unser Rechtsempfinden sei jetzt so, dass man das machen darf. Ich kam zu diesem Kongress einen Tag später und stand vor der Kongresshalle. Da hat mich einer angesprochen, er sei vom Fernsehen und wolle fragen, ob ich ein Statement abgeben würde zu dieser Kontroverse.

Ich sagte: »Ja, das mache ich.« Dann habe ich gesagt: »Bei dieser ganzen Diskussion wird übersehen, dass ein Kind, das da ist, ein Mitglied der Familie ist, und wenn das Kind beseitigt wird, dann beeinflusst das die ganze Familie, vor allem die anderen Kinder. Die spüren dann einen Drang, diesem toten Geschwister nachzufolgen und dafür zu sühnen, dass es ausgeklammert oder beseitigt wurde. Ich habe schon die Meinung, dass ein Kind, das nicht leben kann, nicht künstlich am Leben erhalten wird, sondern dass man ihm erlaubt, dass es stirbt. Aber im Kreise der Familie, mit der ganzen Familie um das Bett herum. Dann ist der volle Ernst da und die volle Liebe für alle, und der volle Schmerz.«

Voriges Jahr war eine Frau bei mir in einem Kurs, die Non-Hodgkin-Lymphome hatte, eine Krebserkrankung. Sie erzählte, dass eine jüngere Schwester von ihr 100 Prozent behindert war. Sie hatte zehn Behinderungen, zum Beispiel sind ihr am Tag nach der Geburt die Augen ausgelaufen. Ihre Mutter hat das Kind nur nach der Geburt gesehen. Dann kam es in ein Heim und starb dort nach einem dreiviertel Jahr.

Als diese Frau die Diagnose Krebs bekam, war ihr erster Gedanke: Ich will nicht neben meinem Mann begraben sein. Das ist ein ganz merkwürdiger Gedanke. Der Krebs selbst hat ihr überhaupt keine Angst gemacht. Sie hat sich vorgestellt, dass sie stirbt und für sich ein Grab sucht. Sie dachte zuerst an einen Friedhof um die Kirche herum, denn da kommen am Sonntag die Leute und gießen die Gräber. Wenn sie da begraben wäre, dann würde manchmal jemand auch ihr Grab gießen. Sie möchte also nicht abseits von anderen Leuten begraben sein.

Zuerst wollte sie mit einer Freundin ein Grab kaufen. Dann kam ihre Mutter zu Besuch und sie sagte ihr, sie möchte im Familiengrab begraben sein. Die Mutter lehnte das mit der Begründung ab, dass auf dem Grabkreuz kein Platz für ihren Namen sei.

Ich habe diese Frau gefragt: »Für wen ist kein Platz im Grab?« Sie sagte: »Für mich!« Ich wiederholte meine Frage: »Für wen ist kein Platz?« Sie sagte: »Für mich ist kein Platz.« Ich sagte ihr: »Für deine Schwester ist kein Platz.« Da wurde ihr auf einmal klar, dass sie ein Grab für ihre Schwester suchte.

Ich habe sie dann zu ihrer toten Schwester sagen lassen: »Liebe Schwester, ich lege mich neben dich.« Sie war tief berührt und konnte jetzt ihrer Schwester einen Platz in ihrem Herzen geben. Ihre Liebe kam damit ans Ziel. So wirkt das in den Familien, wenn man einem behinderten Kind seinen Platz in der Familie verweigert. So sorgfältig muss man damit umgehen.

Krankheit und Ausgleich

HELLINGER Ich möchte etwas sagen über Gut und Böse:

Gut heißt: Ich habe mehr Rechte als du.
Böse heißt: Du hast weniger Rechte als ich.
Unschuldig heißt: Ich habe mehr Rechte als du.
Schuldig heißt: Du hast weniger Rechte als ich.

Familiensysteme wirken auf einer ganz tiefen Ebene von Ebenbürtigkeit, und wo immer sich einer über einen anderen erhebt, sich über dessen Schmerz erhebt, oder wenn er meint, er könne sein Leben in die Hand nehmen, ohne das des anderen zu berücksichtigen und zu achten, bäumt sich seine Seele dagegen auf und sorgt für den Ausgleich. Deswegen beginnt die Heilung immer mit der Würdigung des anderen, dem ich etwas angetan habe, oder den ich aus meinem Leben verbannt habe, obwohl er hineingehört. Indem ich ihm die Ehre gebe, die ihm zusteht, kommt die Gleichheit wieder ins Schwingen, und dann kann sich das Gute entfalten.

Inzest

HELLINGER Bei Inzest zwischen Stiefvater und Stieftochter ist häufig die Dynamik, dass ein Ausgleich nicht stattgefunden hat. Also, die Frau heiratet einen Mann, bringt eine Tochter mit in die Ehe und erwartet nun von dem Mann, dass er für die Tochter Vater ist, obwohl er es nicht ist. Und wenn er sich um die Tochter kümmert, würdigt sie es nicht, dass er es eigentlich nicht tun muss, dass er gar nicht dazu verpflichtet ist. Das Kind hat ja einen anderen Vater. Der Mann muss also mehr geben, als er bekommt. Dann gibt es eine geheime Dynamik zum Ausgleich hin, und der geschieht über den Inzest, und zwar auf Anstiften der Mutter. Aber es geschieht unbewusst, nicht dass die Frau das will. Aber die Frau weiß es immer und greift nicht ein, weil es ein geheimes Bedürfnis ist. Die Tochter stimmt dem auch heimlich zu.

KLIENTIN Ich habe mich immer gewehrt, aber meine Mutter hat mich nicht unterstützt.
HELLINGER Genau, sie hat dich nicht unterstützt. Die Lösung wäre, dass die Tochter sagt: »Mama, ich weiß, dass es notwendig ist.« Dann wird es auf sie geschoben. Das Kind trägt es dann nicht mehr. *zur Stellvertreterin der Klientin* Sag es ihr mal.
STELLVERTRETERIN DER KLIENTIN Mama ich weiß, dass es notwendig ist.
HELLINGER »Und ich übernehme es gerne.«
STELLVERTRETERIN DER KLIENTIN Und ich übernehme es gerne
HELLINGER »Für dich.«
STELLVERTRETERIN DER KLIENTIN Für dich.
HELLINGER *zur Stellvertreterin der Mutter* Wie ist das?
STELLVERTRETERIN DER MUTTER Es fällt mir schwer. Das tut weh. Aber ich nehme es dankend an.
HELLINGER Sag ihr: »Ich übernehme jetzt die Verantwortung.«
STELLVERTRETERIN DER MUTTER Ich übernehme jetzt die Verantwortung.
HELLINGER »Für die Folgen.«
STELLVERTRETERIN DER MUTTER Für die Folgen.
HELLINGER »Und du bist frei.«
STELLVERTRETERIN DER MUTTER Und du bist frei.
HELLINGER *zum Stellvertreter des Stiefvaters* Und du sagst ihr das auch: »Ich habe dir Unrecht getan.«
STELLVERTRETER DES STIEFVATERS Ich habe dir Unrecht getan.
HELLINGER »Du warst hier nur das Kind.«
STELLVERTRETER DES STIEFVATERS Du warst hier das Kind.
HELLINGER »Ich übernehme die Verantwortung.«
STELLVERTRETER DES STIEFVATERS Ich übernehme die Verantwortung.
HELLINGER »Und die Schuld.«
STELLVERTRETER DES STIEFVATERS Und die Schuld.
HELLINGER »Was immer die Verstrickung war.«
STELLVERTRETER DES STIEFVATERS Was immer die Verstrickung war.
HELLINGER »Von mir aus bist du frei.«
STELLVERTRETER DES STIEFVATERS Von mir aus bist du frei.
HELLINGER Wie ist das für dich?

STELLVERTRETER DES STIEFVATERS Gut. Ich habe von mir aus die Tendenz, mich zurückzuziehen.
HELLINGER Tue das und sag ihr das auch: »Ich ziehe mich jetzt zurück.«
STELLVERTRETER DES STIEFVATERS Ich ziehe mich zurück.

Als er sich zurückzieht, rücken Mutter und Tochter zusammen. Die Mutter legt den Arm um die Tochter.

HELLINGER *zur Klientin* Was sagst du dazu?
KLIENTIN Das tut gut. Auch weil meine Mutter noch lebt und ich ihr begegnen kann.
HELLINGER Du darfst ihr nichts davon erzählen. Das ist wichtig.

Da ist noch etwas bei Inzest. Es entsteht eine Bindung zwischen dir und dem Stiefvater. Dann hat die Frau Schwierigkeiten, sich einem neuen Mann zuzuwenden. Wegen der Bindung. Sie muss die Bindung anerkennen. Wenn sie sie anerkennt, kann sie sie loslassen. Während, wenn du ihm böse bist, verstärkt es die Bindung. Also, du müsstest ihm auch sagen: »Ich verdanke dir sehr viel. Ich nehme es und lasse dich jetzt ziehen.« Das wäre die Lösung da drin: »Ich lasse dich ziehen.«

TEILNEHMER Wie wichtig ist eigentlich die Konfrontation zwischen Täter und Opfer, dass sich der Täter wirklich beim Opfer entschuldigt, mit Augenkontakt?
HELLINGER Was für ein Täter?
TEILNEHMER Inzest zum Beispiel.
HELLINGER Also, Entschuldigung geht gar nicht. Denn sonst wird ja die Lösung abhängig gemacht vom Opfer. Es wird dadurch belastet. Das Opfer soll dann den Täter entschuldigen. Das geht nicht. Es darf ihm auch nicht verzeihen.

Also, der Täter sagt: »Es tut mir leid.« Er anerkennt die Schuld. Er sagt auch: »Ich habe dir Unrecht getan.« Und er sagt: »Die Schuld ist bei mir. Von mir aus bist du frei, und ich ziehe mich zurück.« So wie wir das hier gemacht haben. Das wäre hier die Lösung.

TEILNEHMERIN Können Sie noch etwas zu diesem inzestuösen Verhältnis sagen? Ich habe wahrgenommen, dass die Tochter ambivalent war: zum Vater hin und vom Vater weg. Sie haben sie unterstützt, bei ihm zu bleiben. Aber wahrscheinlich ist die andere

Bewegung auch wichtig, wegzugehen aus dieser nahen Verbindung. Können Sie dazu noch etwas sagen?

HELLINGER Ja. Die Wegbewegung gelingt, wenn die Hinbewegung anerkannt wird. Wenn die Tochter nur weggegangen wäre im Zorn, was hätte es für ihre Seele gebracht? Es hätte nichts gebracht. Sie würde im Widerstand, im Zorn und in der Verletzung bleiben, vielleicht ein ganzes Leben lang. Der Schmerz ist oft so groß, dass er das, was dahinter ist, verdeckt. Noch schmerzlicher ist die Liebe dahinter. Ich habe versucht, diese Liebe hochkommen zu lassen. Sie hat sich danach besser gefühlt.

Auf die vordergründigen Gefühlsausbrüche darf man als Therapeut nicht reagieren. Einigen macht es Angst, wenn sie so etwas sehen. Ich weiß, dass sich dahinter die Liebe verbirgt. Ich brauche nur lang genug zu warten, dann kommt sie hoch. Das habe ich hier gemacht. Als sie die Liebe zugelassen hat, konnte sie sich lösen, und der Vater konnte sie entlassen. Das genügt dann. Für sie genügt es, um aus ihrem Leben etwas zu machen. Sie braucht keine Strafverfolgung, damit es ihr gut geht. Sie ist jetzt frei.

Lösungen für die folgenden Generationen

TEILNEHMERIN Wenn das System falsch ist, also wenn die Ordnung nicht richtig ist, und einer folgt einem anderen nach, wie schaut das dann bei der nächsten Generation aus? Wird dann der Fehler weitergegeben? Oder ist das im Gleichgewicht, indem einer nachgefolgt ist oder einer krank geworden ist? Ist das System dann zufrieden?

HELLINGER Nein, das System ist nicht zufrieden. Wenn etwas nicht gelöst wird, dann wird sich das Unheil von Generation zu Generation weiter auswirken. Wenn, zum Beispiel, in einer Familie der Vater seinem Vater nachfolgen will in den Tod, und er macht das, dann will in der nächsten Generation jemand ihm nachfolgen in den Tod. Oder, wenn er nicht nachgefolgt ist, sondern es nur tun wollte, dann sagt ein Kind: »Ich mache es für dich«.

Wenn aber das einer gelöst hat, wenn einer gesehen hat: Ich will jetzt meinem Vater nachfolgen in den Tod, und er sagt: »Vater, segne mich, wenn ich bleibe«, dann ist das gelöst. Dann wird es nicht in die anderen Generationen verschoben.

Achtung statt Sühne

HELLINGER Die Toten wollen keine Sühne, sondern sie wollen die Achtung. Das ist es, worauf es ankommt. Das Heilende ist die Achtung. Die Verneigung ist ein Ausdruck für diese Achtung. Und die Bitte um den Segen ist ein Ausdruck für diese Achtung.

TEILNEHMER Was ich hier erlebt habe, erinnert mich sehr an Blutrache und Vendetta. Und zwar an freiwillige, selbstgeübte Vendetta. Ihre Lösung ist ein sich-in-Liebe-Dagegenstellen gegen dieses Rachenehmen-Müssen.

HELLINGER Die Dynamik der Vendetta bringt genau das Archaische zum Ausdruck, das wir in den Familien sehen. Für den Verlust auf der einen Seite muss ein anderer genau den gleichen Verlust erleiden. Das geht endlos weiter, ohne dass man eine Lösung findet. In der Tiefe wirkt das auch bei uns. Das kann man bei den Familienaufstellungen sehen. Die Lösung, die ich zeige, überwindet die archaischen Muster. Sie ist eigentlich eine spirituelle Lösung, auf einer sehr viel höheren Ebene. Sie braucht Einsicht und Mut. Sie ergibt sich nicht aus einem triebhaften Bedürfnis nach Ausgleich. Es braucht Anstrengung, sich auf diese Ebene zu begeben und sie auszuhalten.

Stellvertretendes Sterben

Aus der Schicksalsbindung innerhalb einer Sippe ergibt sich die Vorstellung, dass einer für den anderen sterben kann. Am häufigsten wollen Kinder für ihre Eltern sterben. Das gibt es aber auch zwischen Paaren, dass der eine stellvertretend für den anderen stirbt. Das ist völlig unbewusst, das bleibt alles im Dunkeln. Da wirken merkwürdige archaische Gesetze, eine dunkle Liebe und Bindung, die über das, was wir uns bewusst vornehmen können, weit hinausgeht. Sie geht auch über moralische Anstrengungen weit hinaus. Und über sittliches Wollen. Wie schwach erscheint dieses, verglichen mit diesen anderen Kräften.

Nun kann man aber mit diesen Kräften arbeiten, indem man sie ans Licht bringt. Das war hier der Fall. Sie sind ans Licht gekommen, und jetzt wirken sie nicht mehr dumpf, sondern können ins Bewusstsein gehoben werden. Jetzt wird neues Handeln möglich, und das ist eigentlich ein spiritueller Vollzug.

Was sie hier zum Schluss gemacht hat, ist etwas, das auf dieses Archaische verzichtet. Es ist gleichzeitig ein Weg in eine Einsamkeit, in eine gewisse Einsamkeit. Auch in eine Schuld, merkwürdigerweise, denn das wird auch so erlebt. Und es ist eine Leistung, wenn einer das macht und kann. Es ist eine spirituelle Leistung, eine höchste menschliche Leistung. Vor dieser Leistung schrecken viele zurück und sinken dann zurück in die archaischen Muster. Deswegen kann man das auch nicht manipulieren oder mit irgendwelchen Methoden erreichen. Wenn es geschieht, wird es erlebt wie Gnade. Der Therapeut erlebt es so und die Beteiligten ebenso.

Der Schluss-Strich

TEILNEHMERIN Sie haben gesagt, Sie stellen das Kind in den Bannkreis des weniger belasteten Elternteils. Wenn die Familien beider Eltern sehr belastet sind, was macht man dann?

HELLINGER Dann dreht man sich um, zieht sich von beiden Eltern zurück und stützt sich ganz auf die eigene Kraft. Dann ist die Lösung der Schluss-Strich im Sinne von »Jetzt darf alles vorbei sein«. Das ständige Aufwühlen von Vergangenem hat eine schwächende Wirkung. Viele Kriege, auf der persönlichen und auf der Völkerebene, entstehen dadurch, dass etwas Vergangenes nicht vergangen sein darf. Der Verzicht auf die Aufarbeitung des Vergangenen bewirkt eine Reinigung der Seele. Also, manchmal muss ein Schluss-Strich gezogen werden, auch in der Psychotherapie. Es wirkt heilend, wenn Vergangenes vergangen sein darf. Dann sammelt sich Kraft nach vorne hin.

Das Familien-Stellen und die Bewegungen der Seele

Einführung

Die folgenden Hinweise über das Familien-Stellen und die Bewegungen der Seele sind umfassend: Alle mir wesentlichen Aspekte kommen hier zur Sprache, allerdings nicht als Theorie oder detaillierte Handlungsanweisung, sondern eher als Einübung in die Grundhaltungen und in den inneren Vollzug.

Weitere Hinweise auf das Familien-Stellen und was man darüber wissen muss, um es gut anzuwenden, findet man in allen meinen Dokumentationen von Kursen, insbesondere in Ordnungen der Liebe.

Das Familien-Stellen

Ich möchte etwas Allgemeines über das Familien-Stellen sagen. Das Familien-Stellen läuft so ab, dass der Klient aus den Teilnehmern Stellvertreter auswählt für die Familienmitglieder, die wichtig sind, also für den Vater, die Mutter, die Geschwister usw. Dann stellt er sie aus dem inneren, gesammelten Gefühl heraus in Beziehung zueinander. Der Klient muss sich vorher darauf einstellen, dass er das gesammelt macht und dass er sich auch dem Schmerz und der Trauer und der Herausforderung, die sich aus der Arbeit ergeben, innerlich stellt. Das ist ganz wichtig.

Manchmal ist einer gehindert, das zu machen, weil ihm vielleicht eine Erlaubnis von seiner Familie fehlt. Er muss innerlich nachspüren, ob seine Familienmitglieder dem zustimmen können, wenn er das macht. Sie stimmen umso leichter zu, je mehr er ihnen innerlich versichern kann, dass er es mit Achtung vor ihnen macht und dass er eine gute Lösung sucht für alle, für die ganze Familie. Dann kann er sich leichter darauf einlassen.

Die Stellvertreter, die ausgewählt werden, stellen sich zur Verfügung. Das ist eine Dienstleistung an dem Klienten. Das ist gar nicht so einfach. Denn sobald die Stellvertreter in der Aufstellung stehen, fühlen sie wie die Personen, die sie darstellen. Manchmal sogar auf dramatische Weise, sie bekommen zum Teil sogar die Körpersymptome. Es braucht also einen gewissen Mut, sich dafür herzugeben.

Aber es ist ein Liebesdienst. Und man lernt natürlich sehr viel, wenn man sich dafür hergibt. Weil man dann spürt, wie viel Kraft in diesen Aufstellungen liegt.

Als Therapeut weiß ich, dass die Aufstellung nicht von mir abhängt. Sondern es kommt etwas durch die Aufstellung ans Licht, und ich stelle mich dem, was ans Licht kommt, wie es ist. Es ist also im Grunde eine sehr zurückhaltende Methode. Ich arbeite mit dem, was sich zeigt. Dann aber auch mit vollem Einsatz. Dafür übernehme ich auch meinen Teil der Verantwortung.

Aus dem, was ans Licht kommt, ergeben sich dann die einzelnen Schritte zu einer Lösung, wenn es eine Lösung gibt. Ich arbeite mit den Kräften, die sich in dem System, in der Familie zeigen, mit den guten Kräften. Die versuche ich zu mobilisieren und für den Klienten nutzbar zu machen.

Dann kommt es auch darauf an, ob der Klient bereit und auch fähig ist, sich dieser Bewegung anzuschließen und das, was sich als Lösung zeigt, zu vollenden. Das ist manchmal sehr schwer. Es hat wahrscheinlich damit zu tun, dass eine Familie ein Kraftfeld ist.

Rupert Sheldrake spricht von morphogenetischen Feldern. Das heißt, dass in diesem Kraftfeld gewisse Muster, die einmal da waren, wie ein Zwang weiterwirken, sodass sie sich wiederholen. Er sieht zum Beispiel die Naturgesetze als Erinnerungen an den Anfang, wo sich etwas gebildet hat. Diese Erinnerung hat eine Resonanz und wirkt weiter und wiederholt sich. Wahrscheinlich ist das auch so in den Familien, dass sich gewisse Muster wiederholen. Es gibt aus der Kraft des Feldes keinen Impuls, das zu durchbrechen. Um es zu durchbrechen, muss man aus diesem Feld heraustreten können, vielleicht auf eine höhere Ebene treten und von daher das Neue angehen und sich ihm mutig stellen.

Also, es ist wichtig, dass ein Klient weiß, dass es sich hier um einen lebendigen Prozess handelt, bei dem von ihm ein Wachstumsschritt gefordert wird. Daher kommt es auch darauf an, ob er stark und mutig genug ist, sich dem zu stellen. Dieser Übergang auf die höhere Ebene hat etwas Religiöses in dem Sinne an sich, dass ich mich dabei einem Größeren anvertraue. Ich löse mich von etwas Engem, gehe auf etwas Weiteres zu und traue ihm, dass es mich leitet.

Was das Familien-Stellen bewirkt

Welche Verstrickungen bei jemandem vorliegen, kann man herausfinden, wenn man seine Familie aufstellt. Das heißt, dass er mit Stellvertretern aus einer Gruppe seine Ursprungsfamilie oder seine Gegenwartsfamilie aufstellt. Dabei können wir beobachten, dass die Stellvertreter, wenn sie sich auf das Geschehen einlassen, plötzlich fühlen wie die Personen, die sie darstellen. Sie bekommen manchmal sogar deren Symptome. Das ist ganz merkwürdig, ich kann es mir nicht erklären.

Mithilfe der Aufstellung kann man auch sehen, ob jemand aus der Familie ausgestoßen wurde und ob jemand verschwinden oder sterben will. Dann sucht man mithilfe dieser Aufstellung eine Lösung. Dabei wird deutlich, dass die gleichen Kräfte, die zur Krankheit führen, auch zur Lösung führen. Das heißt, dass die gleiche Liebe, die, solange sie verblendet ist, zur Krankheit führt, auch zur Lösung führen kann, wenn sie einsichtig wird.

Was beim Familien-Stellen zu beachten ist

Das Familien-Stellen hat bei vielen für Verwirrung gesorgt, weil es vielen unserer bisherigen Annahmen widerspricht. Beim Familien-Stellen kommt auf eine ganz einfache Weise Tiefes an die Oberfläche. Wir können dann mit der Liebe, die dabei sichtbar wird, Lösungen finden, durch die in der Seele Heilendes bewirkt werden kann. Einfach dadurch, dass eine Wirklichkeit sichtbar wird.

Das Entscheidende bei dieser Art von Arbeit ist, dass der Therapeut ziemlich unwichtig ist. Denn das, was wirkt oder etwas bewirkt, ist nicht der Therapeut. Es ist eine Wirklichkeit, die sichtbar geworden ist. Deswegen ist das hier auch eine sehr demütige Arbeit. Und es ist eine Arbeit und Vorgangsweise, an die man nicht zu glauben braucht. Man schaut hin und sieht, so ist es.

Die Seele weist den Weg

Das Familien-Stellen ist ein Ergebnis der phänomenologischen Haltung. Phänomenologische Haltung heißt, von der Philosophie her gesehen, dass sich jemand zurücknimmt und dass er ohne Absicht ist, ohne Furcht und ohne Liebe, im Sinne von, dass er jemandem unbedingt helfen will. Das Geschehen selbst bleibt außerhalb des Therapeuten, es geschieht etwas außerhalb von ihm. Indem er sich zurücknimmt, greift er in dieses Geschehen nicht ein. Es ist diese Art von Zurückhaltung, die den Raum schafft, in dem die entscheidenden Bewegungen ans Licht kommen können. Die Stellvertreter bewegen sich unter dem Antrieb der Seele und finden Lösungen, die jenseits der Einflussnahme des Therapeuten liegen. Der Therapeut braucht dann im Grunde gar nichts zu machen. Aber er ist dabei nicht passiv. In seiner Zurücknahme ist er voll wach. Manchmal sieht er dann vielleicht, dass er eingreifen muss, und dann macht er das auch. Aber es ist ohne jede Methode. Deswegen gelingt diese phänomenologische Haltung auch nur, wenn man das, was man über das Familien-Stellen weiß, in gewisser Weise auch vergisst. Sich auch davon zurückzieht und ganz dem Raum gibt, was gleichsam von selbst abläuft.

Was in meinen Videos und Büchern dargestellt ist, ist wertvoll. Aber man darf sich dadurch nicht festlegen, als sei es das Maß der Dinge, denn damit gibt man der Zukunft keine Chance.

Die Bilder, die in den Familienaufstellungen aufscheinen, sind vielschichtig. Wenn man das auf etwas ganz Bestimmtes festlegen will, kann das Bild als solches nicht mehr wirken. Die Beteiligten lassen daher die Aufstellungen, die sie hier miterleben, auf sich wirken. Wenn sie aber selbst mit einer ähnlichen Situation konfrontiert werden, dann ist es besser, auf die eigene Seele zu achten, nicht auf das, was hier abgelaufen ist. Dann findet man vielleicht die gemäße Lösung durch die eigene Seele. Was in den Aufstellungen geschieht, ist beeindruckend. Es zeigt, welche Kräfte in der einzelnen Seele wirken. Wenn ich daher eher auf meine Seele achte und nicht so sehr auf einen Therapeuten schaue, der mir vielleicht hilft, dann hat die Seele mehr Möglichkeiten sich zu entfalten und den ihr gemäßen Weg zu finden. Vielleicht trifft derjenige dann auch eher den ihm gemäßen Therapeuten oder Freund, der weiterhilft.

Viele Dinge laufen ganz von selbst ab, wenn man der Seele traut. Wer dagegen sagt, es hängt jetzt alles davon ab, dass er hier seine Familie aufstellen kann, ist in diesem Augenblick von seiner eigenen Seele entfremdet. Und wer mich zu sehr bedrängt, mit dem kann ich nicht arbeiten. Er erwartet zu viel von mir. Dann komme ich in eine Position, in der mir das gewöhnliche Menschsein mit seinen Grenzen und auch mit seinem Scheitern verwehrt ist. Dazu darf ich mich nicht hergeben. Wegen meiner eigenen Seele darf ich das nicht.

Zur Vorgehensweise beim Familien-Stellen

Das Familien-Stellen ist im Grunde eine einfache Methode. Man wählt Stellvertreter für die wichtigen Beziehungspersonen aus und stellt sie in Beziehung zueinander auf, lässt sie in Beziehung zueinander stellen. Auf einmal erscheint etwas Verborgenes und kommt ans Licht, einfach durch die Aufstellung, ohne dass der, der die Familie aufstellt, gleich bemerkt, was dadurch eigentlich ans Licht kommt. Das ist die äußere Seite. Das ist einfach. Ob ich aber jetzt erfasse, was das Bild sagt und auf was es hindeutet, das ist eine andere Sache.

Das Verborgene, das da ans Licht kommt, muss beachtet werden. Nur wenn es ein Zusammenspiel gibt zwischen dem, was ans Licht kommt, und der Seele derer, die aufstellen, und derer, die aufgestellt werden, und natürlich auch des Therapeuten, kann dieses Bild wirken. Es entwickelt eine Dynamik ganz von sich aus, ohne dass man eingreift. Es braucht eine Bereitschaft, sich auf dieses Unverhoffte einzulassen, und zwar bei allen Beteiligten: bei dem, der aufstellt, bei denen, die aufgestellt werden, und beim Therapeuten. Es gibt da gewisse Regeln, wie eine Ordnung entsteht, und wenn man die weiß, kann man die Aufstellung etwas steuern.

Man muss für das Familien-Stellen ein paar Informationen haben. Zur Bestandsaufnahme gehört die Frage: Ist jemand verheiratet und hat er Kinder? Dann weiß ich, ob ich auch die Gegenwartsfamilie aufstellen muss oder nicht. Wenn ich damit gearbeitet habe, frage ich nach der Herkunftsfamilie, was ist dort passiert. Dabei geht es immer um äußere einschneidende Ereignisse, zum Beispiel um Todesfälle, um früh Verstorbene, auch um traumatische Erlebnisse in der Kindheit, zum Beispiel bei der Geburt. Damit habe ich eigentlich alle Informationen, die ich brauche um anzufangen.

Ich stelle so wenig Personen wie möglich auf. Daher fange ich mit den wichtigsten Personen an. Wenn ich das gemacht habe, dann kommt aus dem Bild und aus dem, was das Bild beim Klienten auslöst, eine neue Information. Dann stelle ich weitere Personen auf, auch hier nicht mehr als notwendig. Dann probiere ich aus, was diese neuen Personen bewirken. Daraus ergibt sich, ob eine Lösung möglich ist oder nicht.

Also, ich stelle eine Grundsituation auf, und aus der Grundsituation sehe ich, wo die Bewegungen hingehen: zum Verderben, zum Tod oder zu einer Lösung. Oft gehe ich mit der schlimmen Bewegung zuerst, mit der Bewegung zum Tod zum Beispiel, und zwar ohne Furcht. Ich gehe mit dem Klienten bis an die äußerste Grenze, damit klar wird, wohin die innere Bewegung eigentlich geht. An der äußersten Grenze gibt es manchmal einen Umschwung. Dann gehe ich mit ihm wieder zurück. Manchmal gibt es an der Grenze keinen Umschwung. Dann gehe ich nicht zurück. Dann lasse ich den Klienten an der Grenze stehen.

Dabei richte ich mich nicht nach Überlegungen wie: Ist es so richtig oder ist es so falsch? Das wäre zu billig. Ich prüfe an der Wirkung in meiner Seele, was ich mache. Danach richte ich mich. Also, die Festlegung auf feste Regeln wird der Fülle des Geschehens nicht gerecht. Ich habe zwar gewisse Bilder, wie es sein könnte, gewisse Bilder von Ordnungen, aber in der Praxis ist jede Aufstellung anders. Es gibt keine Aufstellung, die einer anderen gleicht. Das gilt auch für die Interventionen. Es gibt keine Intervention, die einer früheren gleicht. Deswegen muss man bei dieser Arbeit immer offen bleiben für Neues und Ungewöhnliches.

Wichtig bei dieser Arbeit ist auch das Entdramatisieren. Ich führe das Geschehen soweit wie möglich auf das Gewöhnliche zurück. Das heilt am ehesten.

Die Standardfragen

TEILNEHMER Wann hören Sie mit Fragen nach Informationen auf?

HELLINGER Ich habe Standardfragen. Ich frage, ob jemand verheiratet ist, ob er Kinder hat, ob es einen früheren Partner gab. Ich frage auch, ob jemand gestorben ist, ob ein Kind gestorben ist oder tot geboren. Damit habe ich so ungefähr die wichtigsten Informationen über die Gegenwartsfamilie. Ich brauche nur diese äußeren Ereignisse. Ich brauche zum Beispiel nicht zu wissen, ob der Vater trinkt oder ob er gut ist oder schlecht, ob er dominant ist oder unterwürfig. Das spielt hier keine Rolle. Hier zählt nur das, was öffentlich ist.

Dann frage ich nach der Herkunftsfamilie, ob es da etwas Besonderes gab. Aber auch hier nur nach äußeren Ereignissen. Also, wie viele Kinder es gab, ob jemand vorher verheiratet war, wer gestorben ist und wie er gestorben ist. Das ist eigentlich schon alles, wonach ich frage. Wenn mir jemand mehr Informationen geben will, stoppe ich ihn, weil ich sie nicht für die Familienaufstellung brauche. Wenn ich dann die Familie aufstelle, bekomme ich von dorther weitere Informationen, und dann frage ich manchmal auch weiter. Das wäre der Grundkatalog meiner Fragen.

Der Ernst

Es ist ganz wichtig, dass man jemand vor einer Familienaufstellung erst auf den Ernst bringt. Man darf diese Arbeit nicht leichtfertig machen, sonst kehrt sie sich gegen den Therapeuten. Sie ist wie ein religiöser Vollzug, der in die Tiefe geht. Das kann man nicht auf dem Jahrmarkt machen. Auch nicht aus Neugierde und auch nicht vordergründig. Deswegen bereite ich die Klienten auf den Ernst vor. Manchmal auch durch einen Abbruch.

Die systemische Vorgehensweise

Beim Familien-Stellen geht man systemisch vor. Daher haben Therapeuten, die gewohnt waren, sich mit der Einzelperson zu befassen, gewisse Umstellungsschwierigkeiten. Bei der systemischen Vorgehensweise kommt es darauf an, das Vollständige und das Ganze in den Blick zu bekommen. Daher schaue ich zuerst auf die, die in dem System ausgeklammert werden, auf die Familienmitglieder, denen die Anerkennung verweigert wird oder denen die Liebe verweigert wird. Ihnen gehört dann sofort mein Herz. Weil ihnen mein Herz gehört, kann ich sie hereinholen. Es ist also nicht eine Parteinahme für Einzelne, die hier gefragt ist, sondern die Parteinahme für das Ganze. Denn indem ich mich auf die Seite dieser Ausgeschlossenen stelle, müssen die anderen sich neu orientieren. Also, durch die Parteinahme für das Ganze kommen auch die anderen in Verbindung mit den Ausgeschlossenen.

Beim Wesentlichen bleiben

Die ganze Pflanze ist in der Wurzel enthalten. In ihr ist die geballte Kraft. Doch die Wurzel ist klein und nimmt nur wenig Raum ein. Wenn aus der Wurzel der ganze Baum sich entfaltet hat, ist die Kraft ausgedehnt und verausgabt. Wenn ich beim Familien-Stellen auf alle Einzelheiten schaue und alles erfassen will, so als schaute ich auf den ganzen Baum mit allen seinen Ästen und Blättern, dann ist die Kraft weg. In der Wurzel jedoch ist sie noch ganz und geballt.

Deswegen arbeite ich hier nach dem Prinzip, dass ich nur das unmittelbar Notwendige aufstelle. Dann ist sehr viel mehr Energie da und Kraft. Es ist also wichtig, dass der Therapeut gleich am Anfang erfasst, was wesentlich ist.

Das hier ist eine sehr verdichtete Arbeit. Verdichtet heißt, dass es ein großes Umfeld gibt, das unerwähnt bleibt, aber mitwirkt. Wer das ganze Umfeld mit einbeziehen will, der nimmt dieser Arbeit die Dichte und Kraft.

Das Kraftfeld

Durch die Familienaufstellung entsteht ein Kraftfeld. Wer in dieses Kraftfeld als Stellvertreter eines Familienmitglieds tritt, verhält sich und fühlt wie einer, der zu diesem Kraftfeld gehört. Das gibt es auch sonst. Manche machen die Erfahrung, wenn sie in eine andere Gruppe kommen, dass sie plötzlich ganz anders denken als außerhalb dieser Gruppe, dass sie auch anders fühlen als in ihrer gewohnten Umgebung. Man nimmt sofort das Kraftfeld wahr, in das man tritt und passt sich ihm an. Rupert Sheldrake nennt das ein morphogenetisches Feld. Daher kann ich mich bei einer Familienaufstellung in der Regel darauf verlassen, dass einer das Wesentliche fühlt und zum Ausdruck bringt.

Jeder bringt, natürlich, auch von sich etwas mit hinein, aber mehr in der allgemein menschlichen Weise, sodass es nicht stört. Es ist ganz selten, dass es stört. Wenn ein Stellvertreter ganz im eigenen Fühlen gefangen bleibt, kann er nicht in das Kraftfeld treten. Das merkt man sofort. Dann wechselt man ihn aus. Also, in der Regel verlasse ich mich auf das, was hier abläuft.

Auch der Therapeut tritt in dieses Kraftfeld und lässt sich von ihm führen. Aus diesem Kraftfeld steigen die Einsichten auf, die er für eine Lösung braucht.

Dem Kraftfeld trauen

Dieses Kraftfeld ist in Verbindung mit anderen Kraftfeldern, zum Beispiel mit der wirklichen Familie. Deswegen können die Stellvertreter, wenn sie da hineintreten, fühlen wie die wirklichen Personen. Der Therapeut tritt in dieses Kraftfeld mit hinein. Er darf aber darin nicht herumfummeln oder lange herumstehen. Er muss immer wieder raus, damit er es nicht stört. Aber indem er mit hineingeht, verbindet er sich mit dem gesamten Kraftfeld, also mit dem gesamten System, das dazugehört, vor allem mit denen, die ausgeschlossen sind, mit den Schwachen oder den Sündern.

Wenn er sich so hineinbegibt, dann schenkt ihm das System einen Einblick in die Lösung. Das kommt ganz plötzlich, wie ein Blitz. Er erfasst auf einmal das Wesentliche. Das kann er sich nicht ausdenken, sondern es wird ihm geschenkt. Das greift er dann auf. Er muss aber diesem Feld trauen. Wenn er das hinterfragt: »Wo kommt das her?«, ist er nicht mehr in Verbindung. Diese Einsicht hat etwas ganz Schlichtes. Sie taucht plötzlich auf, wird angewandt und hat eine sofortige Wirkung. Die Betroffenheit bei den Betroffenen ist das Signal, dass etwas Wesentliches berührt wurde. Die Ordnungen, die da ans Licht kommen, haben zwar eine gewisse Regelmäßigkeit, aber es gibt immer Abweichungen davon. Deswegen darf man nicht von einem früheren Beispiel etwas übertragen, ohne dass man es neu betrachtet.

Nachher zieht der Therapeut sich wieder zurück und überlässt die Familie ihrem Feld und ihrer eigenen Seele. Das ist ganz wichtig. Der Therapeut ist dabei dem System zugewandt, allen ist er zugewandt. Er ist aber wie einer, der die Familie nur kurz begleitet und sich sofort wieder zurückzieht. Insofern kann er das auch aushalten und kann es auch verantworten, weil er sich nicht so lange darin aufhält. Er bleibt in einer untergeordneten Position, obwohl er direktiv erscheint. Aber das ist er nicht. Er arbeitet im Dienste der Seele, die da wirkt.

Mein Vorschlag an Therapeuten, die das anwenden, ist, dass sie sich langsam eingewöhnen oder einüben in diese Haltung. Je mehr sie das tun, desto leichter können sie dann auch damit arbeiten.

Reparieren oder wachsen lassen

Noch etwas ist hier zu beachten. Es handelt sich hier um Wachstumsprozesse. Durch diese Arbeit hat etwas angefangen zu wachsen. Dieses Wachstum braucht Zeit. Da greift man nicht vorschnell ein.

Das andere Bild über Therapie ist das einer Reparatur. Da muss jedes Stück repariert und an seinem Platz sein, erst dann gibt man es zurück. Das ist ein gültiges Bild für viel gute Arbeit. Wo es aber um Wachstum geht, muss man sich vom Bild der Reparatur verabschieden. Es kommt also sehr darauf an, von welchem Bild der Therapeut und der Klient ausgehen.

Der Therapeut, der mit dem Bild der Reparatur arbeitet, zieht die Energie auf sich. Sie wird abgezogen vom Klienten. Das ist so bei den Therapeuten, die durcharbeiten wollen und nachforschen wollen, wie es weitergeht. Es ist *ihr* Interesse, nicht so sehr das Interesse des Klienten. Dieses Eingreifen von außen stört den Wachstumsprozess. Hier wäre ein Umdenken notwendig bezüglich der Grundhaltung, mit der wir an die Therapie herangehen.

Man muss bei dieser Art von Arbeit zwei Bilder ganz klar unterscheiden. Viel Psychotherapie geht nach dem Bild der Reparatur vor. Deswegen muss dann der Therapeut etwas abschließen, damit es geht. Dieses Bild der Reparatur greift hier nicht. Hier werden Impulse gesetzt, Wachstumsimpulse. Danach geht das Wachstum weiter. Man muss damit rechnen, dass es eigentlich zwei Jahre dauert, bis der Impuls sein Ziel erreicht. Jeder vorschnelle Versuch, da einzugreifen, das zu beschleunigen – wieder aus dem Bild der Reparatur heraus: das muss man doch jetzt schnell in Ordnung bringen –, stört den Wachstumsprozess.

Die Heilung als Geschenk

Viele Klienten haben den Eifer, dass sie schnell gesund werden wollen, und verlegen das Ergebnis in etwas Äußeres, zum Beispiel, dass sie einen Therapeuten finden oder einen Arzt, der sie heilt. Sie übergeben die Verantwortung für die Heilung an jemanden, der außerhalb steht. Und manche, die zu so einem Kurs kommen, um etwas zu lernen, machen das Lernen davon abhängig, dass sie in der ersten Reihe sitzen. Die ihr Lernen davon abhängig machen, lernen weniger. Und die Klienten, die ihre Heilung vom Therapeuten erwarten, dass er das sozusagen für sie macht, haben die geringere Chance zur Heilung.

Heilung ist ein Geschenk. Wo sie gelingt oder wo die Linderung gelingt, ist es ein Geschenk. Wo sie gelingt, ist sie sowohl für den Klienten als auch für den Therapeuten wie ein Wunder, das man nicht in der Hand hat.

Bei bestimmten Psychotherapieformen kann man genau planen, zum Beispiel bei der Verhaltenstherapie. Da geht es vorwiegend um Symptome, um Phobien zum Beispiel. Wo es aber um die großen Schicksale geht, um Leben und Tod oder um Verstrickungen und Schuld, da kann man nicht nach einem Plan vorgehen. Man kann das Ergebnis auch nicht erreichen, indem man nach einem Muster vorgeht. Wo hier Heilung und Lösung gelingt, sind Kräfte am Werke, die über das Individuelle hinausgehen. Diesen Kräften fügt man sich.

Das Gleiche gilt für die Einsicht. Sie ist nicht abhängig von der ersten Reihe. Wenn sie kommt, ist sie ein Geschenk. Wer sich zurücknimmt, es also nicht von solchen Äußerlichkeiten abhängig macht, der hat die größere Chance für Einsicht, die tiefe Einsicht.

Vorsicht bei Erfolgskontrollen

Dass diese Arbeit Wirkungen auf Krankheiten hat, weiß ich, aber ich verfolge es nicht. Es ist wichtig, dass ich es nicht verfolge. Ich kann nämlich nur dann auf diese Weise arbeiten, wenn ich eintauche in ein System oder in ein Kraftfeld, ohne bestimmte Absichten. Der Klient kommt zu mir, ich bekomme Informationen und plötzlich befinde ich mich in einem Kraftfeld. Dann bringe ich meine Wahrnehmung oder auch mein Wissen ein, um in dem System etwas Versöhnendes in Gang zu bringen, oder etwas Heilendes.

Wenn ich das gemacht habe, trete ich wieder aus diesem Kraftfeld, denn wenn ich über diese Zeit da drin bliebe, würde ich den Prozess stören. Wenn ich mich daher anschließend erkundigen würde, wie es weitergegangen ist, würde ich wieder in dieses Kraftfeld treten, und zwar wie einer, der etwas aus eigener Kraft gemacht hat und der sozusagen eine Erfolgskontrolle macht, als ob das Ergebnis von ihm abhängig wäre. Dann können die Bilder nicht mehr wirken, denn das gemäße Bild würde verzerrt werden. Deswegen mache ich das nicht.

Ich gebe nichts auf die Erklärungen, die einer vorbringt, wenn es ihm besser geht. Es genügt mir, wenn er gesagt hat, es geht ihm besser. Die Erklärungen sind meistens daneben.

Mut zur Wahrheit, wie sie sich zeigt

Manchmal sagt der Therapeut etwas, was schrecklich klingt, obwohl alle Beteiligten wahrnehmen, dass es der Wirklichkeit entspricht. Manche Therapeuten fürchten sich dann, das Wahrgenommene auch zu sagen, obwohl es für alle am Licht ist. Es ist aber nur schrecklich für den Therapeuten, der meint, dass ihm die Klienten alles glauben, dass sie nicht selbst denken und entscheiden, und dass er daher für sie in jeder Hinsicht verantwortlich ist. Wenn die Wahrnehmung von etwas, das am Licht ist, mitgeteilt wird, auch wenn sie bedrohlich erscheint, beginnt der Klient selbst genau hinzuschauen. Dann sieht er den Ernst und hat auf einmal Kraft.

Wenn der Therapeut aber meint, er müsse den Klienten schonen und dürfe daher nicht sagen, was er wahrnimmt, bekommt der Klient Angst vor dem Therapeuten. Und das mit Recht. Denn dieser Therapeut betrügt ihn. Das wäre eine Liebe, die betrügt, wenn man es überhaupt Liebe nennen kann. Oft ist es ganz schlicht Feigheit.

Die Klarheit stellt sich nur bei dem ein, der die Furcht überwunden hat, wie Castaneda das sehr schön in einem seiner Bücher über den Schamanen Don Juan beschreibt. Die größte Furcht, die Therapeuten haben, ist: »Was passiert, wenn ich sage, was ich weiß?« oder »Was sagen meine Kollegen, wenn ich sage, was ich weiß?« Dann gibt es eine verschworene Gemeinschaft von Feiglingen. Doch das ist eine Missachtung der Größe von Wirklichkeit und der Größe von Schicksal und der Seele von allen Beteiligten.

Wenn der Therapeut klar zu seiner Wahrnehmung steht, hat der Klient ein Gegenüber und eine Orientierung. Er braucht sich dieser Wahrnehmung nicht anzuschließen, er kann auch dagegen sein. Doch er hat eine Orientierung. Wenn aber der Therapeut sich ihm nicht als Gegenüber stellt, hat der Klient keine Orientierung.

TEILNEHMER Was ist, wenn Sie sich irren?

HELLINGER Es gibt ein Umfeld, in dem ich etwas sage. Wenn ich mich irre, kommt oft ein anderer aus der Gruppe und korrigiert mich. Auch der Klient korrigiert das. Es gibt dann eine Gegenbewegung, die das richtig stellt. Aber nicht immer. Deswegen bleibt es immer ein Wagnis.

Die Fehler wirken als ein Korrektiv. Wenn man sie vermeiden will, vermeidet man auch das Richtige. Deswegen habe ich auch Hemmungen, Warnungen auszusprechen.

Neugierde entwürdigt

Neugierige Fragen sind nicht zulässig. Sie ziehen die Energie vom Klienten weg auf den Frager, und das hat eine ungute Wirkung. Deswegen bin ich so zurückhaltend. Ihr merkt ja: Ich frage kaum etwas, ich will kaum etwas wissen und kann dennoch arbeiten. Ich ziehe die Energie nicht auf mich, ich lasse sie da, wo sie ist – bei den wichtigen Personen. Die Patienten wissen schon Bescheid. Wenn ich sie neugierig frage, werden sie aus ihrer Sammlung gerissen, weil sie sich mit mir befassen müssen. Sie müssen sich sozusagen vor mir rechtfertigen, wieso etwas so ist. Das hat eine ungute Wirkung.

In der Seele an die Liebe rühren

Ich möchte noch auf eine Frage zurückkommen, die ich so hart abgelehnt habe. Da wurden plötzlich Deutungen gegeben für Krankheiten, die völlig unzulässig sind und etwas in der Seele zerstören. Dann bin ich ganz hart. Ich nehme den Klienten immer in Schutz gegen solche Deutungen.

Ich habe ein Prinzip, nach dem ich vorgehe. Das ist das ganze Geheimnis dieser Vorgehensweise. Es heißt: »In der Seele an die Liebe rühren.« Das ist es. Bei dieser Frage hat nichts an die Liebe gerührt, im Gegenteil. Wenn das gefährdet wird, die Liebe und die Seele, bin ich ganz eisern.

Die Grenzen des Familien-Stellens

Mithilfe des Familien-Stellens finden wir oft sehr schöne Lösungen. Wir konnten das hier oft sehen. Dann verfestigt sich manchmal in unseren Vorstellungen ein Bild, als könne man mithilfe des Familien-Stellens auch dann ein schwieriges Problem lösen, wenn man sieht, dass es in der Seele der Klienten keine Resonanz dafür gibt. Man sagt sich dann vielleicht: Ich muss nur weitermachen, dann wird die Lösung doch noch gelingen. Damit wird gegen die unmittelbare Wahrnehmung gehandelt. Man will ihr ein Schnippchen schlagen.

Gegen das Wahrgenommene zu handeln, zerstört die eigene Seele. Dahinter wirkt ein Machtanspruch, völlig entgegengesetzt der Demut, die für diese Arbeit notwendig ist.

Ich gehe bei dieser Arbeit nicht über das hinaus, was ich kann. Wenn ich machtlos bin, bleibe ich stehen. Vorhin war ich in der Aufstellung mit einer Klientin machtlos. Deswegen habe ich aufgehört. Doch dann kam mir von ihr ein Hinweis, und ich konnte weitermachen. Ohne diesen Hinweis, ohne das, was von ihr kommt und mir sozusagen die Erlaubnis gibt und mich unterstützt, hätte ich nichts machen können.

Die Lebenden und die Toten

Es wird für mich immer mehr deutlich, dass wir nicht bei den vordergründigen Familienaufstellungen bleiben dürfen. Dass wir noch anderes, viel Umfassenderes mit hineinnehmen müssen, um zu einer Lösung zu kommen. Man sieht dann die Größe der Toten, und dass das Totenreich nichts Beängstigendes hat, überhaupt nichts Beängstigendes. Es ist vollendet und groß. Die Toten sind das große Reich, die Lebenden sind etwas Vorübergehendes. Im Totenreich ruht etwas, was vollendet ist. In dieses Reich kommen die Lebenden später hinzu. Wenn die Lebenden das vor der Zeit wollen, stören sie die Toten. Das Recht dazu besteht erst zur rechten Zeit, nicht vorher.

Wissen durch Teilhabe an einer gemeinsamen Seele

Es ist geheimnisvoll, was beim Familien-Stellen abläuft. Wie ist es möglich, dass wildfremde Menschen, die überhaupt keine Ahnung haben von der Familie oder von der Person, die sie darstellen, plötzlich wie diese Person reagieren und deren Gefühle und Verhaltensweisen und selbst deren Körpersymptome übernehmen. Da müssen wir, glaube ich, unser Weltbild etwas verändern.

Auch in der philosophischen Erkenntnistheorie oder in der Kommunikationstheorie besteht die Vorstellung, dass Wissen auf Mitteilung beruht. Hier sehen wir aber, dass es auch ein anderes Wissen gibt, dass nicht auf Mitteilung beruht, sondern auf Teilnahme. Die Frage ist: Was ist das, an dem wir teilnehmen?

Ich habe lange darüber nachgedacht, und das, was mir am nächsten erscheint, ist, dass wir Anteil haben an einer gemeinsamen Seele. Das, was wir als unsere Seele bezeichnen, dürfen wir nicht so bezeichnen, denn unsere Seele verbindet uns mit unserer Familie und über die Familie hinaus mit der großen Seele, so nenne ich das. In ihr sind alle mit allem verbunden, und zwar wissend. Von daher haben wir dieses teilnehmende Wissen.

In den Familienaufstellungen kommt dieses Wissen zum Tragen. In den Teilnehmern, vor allem aber im Therapeuten, wenn er das zulässt. Das ist das Wichtige. Wenn der Therapeut selbst noch in der Philosophie befangen ist, dass Wissen auf Mitteilung beruht, und daher meint, dass er erst sehr viel von jedem Einzelnen erfragen muss, bis er anfängt zu handeln, dann hat er den Kontakt zu dieser großen Seele verloren.

Daher verzichtet der Therapeut auf viele dieser Fragen, auch schon am Anfang. Indem sich der Therapeut in dieses Kraftfeld mit hineinstellt, kommen ihm die Einsichten, die er braucht. Diese Arbeit verlangt vom Therapeuten ein völliges Umdenken.

Wenn jetzt der Therapeut bei der Vorstellung bleibt, dass er das alles erst erfragen muss und dann erst weiß, was zu tun ist, behindert er das Kraftfeld, in dem er steht. Er bekommt dann auch von den Teilnehmern nicht mehr die volle Wahrheit mitgeteilt, die wichtig ist. Also, das Wichtigste ist zuerst, dass sich der Therapeut zurücknimmt, sich einfühlt in das Große, der Fügung der großen Seele traut, sich von ihr leiten lässt und dann in dem Geschehen so drin ist, dass Schritt für Schritt etwas ans Licht kommen kann.

Deswegen weiß der Therapeut auch nicht, was am Ende herauskommt. Er geht nur immer mit den Schritten, wie sie sich ergeben. Manchmal sind sie extrem groß, sodass er Angst bekommen kann, zum Beispiel, ob der Klient wirklich stirbt. Doch der Therapeut hat auch davor keine Angst.

Wenn er voll mit dieser Bewegung geht, schlägt sie manchmal um und bringt eine Lösung. Aber erst, wenn man voll mit diesem Schwung geht und nicht vorher abbremst. Zum Beispiel durch Mitleid, weil man meint: »Ach, versuchen wir mal, ob wir nicht doch noch eine gute Lösung finden«, obwohl es keine gibt, und man handeln will, ohne dass man mit der Wahrheit der Situation voll im Kontakt ist.

Helfen im Einklang

Beim Familien-Stellen verzichtet der Therapeut auf die Führung. Er fügt sich in einen größeren Zusammenhang und kommt in Einklang mit der Familie, mit deren Mitgliedern er arbeitet. Sobald er in eine Familienaufstellung als Therapeut eintritt, ist er im Einklang mit einem anderen System, manchmal mehr, manchmal weniger.

Dieser Einklang gelingt, wenn er verzichtet auf jede persönliche Absicht, auch auf die Absicht zu heilen und auf die Absicht, ein Schicksal zu wenden. Er anerkennt, was in dem Augenblick ans Licht kommt und geschieht, ohne Absicht und ohne Furcht. Es darf genauso sein, wie es ist, das ist sehr wichtig. Daher begegnet der Therapeut dem, was hochkommt, ohne Furcht, auch wenn es schlimm erscheint, zum Beispiel, dass einer in Lebensgefahr ist oder dass einer nicht mehr leben will. Er schaut es an und will es nicht ändern. Er ist damit im Einklang, ist mit dem Schicksal des anderen im Einvernehmen, wie immer es auch ist.

Für den Therapeuten bedeutet das eine innere Reinigung von Absichten und auch von Machtvorstellungen. Es ist ein sehr demütiger Vorgang. Doch sobald er sich so hineinbegibt, erkennt er, wohin etwas steuert – das kommt auf einmal hoch wie ein Blitz –, und er sieht vielleicht eine Lösung und einen Ausweg. Was ihm so hochkommt, das sagt er, aber ohne die Absicht, dass sich das auch erfüllt. Man kann nämlich bei diesen tiefen Vorgängen, wo es um Leben und Tod geht, sehen, dass die Lösung zwar aufscheint und der Klient sie vielleicht eine Zeitlang auch annimmt, doch dann geht er manchmal zurück in sein bisheriges Schicksal.

Die Haltung des Therapeuten ist hier also ganz anders, als wenn man eine Therapie macht mit Erfolgskontrollen. Dort hat man die Absicht, das Ergebnis zu kontrollieren und überlegt, wie kann man ein bestimmtes Ergebnis erzielen. Hier verhält sich der Therapeut genau entgegengesetzt. Wenn einer zurückfällt in sein Schicksal, dann stimmt er als Therapeut dem zu. Das hat überhaupt nichts mit Überlegungen zu tun, ob er jetzt gut war oder schlecht. Er ist damit im Einklang, wie immer es auch ausgeht. Er weiß nämlich nicht, ob das Schicksal, das der Einzelne wählt oder dem er sich fügt, für ihn nicht doch das gemäße ist. Dass es eine verborgene Größe hat, die er nicht durchschaut, und daher maßt er sich nicht an zu beurteilen, ob das gut sei oder schlecht.

Der innere Vorgang dabei ist, dass man sich von der Vielfalt der Phänomene und all dem, was man weiß, zurückzieht auf eine leere Mitte. Je dramatischer etwas wirkt, je mehr es um Leben und Tod geht, desto mehr ist es notwendig, dass sich der Therapeut auf diese leere Mitte hin sammelt. Je tiefer er das kann, desto mehr Wucht hat das, was er dann sagt. Was aus dieser Mitte kommt, hat eine unmittelbare Wirkung, denn es kommt aus dem Einklang mit den Mächten, die tragen.

Wer sich auf das Familien-Stellen einlässt, der findet im Laufe der Zeit immer tiefer in diese Haltung. Indem er diese Arbeit macht und sich darauf einlässt, wird er von der Arbeit selbst auf diese Mitte gebracht. Deswegen hat sie für den Therapeuten notwendigerweise eine läuternde und auch bereichernde Wirkung. Er ist ohne Absicht und ohne Furcht, im Einklang mit dem Vergänglichen und der Zustimmung auch zu Tod. Der Tod macht ihm hier keine Angst. Denn für ihn ist das Leben eine Unterabteilung des Seins. Also, nicht das Leben ist das Größte, sondern das Sein, aus dem das Leben auftaucht und in das es wieder zurücksinkt. Mit diesem Sein ist er im Einklang und kann dann so arbeiten.

Hinter der Suche nach einer Ursache steht oft die Vorstellung, als könnte man nachträglich etwas steuern. Selbst wo es eine systemische Verstrickung gibt, gibt es oft die Vorstellung, wenn man die ans Licht bringt, dann wird der Klient dadurch sicher geheilt. Das stimmt aber nicht. Darauf kommt es hier vordergründig auch gar nicht an. Beim Familien-Stellen habe ich keine Absicht, außer etwas in Einklang zu bringen. Im Einklang sein, das hat manchmal eine heilende oder lindernde Wirkung. Doch wenn ich die Familie aufstelle, damit der Klient gesund wird, bin ich nicht im Einklang. Ich weiß ja gar nicht, ob das der Bewegung seiner Seele entspricht.

Eigene und fremde Gefühle

TEILNEHMERIN Ich stelle mir vor, wenn ich jemanden darstellen müsste, dass ich dann nicht unterscheiden könnte. Ich denke, dass ich dann eigentlich immer ich selbst wäre. Aber vielleicht spielt das gar keine Rolle.

HELLINGER Wenn man in eine Konstellation hineingeht und es gesammelt macht, fühlt man wie die fremden Personen. Das Eigene ist nicht ganz ausgeschaltet, aber man kann davon ausgehen, dass man in der Aufstellung so fühlt wie die wirklichen Personen. Manchmal bekommt jemand auch deren Symptome, während er dort drin steht. Insofern also kann man sich darauf verlassen, dass man wie die anderen fühlt.

Umgekehrt, wenn jemand in einer Aufstellung solche Gefühle erlebt hat, darf er sie nicht auf sich selbst anwenden und sagen: Bei mir ist es so. Er muss wirklich unterscheiden zwischen diesem anderen System und seinem eigenen. Wichtig ist, dass man durch diese Arbeit erkennt, wie flüchtig die Gefühle sind und wie wenig sie mit uns zu tun haben und wie viel sie mit dem Platz zu tun haben, den man in einer Familie einnimmt.

Wie authentisch sind die Stellvertreter?

TEILNEHMER Wie können diese willkürlich ausgesuchten Personen eine Situation wiedergeben, die der Gefühlswelt der Betroffenen entspricht?
HELLINGER Ich frage mich schon seit Jahren, wie das möglich ist. Es ist für mich ein Geheimnis.

Man muss Abschied nehmen von einer weit verbreiteten Vorstellung, auch einer weit verbreiteten Erkenntnistheorie, dass unser Wissen neben der Beobachtung auf Mitteilung beruht. Dass also ein Kind nur das von seiner Familie weiß, was ihm auch mitgeteilt wurde, und dass man vor dem Kind etwas verheimlichen könne im Sinne von: Wenn man ihm nichts mitgeteilt hat, dann weiß es das auch nicht. Doch das entpuppt sich als eine falsche Annahme.

Hinter dieser Art von Vorstellung steht ein Bild der Seele. Dass die Seele nämlich in mir gefangen ist und dass die Seele des anderen auch in ihm gefangen ist und dass wir nicht kommunizieren können, ohne dass ich seiner Seele etwas sage und er meiner Seele etwas sagt. Als ob wir, wenn wir nicht miteinander reden, nichts voneinander wüssten. Aber wir sehen ja, dass das nicht der Fall ist.

Die Seele ist etwas, in dem wir sind, an der wir teilhaben. Die Psychologie operiert weitgehend mit der Vorstellung, dass etwas nur über Mitteilungen geschieht. Deswegen muss der Therapeut auch den Klienten erst fragen, alles ausfragen, und erst wenn er alles ausgefragt hat, weiß er Bescheid. Vorhin habe ich den einen Klienten angeschaut und sofort gesehen: Das ist ein kleines Kind. Dann brauche ich gar nichts mehr zu fragen. Die weitere Anamnese hätte überhaupt nichts gebracht, zusätzlich zu dem einfachen Blick: Das ist ein kleines Kind in seiner Trauer.

Aber ganz abgesehen davon erfahren wir: Wir nehmen an etwas Großem teil. Das ist nicht zugänglich über die gängige Psychologie. Sondern es ist zugänglich, indem ich das vergesse, was ich mir vorgenommen habe, was meine Begriffe sind und meine Absichten. Dann setze ich mich einem großen Zusammenhang aus, und aus dem taucht auf einmal Wissen auf, unmittelbar, und zwar erlebtes Wissen, wie wir das hier sehen können. Auf dieser ganz anderen Ebene geschehen dann Mitteilung, Erfahrung, Lösung. Was der Einzelne mitbringt an Individuellem, ist verschwindend klein verglichen mit diesem Allgemeinen. Daher hindert das Individuelle das Aufstellen in der Regel, mit ganz wenigen Ausnahmen. Also, der Begriff der Individualität ist bei mir kleingedruckt, sozusagen.

Stellvertretung und Ich

TEILNEHMERIN Wie kann man sich abgrenzen, wenn man in einer Rolle war? Wie wird man die Energie wieder los?

HELLINGER Man ist nie ganz bei sich. In der eigenen Familie ist man nie ganz bei sich, und wenn man in einer fremden Familie ein Familienmitglied vertreten muss, ist man auch nicht ganz bei sich. Manchmal ist es gut, wenn man nach der Aufstellung noch eine Weile in der Stellvertreterrolle bleibt, weil man dadurch erfährt, wie man sich in einer anderen Familie fühlen müsste und wie labil unsere Gefühle sind. Was man bei sich selbst als stabil betrachtet, erfährt man dann auch als nur labil. Man sieht ja, wie schnell sich die Gefühle in den verschiedenen Aufstellungen ändern. Wenn man sich auf dieses Fluktuieren, dieses Hin- und Herströmen einstellt, ist man auf einmal überall zu Hause.

Es gibt bei einer Familienaufstellung aber auch Rollen, die gefährlich sind. Aus diesen muss man schnell wieder heraus. Es hilft dann, wenn man sich vorstellt, dass man um sich einen »magischen« Kreis zieht, aus dem nichts hinausdringen und in den nichts eindringen kann. Wenn man außerhalb dieses magischen Kreises war, weil man aufgestellt wurde, geht man anschließend in diesen magischen Kreis zurück.

Es gibt aber eine noch einfachere Methode dafür. Man zieht sich zurück auf die leere Mitte. Dort ist man sowohl verbunden wie getrennt. Diese Mitte fühlt sich leicht an.

Der Vorrang des Großen

Es gibt in den Familien manchmal Ereignisse, die an und für sich bedeutsam sind. Wenn es aber etwas sehr Einschneidendes gibt, zum Beispiel, dass eine Frau im Kindbett starb, dann verlieren andere traumatische oder sonst wie bedeutsame Ereignisse an Gewicht. Das eine Große überschattet das andere. Deswegen brauche ich auch nicht nach Vollständigkeit zu suchen, sondern ich bleibe bei dem, was im Vordergrund als bedeutsam erscheint.

Man muss auch unterscheiden, ob etwas auf persönliches Erleben zurückgeht, oder ob es mit der systemischen Dynamik zu tun hat. Wenn jemand, zum Beispiel, als kleines Kind ins Krankenhaus musste und lange von seiner Mutter getrennt war, dann ist das ein persönliches Ereignis. Die persönlichen Ereignisse sind in der Regel den systemischen untergeordnet. Ich schaue also zuerst auf die Familie als Ganzes, ob es da Verstrickungen gibt und etwas ungelöst ist. Wenn ja, arbeite ich zuerst mit der Familie und erst nachher mit dem persönlichen Trauma.

Wenn es ein sehr prominentes persönliches Trauma gibt, fange ich nicht mit der Familie an. Das wäre eine Ablenkung. Dann arbeite ich zuerst mit dem Trauma. Man merkt, was zuerst kommen muss. Man kann nicht die traumatischen Ereignisse mit der Systemdynamik lösen und umgekehrt. Es muss da ein gewisses Zusammenspiel geben.

Die einschneidensten Verstrickungen sind die systemischen. Sie sind auch am meisten unbewusst. Die persönlichen Schwierigkeiten sind eher aufzuarbeiten als systemische Verstrickungen.

Die eine Wirklichkeit

TEILNEHMER Sie haben gesagt, der Therapeut stellt sich zwischen die Wirklichkeit und den Klienten. Ist es *die* Wirklichkeit oder die Wirklichkeit des Klienten? Anders gefragt: Ist es unter Geschwistern durchaus möglich, verschiedene Wirklichkeiten von ein und derselben Familie zu haben und daher auch verschiedene innere Bilder?

HELLINGER Die Familie ist eine Wirklichkeit. Aber innerhalb der Familie haben die einzelnen Mitglieder verschiedene Funktionen und sie nehmen von verschiedenen Funktionen her die Wirklichkeit unterschiedlich wahr.

Wer zum Beispiel die Funktion des Opfers inne hat, der nimmt die Wirklichkeit der Familie anders wahr als einer, der frei ist von einer solchen Funktion. Aber das gesamte Bild ist ungefähr gleich. Man kann nicht unterscheiden, ob das eine Bild objektiver ist als ein anderes. Wer hat denn schon ein objektives Bild? Das hat doch nur wieder einer, der sich ein Bild gemacht hat. Also, diese Frage ist irrelevant. Die eigentliche Frage ist: Was hat eine einschränkende oder eine krankmachende Wirkung und was hat eine heilende Wirkung. Das kann man innerhalb der Aufstellung sehen.

Es gibt natürlich Unterschiede. Wenn ein Mann und eine Frau beide ihr Gegenwartssystem aufstellen, dann stellt es jeder etwas anders auf. Dann habe ich aber einen Vergleich. Oft ist es so, dass einer von den beiden näher an der Wirklichkeit ist. Sagen wir, er ist mutiger, er schaut der Wirklichkeit eher ins Auge. Wenn man die beiden Aufstellungen miteinander vergleicht, kann man sehen, wer mutig war und wer nicht.

Man kann auch sehen, wenn beide ganz verschieden aufstellen, dass die Reaktionen der Teilnehmer dennoch identisch sind, obwohl die Familie verschieden aufgestellt wurde. Der Therapeut geht mit der Dynamik, die am ehesten hilft. Auch wenn die Familie unvollständig aufgestellt wurde, geben die Stellvertreter genügend Informationen, um zu sehen, wo das Problem liegt und wo man die Lösung suchen kann. Insofern hat das etwas Fließendes. Es hat eine Unschärferelation, sogar eine sehr große manchmal, aber es genügt für die Lösung.

Ich habe mal einen Satz von Werner Heisenberg gehört, der mich sehr beeindruckt hat. Er hat gefragt: Was ist das Gegenteil der Klarheit? Und der große Heisenberg hat geantwortet: »Das Gegenteil der Klarheit ist die Genauigkeit.« Ein schönes Wort. Hier arbeiten wir zwar klar, aber ungenau.

Deutungen engen ein

TEILNEHMER Lässt eine Familienaufstellung eine Interpretation zu, oder muss ich das einfach so stehen lassen?

HELLINGER Eine Familienaufstellung lässt verschiedene Interpretationen zu. Sie sind aber meistens zum Schaden des Klienten. Eine Interpretation engt ja ein. Das Familien-Stellen ist ein vielschichtiges Geschehen, und wenn man es nicht interpretiert, hat es mehr Chancen zu wirken.

In der Physik hat sich erwiesen, wenn man mit Bezug auf subatomare Teilchen bestimmte Eigenschaften genau beobachtet, dann entgehen einem andere. Das geht sogar soweit, dass die Teilchen, bei denen man eine bestimmte Eigenschaft beobachtet, die anderen Eigenschaften nicht mehr zeigen. Analog gilt das auch für die Psychotherapie. Sobald man etwas genau beobachtet oder definiert oder interpretiert, nimmt man ihm die Offenheit und die Möglichkeit der Weiterentwicklung. Deswegen sind Diagnosen in der Psychotherapie manchmal gefährlich.

Ich lasse, zum Beispiel, hier niemanden seine Krankheit oder sein Problem ausführlich beschreiben oder erklären. Die Beschreibung und Erklärung des Problems verfestigt es. Man darf das jetzt nicht als Anweisung verstehen, überhaupt keine Diagnosen zu stellen, aber es ist es wert, darüber nachzudenken.

Die Wirkung auf abwesende Familienmitglieder

Das, was das Familien-Stellen bei den Stellvertretern bewirkt, dass sie fühlen wie die Personen, die sie vertreten, das wirkt auch in die andere Richtung. Was hier passiert, wirkt auf die abwesenden Familienmitglieder zurück.

Wann hört man auf?

Der Therapeut verzichtet auf das Überflüssige. Das ist ein wichtiges Prinzip bei dieser Arbeit.

Mir hat jemand vor einiger Zeit einen Brief geschrieben und darin die Familienaufstellungen verglichen mit einem Kunstwerk. Wenn ein Maler ein Bild malt, weiß er, wann es fertig ist, und jeder zusätzliche Strich würde das Bild verderben. Es nimmt ihm Kraft und auch Tiefe.

Man weiß, wann das Familienbild fertig ist, nämlich an dem Punkt, an dem die meiste Energie gespürt wird. Dann bricht man ab. Wenn noch etwas »fehlt«, weiß das der Klient. Er kann sich erst einmal dem neuen Bild von seiner Familie zuwenden. In diesem Sich-

Zuwenden findet seine Seele nach einiger Zeit auch den weiteren Weg.

Mit den Eltern im Rücken nach vorne schauen

Wenn man eine Familienaufstellung gemacht hat und die Versöhnung mit den Eltern gelungen ist, drehen sich die Kinder um und die Eltern bleiben hinter ihnen stehen. Die Kinder können unbeschwert nach vorne gehen, die Eltern schauen ihnen nach. Das ist eine sehr schöne Bewegung.

Die Rücksichtnahme

Wenn ein Klient in so einer Aufstellung war, muss man ihn nachher in Ruhe lassen. Man darf ihn, zum Beispiel, nicht fragen, wie das war. Das dient der eigenen Neugier, und damit greift man in die Seele dessen ein, der gearbeitet hat. Ich finde es schlimm, wenn man das macht. Manche Therapeuten meinen, was ich hier mache, sei schlecht. Man müsse das verbessern und noch nacharbeiten. Ich meine, das ist ehrenhaft, ich will hier keinen Vorwurf machen. Aber oft sind die Klienten dadurch sehr irritiert und der Prozess, der in der Seele abläuft, wird dadurch gestört. Das sollte man beachten.

Minimalismus

TEILNEHMER Was ist der Grund, dass in manchen Familien Verstrickungen symptomatisch werden und in anderen nicht?

HELLINGER Das weiß ich nicht. Wenn sie wirksam sind und ich damit arbeite, dann sehe ich das und suche eine Lösung. Über die anderen mache ich mir keine Gedanken.

Das hier ist eine ganz bescheidene Arbeit, die sich ganz auf nahe Liegendes einlässt und alles, was darüber hinausgeht, aus dem Blick lässt, keine Theorien bildet und keine großen Anforderungen stellt, weder moralischer noch therapeutischer Art. Ich mache eine schlichte Arbeit, und dann ziehe ich mich zurück. Das ist eigentlich alles. Ich nenne das Minimalismus. Gerade weil es so minimal ist, hat es eine tiefe Wirkung, ohne jedes Brimborium. Deswegen ist diese Arbeit demütig, ganz demütig im Grunde.

Das Handeln folgt der Seele

TEILNEHMER Brauchen Familienaufstellungen auch eine Nacharbeit?

HELLINGER Die Fragestellung impliziert, dass der Therapeut das Ergebnis in der Hand hat und in der Hand haben muss. Denn dann denkt er an die Nacharbeit, um etwas zu Ende zu bringen. Er hat es aber nicht in der Hand. Ich habe es bei einer Familienaufstellung auch nicht in der Hand. Es kommt zu einer Lösung, wenn ich Glück habe. Erst wenn man aufgibt, das Ergebnis in der Hand haben zu wollen, zeigen sich Lösungen wie von selbst. Dann läuft etwas in den Aufstellungen ab, ohne dass der Therapeut etwas dazu tun muss. Das konnte man hier öfters sehen.

Ich nenne das phänomenologische Psychotherapie. Sie bedient sich der philosophischen phänomenologischen Methode. Das heißt, dass man sich den Phänomenen und einem Zusammenhang aussetzt, ohne einzugreifen. Das setzt zum Beispiel voraus, dass man vergisst, was man weiß. Dass man auch seine Erfahrungen vergisst, weitgehend, und dass man gesammelt wartet, bis sich aus dem Zusammenhang ein Ergebnis oder eine Lösung zeigt wie von selbst. Das kann man sich nicht ausdenken. Diese Einsicht kommt aus anderen Tiefen und wird geschenkt.

Wenn ich dieser Einsicht folge, dann bewegt sich etwas auf besondere Weise. Aber ich habe es nicht im Griff. Ich bin dann von einer anderen Kraft getragen, an der ich teilhabe. Diese Kraft nenne ich Seele. Wer nicht mit dieser Seele in Verbindung ist, meint eher, dass er nacharbeiten muss. Manchmal ergibt sich aber die Notwendigkeit zu einer Nacharbeit aus dem Einklang mit der Seele, sowohl der Seele des Klienten als auch der eigenen Seele. Dann ist sie angebracht.

Wenn ich bestimmte Dinge sage, klingt es oft wie eine Handlungsanweisung. Es kommt etwas ans Licht, und zu dem, was da ans Licht kommt, sage ich etwas wie eine Handlungsanweisung. Wenn jemand dieser Anweisung folgt, weil ich sie gesagt habe, ist er nicht im Kontakt mit seiner Seele, sondern mit mir. Das geht sehr leicht schief.

Man muss eine solche Anweisung nehmen wie ein Bild. Man lässt sie in die eigene Seele sinken, dann wartet man eine Zeit, bis die Seele sie auf ihre Weise nimmt. Dann erst kommt von der eigenen

Seele die richtige Anweisung. Sie kann von dem, was ich gesagt habe, weit abweichen. Das spielt überhaupt keine Rolle. Denn ich habe nur einen Anstoß gegeben, damit die Seele sich damit befasst.

Das Aufstellungsbild hinter sich lassen

Das Geheimnis des Weges besteht darin, dass man voran kommt, indem man alles Bisherige hinter sich lässt. Das gilt vor allem auf der Ebene der Spiritualität. Überall, wo man etwas festhalten will, geht es verloren. Wenn, zum Beispiel, jemand einen bedeutsamen Traum hat und er sagt, den muss ich mir merken, und er schreibt ihn auf, dann hat er ihm seine Kraft genommen. Das gilt auch für das Familienstellen. Das Bild der Familie in einer Aufstellung wirkt weiter, indem man es hinter sich lässt. Es ist Teil einer Bewegung, und diese Bewegung muss weitergehen. Auch das, was dabei als Lösung erscheint, ist nur ein Anfangsschritt. Vor allem zeigt sich noch nicht die genaue Lösung. Denn in diesem Bild wirkt noch der Einfluss der Seele des Therapeuten. Erst wenn der Betroffene auch das hinter sich gelassen hat, beginnt seine Seele zu finden, was ihm wirklich gemäß ist.

Wirken, ohne zu handeln

Der Therapeut, der sich zurückhält, arbeitet mit der höchsten Kraft. Er ist nicht tatenlos. Er wirkt, ohne zu handeln. Diese Wirkung ergibt sich, nicht weil er nichts tut, sondern weil er gesammelt bleibt.

Man kann das beobachten. Wenn ich als Therapeut meine, ich müsse etwas tun, und ich halte mich zurück, gesammelt zurück, doch so, dass ich den Klienten im Auge behalte, oder indem ich ihn vergesse – das gibt es auch –, dann bekommt er die Kraft, die es mich kostet, mich zurückzuhalten.

Wenn ich mich einmische, weil ich das, was da passiert, nicht aushalte, dann entlaste ich mich, aber nicht den Klienten. Denn dann geht die Kraft, die ich dort einsetze, dem Klienten verloren.

Die leere Mitte

TEILNEHMER Ich habe das Gefühl, immer dann, wenn eine wirklich schwerwiegende Erkrankung da ist und du mit der Person sprichst, ziehst du dich erst einmal zurück, als wenn du deine Intuition oder irgendetwas befragst bei dir oder ein Bild suchst. Könntest du darüber etwas sagen?

HELLINGER Ja, wenn ich nicht weiß, wie ich vorgehen soll, ziehe ich mich zurück, das stimmt, und zwar in einen Bereich, der leer ist. Mein Kopf rast nicht, im Gegenteil. Ich ziehe mich zurück in einen leeren Bereich und warte. Dann kommt mir vielleicht ein Hinweis oder ein Bild, und dann beginne ich. Danach kommt mir vielleicht ein Bild für den nächsten Schritt usw. Ich bin mir auch bewusst, dass das, was ich da mache, für mich undurchsichtig ist. Ich bin mir auch nicht sicher, ob es geholfen hat. Ich probiere etwas aus nach dem Bild, das mir hochkam, und dann ziehe mich wieder zurück.

Ich vertraue darauf, dass in der Seele des Klienten etwas in Gang kommt, auch dadurch vielleicht, dass ich mich zurückziehe. Manchmal kommt etwas Besonderes in Gang, wenn der Therapeut versagt. Daher schaue ich auch dem Versagen ruhig ins Auge. So bleibt der Therapeut auf dem Boden und der Klient auch, und etwas Heilendes kann sich vielleicht aus der Seele entfalten.

Das Entscheidende taucht auf, wenn man darauf wartet. Es zeigt sich erst undeutlich, manchmal deutlich, und damit geht man. Dann geht es wieder weg, und man muss es ziehen lassen. Wenn man es festhält, wird es zu etwas, das daran hindert, das Nächste, das auftaucht, zu sehen. Also, das Wichtigste bei dieser Arbeit ist, dass man hineingeht und sich tragen lässt und dem vertraut, was kommt. Dann spürt man auch, wo mehr und wo weniger Kraft ist.

Wie macht man es, dass man schnell zur Sache kommt? Wer sich überlegt, was er alles machen muss oder kann, der findet das Wesentliche nicht. Wenn jemand einen Baum anschaut und ihn ganz genau anschauen will, sieht er vielleicht nur ein einzelnes Blatt. Wenn er sich auf dieses eine Blatt konzentriert, entgeht ihm der Baum. Es gibt also eine Art von Aufmerksamkeit, die geht auf das Genaue und Nahe.

Es gibt aber auch eine Art von Aufmerksamkeit, die geht in die Weite. Statt dass sie auf das Einzelne schaut, hat sie das Ganze im Blick. Das ist die Art der Aufmerksamkeit, die hier notwendig ist. Diejenigen, die schon einige meiner Bücher gelesen haben, werden gemerkt haben, dass für viele Situationen, die in diesem Kurs hier aufgetaucht sind, in den Büchern keine Hilfe zu finden ist. Was in den

Büchern steht, ist wie die einzelnen Blätter am Baum. Das Ganze ist viel größer.

Es braucht also eine besondere Art der Aufmerksamkeit, um das Wesentliche zu finden. Ich nenne das die phänomenologische Vorgehensweise. Ich beschreibe mal, was bei mir vorgeht, wenn ich mit jemandem arbeite. Er hat mir vorhin etwas erzählt, und ich habe nur halb hingehört. Ich wollte nicht genau hören, was er sagt. Ich wollte nicht genau wissen, was er sagt. Ich höre also nicht so zu, dass ich mich konzentriere, sondern so, dass ich zugleich auf etwas Größeres schaue. Und plötzlich sagte er ein Wort, und dann wachte ich auf. Das Wort hier war Bürgerkrieg, der Vater im Bürgerkrieg. Plötzlich gibt es unter all dem, was er gesagt hat, ein Wort, das mich trifft. In diesem Wort ist Energie. Und ohne, dass ich genau weiß, was ich damit mache, weiß ich: Hier tue ich jetzt was. Wenn ich dann dieses Wort auf mich wirken lasse, spüre ich, welche Personen ich für die Aufstellung brauche. Für mich war die Energie nur bei einer Person, und das war sein Vater. Ich habe ihn gebeten, den Vater aufzustellen. Ich wusste aber nicht was, daraus werden würde. Ich wusste nur: Der Vater ist wichtig. Dann hat er ihn aufgestellt. Danach habe ich gewartet, was passiert. Dann habe ich die Bewegungen des Vaters gesehen, und als ich mich dem ausgesetzt habe, wusste ich, es müssen noch einige andere aufgestellt werden. Ich wusste aber nicht, wen sie genau darstellen sollten. Aber es waren Soldaten, mehr oder weniger. Ich habe sie aufgestellt, wusste aber nicht, wie es weitergeht.

Dann hat sich unter ihnen etwas abgespielt, und als das vorbei war, kam mir plötzlich: Auch der Klient muss in die Aufstellung hinein. Erst dann habe ich daran gedacht, nicht vorher. Als ich ihn dann beim Arm genommen habe, wusste ich nicht, wo ich ihn hinstelle. Als ich ihn aber am Arm hatte, spürte ich, er muss in den Blick des Vaters. Ich habe ihn also in den Blick des Vaters gestellt. Doch auch hier wusste ich nicht, was dabei herauskommen würde. Danach begann dann der Vater mit einer Bewegung. Als der Klient dann bei seinem Vater war, hat er zu den Toten geschaut. Ich habe dann bei mir nachgespürt: Was passiert, wenn er zu den Toten schaut? Gibt es für ihn dort eine Lösung oder nicht? Ich habe gespürt, dort gibt es keine Lösung für ihn. Dann habe ich etwas gewaltsam seinen Kopf von den Toten weggedreht – und dann kam die Lösung. Vom Vater kam der wichtige Vorschlag. Er hat gespürt, er will sich mit seinem Sohn vor den anderen verneigen. Ich selbst hatte nicht daran gedacht. Der Vorschlag kam von ihm. Er kam aus dem Einklang mit dem Ganzen.

Diese Vorgehensweise ist immer wie Im-Dunkeln-Gehen, aber im Mitschwingen mit dem, was sich zeigt, woher die Impulse kommen und die Kraft, die weiterführt.

Und jetzt stellt euch vor, ich hätte anschließend alle Stellvertreter gefragt, wie es ihnen ergangen ist. Hätte es Kraft gebracht oder hätte es geschwächt? Es hätte geschwächt. Ich wollte nicht wissen, was wirklich los war. Damit blieb die Kraft erhalten. Wenn man so vorgeht, braucht man nur wenig zu wissen – und man will nur wenig wissen, nur das, was man zur Lösung braucht. Das hat die Wirkung, dass das, was abgelaufen ist, den Therapeuten nicht belasten kann. Er weiß es ja nicht und will es nicht wissen. Sobald er es aber wissen will, kann es ihn belasten. Also, diese Arbeit geht immer mit der äußersten Zurückhaltung einher, und mit einem tiefen Vertrauen auf eine Bewegung der Seele in der Tiefe, die zur Lösung führt.

Manchmal geht es auch nicht weiter. Es kommt kein Signal von Kraft. Dann ist es das Allerschwerste, dass der Therapeut erkennt und zugibt, dass er nicht weiterkann. Er hört also auf, im Einklang mit der Seele, auch wenn er sich blamiert. So viel zur Vorgehensweise. Deswegen lernt man diese Arbeit am besten, wenn man offen daran teilnimmt, die Kräfte erfährt, die am Werk sind, selbst loslässt und diesen Kräften traut.

Es trägt der Augenblick

TEILNEHMER Ist es zu persönlich zu fragen, was Sie so trägt in ihrer Arbeit? Ist das ein religiöser Grund oder eine religiöse Erfahrung?
HELLINGER Mich trägt der Augenblick. Das ist alles. Das ist auch das Geheimnis der phänomenologischen Vorgehensweise. Ich weiß nicht, wie es ausgeht. Wenn es schief geht, bin ich auch gefasst.
TEILNEHMER Und wie kann man lernen, dass einen nur der Augenblick trägt?
HELLINGER Der nächste Augenblick zeigt es.

Lösungen als reife Frucht

Lösungen sind eine reife Frucht. Sie kommen im Herbst, nicht gleich im Frühling. Daher muss man in der Seele der Lösung auch Zeit lassen. Beim Familien-Stellen wird ein Bild gezeigt, und es muss in der Seele seine Wachstumskräfte erst noch entfalten. Deswegen nimmt man das Bild auf, ohne dass man darüber redet, ohne dass man darüber nachdenkt – man nimmt es nur auf. Man schluckt es wie eine Medizin und wartet auf die Wirkung.

Wenn sich die Lösung zeigt, ist sie ganz klar. Wenn sich nichts Klares zeigt, helfen Assoziationen nicht weiter. Dann verwirrt man sich nur und verliert die unmittelbare Anschauung. Wenn nichts hilft, dann hilft immer noch, dass der Therapeut den Klienten seiner guten Seele anvertraut. Nichts ist besser, als die eigene gute Seele. Jeder ist auf eine bestimmte Weise geführt. Wenn der Klient auf seine Seele achtet und sich mit ihr verbündet, dann ergeben sich Lösungen, nach einiger Zeit.

Lösung und Verzicht

Die Lösungen sind der schwere Teil bei dieser Arbeit. Viele sehen die Lösung, spüren die Kraft und gehen mit ihr für eine Weile. Doch dann sinken sie zurück in die alte Bindung. Die Lösung macht den, der sie durchhält, auf eine bestimmte Weise einsam. Die Innigkeit der Bindung, die wir im Problem erleben und in der Verstrickung, müssen wir bei der Lösung preisgeben. Durch die Lösung sind wir zwar mit vielen verbunden, aber auf eine andere Weise, nicht mit der gleichen Innigkeit wie früher. Diese andere Innigkeit hat eher etwas Leichtes, etwas Gelassenes. Es ist eine Innigkeit mit Abstand. Daher sinken manche zurück in die alte Bindung. Für sie ist es wie eine Rückkehr in den Mutterschoß. Das muss man wissen. Der Therapeut muss es wissen. Wenn er so etwas sieht, versucht er nicht einzugreifen. Er lässt es geschehen. Am Ende ist eh alles gleich.

Lösung durch Lassen

TEILNEHMER Du bringst ja immer wieder ans Licht, dass wir in gewissen Loyalitäten drinstecken innerhalb unserer Familie. Hat man an diesem Punkt, wo diese Loyalitäten ans Licht kommen, eine Chance, sich davon zu lösen, wenn man erkennt, dass sie für einen nicht gut sind?

HELLINGER Nicht immer. Manchmal ist die Loyalität so stark, dass die Lösung nicht möglich ist. Die Lösung verlangt einen Abschied von der Familie und die Bereitschaft, auf eigenen Füßen zu stehen. Das ist verbunden mit einem Gefühl der Einsamkeit. Deswegen ist der Schritt so groß. Es braucht also eine innere Umwandlung, einen Reifungsprozess, oft auch so etwas wie einen spirituellen Vollzug auf etwas Größeres hin. Dann gelingt das. Wer dafür keine Antenne hat, wer das zum Beispiel mechanisch machen will, dem gelingt es nicht. Es gelingt am besten, wenn man das, was ans Licht kommt, anschaut, ihm zustimmt, wie es ist, und dann die eigene Seele führen lässt, ohne dass man selbst sehr aktiv wird. Man vertraut einer inneren Bewegung der Seele. Das ist schon in sich eine neue Art, mit Wirklichkeit umzugehen. Statt dass man sie kontrolliert, fügt man sich einer Bewegung. Auf diese Weise gelingt die Lösung am besten.

Die Lösungssätze

Die Lösungssätze sind etwas, was über die Aufstellung hinausgeht. Sie sind ein eigener Schritt, denn erst sie bringen das eigentliche Ergebnis. Sie haben auf der einen Seite immer zu tun mit Versöhnung, und auf der anderen mit Achtung.

Wie kommt der Therapeut zu diesen Sätzen? Er kann sie sich nicht ausdenken. Wenn eine Familie aufgestellt wird, entsteht ein Kraftfeld, in dem diese Familie präsent ist. Der Therapeut tritt in dieses Kraftfeld hinein. Indem er in dieses Kraftfeld hineingeht und mit ihm verbunden ist, kommt ihm aus diesem Feld zu, was zur Lösung führt. Er könnte die Lösungssätze nicht finden, wenn er außerhalb dieses Kraftfeldes bliebe. Diese Sätze sind immer ganz einfach und sprechen unmittelbar zur Seele. Sie ändern sich je nach der Situation. Man kann sie sich daher nicht einfach aufschreiben und sie benutzen wie ein Repertoire, sondern sie entsprechen genau der Situation, wie sie ist. Sie sind das Ergebnis einer inneren Haltung, einer Haltung von Achtung für alle, um die es geht. Dann findet man sie.

Die Lösungssätze, die wir in dieser Arbeit manchmal verwenden, sind nicht von mir erfunden. Ich nehme sie wahr aus dem Kontakt mit der Seele des anderen und mit dem Kraftfeld, in dem er sich bewegt. Sie kommen aus dem Mitschwingen, und dann sage ich das, was ich aus dem Mitschwingen wahrnehme. Deswegen darf man diese Sätze auch nicht stereotyp anwenden, sondern man muss sie immer aus der Situation heraus erfahren, muss sich immer wieder neu einfühlen und dann zum Ausdruck bringen. Wenn sie einem kommen, leben sie sozusagen in einem. Sie wandeln sich auch entsprechend der Schwingung der Seele. Dann stimmen sie und sind schön.

Aber am Ende kommt noch etwas völlig anderes zum Zuge. Das ist jenseits des Familien-Stellens. Wenn der Therapeut in dieses Kraftfeld eintritt – es ist nämlich wirklich ein Kraftfeld besonderer Art –, hört er, was die Seele spricht. Zum Beispiel: »Ich bin eure Schwester.« Das war so ein Satz. Den hört der Therapeut plötzlich, wenn er mit dem Kraftfeld verbunden ist. Den kann er sich nicht ausdenken. Er hört dann Lösungssätze und die spricht er aus. Wenn sie stimmen, gibt es eine unmittelbare Resonanz. Man konnte das bei der einen Klientin sehr schön sehen, als sie sagte: »Ich bleibe noch ein bisschen jetzt bei meinem Mann.« Wie sich ihr Gesicht verändert hat. Aber der Therapeut muss es hören. Er kann nicht raten, was es sein könnte. Sobald er anfängt zu raten, ist er nicht im Kontakt. Dann ist die Regel, dass er lieber nichts sagt, als dass er rät. Sonst gibt es beim anderen eine Irritation und der Fluss, der zur Lösung führt, ist plötzlich unterbrochen. Es braucht eine gewisse Übung, auch bei den Klienten, bis sie sich auf so etwas einlassen können, und das gilt natürlich auch für den Therapeuten.

Im Grunde ist diese Arbeit ganz einfach. Man fügt zusammen, was getrennt war. Was außerdem deutlich wird, ist, dass diese Arbeit über das Familien-Stellen weit hinausgeht. Wenn man nur aufstellt, kann man zwar eine gewisse Information bekommen, auch eine gewisse Lösung. Aber das, was die Seele in der Tiefe befreit, was in der Tiefe heilt, kommt noch hinzu. Das ist dieses »Verbindung-Herstellen« mit heilenden Worten.

Diese Worte hört der Therapeut. Er hört auf die Seele und dann hört er diese Worte oder er sieht sie, je nachdem. Diese Worte sagt er. Wenn sie die richtigen Worte sind, haben sie eine unmittelbare Wirkung. Wenn jemand sie ausdenken würde im Sinne von »Vielleicht probieren wir mal jetzt diesen Satz«, dann würde er experimentieren. In dem Augenblick hat er den Kontakt zur Seele verloren, und der Klient macht zu. Er muss diese Worte also hören. Dazu muss er sich einfühlen in die Situation. Wenn er ganz in der Situation drin steht, steht er in einem Kraftfeld, aus dem ihm die Sätze zufließen.

Der Therapeut, der in einer Aufstellung steht und sich in ihr bewegt, hat eine andere Wahrnehmung als zum Beispiel die Zuschauer. Deswegen kann man das auch erst erfahren, wenn man es selbst macht, nicht nur indem man zuschaut. Auch muss der Therapeut ein Herz voller Liebe haben für alle Beteiligten. Der Therapeut arbeitet also mit einem guten Herzen und im Dienste des Friedens.

Die Tiefen der Seele

Wir arbeiten hier mit verborgenen Kräften, die uns oft nicht zugänglich sind. Wie ist es zum Beispiel möglich, dass sich in einer Familie über Generationen hinweg Schicksale wiederholen, ohne dass wir es wissen. Wie ist es möglich, in einem Kurs über Familienaufstellungen zu sehen, dass es Lösungen gibt, zu denen uns die Seele hinführt, ohne dass wir das Ende, wohin sie uns führen wird, voraussehen können.

Es ist ganz deutlich, dass die Seele verschiedene Tiefen hat, eine mehr oberflächliche oder vordergründige und eine sehr viel tiefere, in der das, was wir als Gegensätze erleben, zum Beispiel den Gegensatz von Gut und Böse, aufgehoben ist. In der auch der Gegensatz von Leben und Tod oder von Gesundheit und Krankheit aufgehoben in etwas viel Größerem ist. Und es ist kein Ende abzusehen, in welche Tiefen wir Schritt für Schritt durch diese Art der Arbeit noch geführt werden. Ich erlebe von Kurs zu Kurs, wie sich das vertieft. Ich kann das nicht steuern und ich kann es nicht absehen.

Wenn ich hier nun von der Seele spreche, meint es etwas anderes als das, was wir sonst mit Seele bezeichnen. Es ist nicht etwas, was wir haben oder besitzen. Es ist etwas, was uns als Gemeinschaft verbindet, und zwar in immer größeren Kreisen. Die Glieder unseres Leibes, eine Familie, eine Sippe, ein Volk und darüber hinaus noch verschiedene andere Kreise, in denen etwas Gemeinsames wirkt. Es steuert daraufhin, die Gegensätze aufzuheben, je mehr wir uns dieser Bewegung anvertrauen, sodass die Grenzen von mir zu anderen Personen verschwimmen. Also, irgendetwas verbindet uns mit einem gemeinsamen Wissen, und mir scheint, auch auf ein gemeinsames Ziel hin. Diese tiefere Schicht nenne ich die große Seele.

Doch wir müssen vorsichtig sein, dass wir dieses Wort Seele nicht verwenden wie etwas, das wir damit im Griff haben oder das wir beeinflussen können. Es bleibt offen, und nur weil ich keinen besseren

Namen dafür finden kann, nenne ich es die große Seele. Deswegen gehe ich mit größter Andacht und Ehrfurcht damit um. Wenn ich mit jemandem arbeite, dann versuche ich mich einzuschwingen in das, was uns auf der Seelen-Ebene verbindet. Ich muss spüren, ob seine Seele einschwingt mit mir und ob ich einschwinge mit ihm. Wenn dieses Einschwingen nicht möglich ist, kann ich nicht mit ihm arbeiten. Ich kann und darf nicht von außen eingreifen, wenn es nicht mit der Bewegung der Seele übereinstimmt, das heißt weder mit seiner Seele noch mit meiner oder mit der großen Seele. Wenn ihr euch jetzt so auf diese Art von Arbeit und diese Art von Schwingung einstellt, können wir besser miteinander umgehen.

Ich möchte noch auf etwas Wichtiges aufmerksam machen. Viele sind in ihrer Familie so gefangen, dass sie nicht wissen dürfen, was dort geschah und geschieht. Sie dürfen, zum Beispiel, bestimmte Menschen aus ihrer Familie nicht kennen. Sie dürfen bestimmte Ereignisse nicht wissen. Damit sind sie mit der Familienseele nur auf eine vordergründige Weise verbunden, aber abgeschnitten von der tieferen Seele, von der großen Seele.

Wenn jemand Angst hat, hinzuschauen was ist, und wenn jemand Angst hat, es zum Ausdruck zu bringen, was die Wahrheit in der Familie ist, bleibt er auf dieser vordergründigen Schicht gefangen, und damit ist die Lösung nicht nur für ihn, sondern auch für die Familie verbaut. Wenn daher jemand spürt, dass er in so einer Situation ist, kann er sich gleichsam der großen Seele anvertrauen. Und er kann nicht nur sich der großen Seele anvertrauen, sondern auch die ganze Familie, mit allen, die dazu gehören. Wenn er dann diese Schicht erreicht, kann er mit Achtung für alle das Richtige und das Heilende und das Lösende tun.

»Ich bleibe noch ein bisschen«

TEILNEHMERIN Ich wollte fragen, warum Sie manchmal sagen lassen: »Ich bleibe noch ein bisschen.« Hat das irgendwie etwas zu bedeuten, das Bisschen?

HELLINGER Ja, das hat eine große Bedeutung, es ist auch eine wichtige Frage. Es gibt in den Familien ein unwiderstehliches Bedürfnis nach Ausgleich zwischen Gewinn und Verlust. Wenn jemand einen Verlust erlitten hat, zum Beispiel, weil ihre Schwester früh verstarb, dann traut sich die Überlebende oft nicht, ihr Leben voll zu nehmen. Sie spürt ein Bedürfnis nach Ausgleich. Der volle Ausgleich wäre in ihrer Vorstellung, wenn sie stirbt wie ihre Schwester. Das wäre dann der Ausgleich gemäß dem magischen Denken. Daher geht es dann in der Therapie darum, das Schuldgefühl der Lebenden gegenüber den Toten aufzulösen und zu mildern. Der Satz: »Du bist tot, ich lebe noch ein bisschen, dann sterbe ich auch«, lässt die Überlebende ihr Leben nicht mehr als Anmaßung sehen, sondern als etwas, das sie noch zu Ende bringt, wie ein Geschenk. Das geschieht nun nicht im Gegensatz zu den Toten. Sie wird in dem Augenblick, in dem sie diesen Satz sagt, solidarisch mit den Toten, und das hat eine heilende Wirkung.

Diese Sätze sind Sätze der Kraft. Man muss sie aber von Situation zu Situation etwas verändern, genau nach dem augenblicklichen Eindruck. Man darf sie nicht nehmen wie eine Medizin, die man einfach schluckt und die dann von alleine wirkt. Die Einfühlung ist jedes Mal neu gefordert.

Das Gewöhnliche und das Leichte

In den Familienaufstellungen wird klar, wie gewaltig die Kräfte sind, die in den Familien wirken. Oft geben wir billige Erklärungen ab, – zum Beispiel, wenn sich jemand umbringt –, weil wir nicht verstehen, was in der Tiefe für ein Sog wirkt. Die Aufstellungen zeigen auch, dass wir eingebunden sind in vielerlei Schicksale, von denen wir zum Teil nichts wissen. Das greift noch viel weiter zurück, denn wir haben auch Anteil am Leid der Menschheit. Oft besteht ein Sog, sich mit diesem Leid zu verbinden. Ich stelle mir vor, dass sehr viele Psychosen auch damit zusammenhängen, dass jemand in dieses große Leid abtaucht, in diese tiefen und vielschichtigen Schicksale und an ihnen Anteil nimmt.

Da gibt es für mich eigentlich nur eine Lösung, und das ist das Auftauchen in etwas ganz Gewöhnliches, Alltägliches und Leichtes. Der Einzelne erträgt es nicht, dass er in dieses Leid abtaucht. Das ist zu groß. Unser seelisches Gleichgewicht ist sehr labil. Wir könnten es nicht ertragen, uns das alles anzuschauen: Das geht weit über unsere Kräfte hinaus. Dann bleibt am Schluss nur ein stiller Vollzug. Etwas ganz Einfaches, Mann, Frau und Kinder, Spiel und Freizeit, Glück und Leid, wie es kommt. Dann behält man sich die Leichtigkeit der Seele. Die Leichtigkeit der Seele hat die größte Kraft. Das ganz

Starke ist zugleich ganz leicht. Man kann das üben, wenn man will, dieses in die Leichtigkeit gehen. Das passiert vor allem im gewöhnlichen Vollzug.

Die Heilung der Familienseele

TEILNEHMERIN Kann es geschehen, dass die Familienseele sich irgendwann selbst heilt, dass es mal irgendjemanden in der Familie gibt, der begnadet ist, da Frieden zu schaffen, dass die Familienseele selbst wieder zum Frieden findet?
HELLINGER Die Seele hat viele Dimensionen. Die einen sind eng, und die anderen sind weiter. Ich kann die Seele betrachten unter dem Gesichtspunkt des Leibes, dann ist sie eng und eingegrenzt. Oder ich kann sie betrachten unter dem Gesichtspunkt der Familie und Sippe. Da ist sie weiter, aber auch noch begrenzt, weil sie nur bestimmte Personen umfasst. Sowohl innerhalb des Leibes als auch innerhalb der Familie und Sippe hat die Seele auf der einen Seite das Bestreben, die Vollständigkeit zu erhalten, also, bei der Gruppe würde das bedeuten, alle Mitglieder zu behalten, auf der anderen Seite aber auch, etwas Krankes abzustoßen, wenn es das Ganze gefährdet. Das ist beim Leib so, und das ist genauso bei der Familie. Die Mörder, zum Beispiel, bedrohen das Familiensystem und müssen daher aus dem System hinaus. Die Familie muss sie entlassen.

Dann gibt es noch eine andere Dimension der Seele, die das Ganze umfasst. In der großen Seele sind alle wieder vereint, auch die Mörder mit ihrer Familie und mit ihren Opfern. Das muss man auch sehen. Es kommt darauf an, auf welcher Ebene man arbeitet. Wenn man nur auf der Ebene der Familie arbeitet, dann müssen die Mörder weg. Beziehe ich die höhere Ebene mit ein, dann werden sie alle wieder eins. Die Familienmitglieder können sich mit den Mördern in ihrer Mitte und mit den Mördern ihrer Familienangehörigen versöhnen, indem sie die Ausgeschlossenen auf dieser höheren Ebene zusammen sehen, sie aufnehmen und dort zur Ruhe und zum Frieden finden.

Der Blitz

TEILNEHMER Das Land ist voll von Therapeuten, die Familien aufstellen, zum Teil für sehr viel Geld. Kann es sein, dass jemand auch

Schäden anrichtet, wenn er nicht behutsam und kompetent genug arbeitet?

HELLINGER Der Blitz trifft den, der die Hand hochhält. Es braucht eine hohe Kunst, um jemandem einen Schaden zuzufügen. Da wirken ja zwei zusammen. Wer sagt, es sei ihm ein Schaden zugefügt worden, ist jederzeit frei, das hinter sich zu lassen und gut weiterzuleben. Wenn Therapeuten der Vorwurf gemacht wird, sie hätten jemandem geschadet, dann ist das auf der Seite des Klienten eine Verweigerung, selbst sein Leben in die Hand zu nehmen.

Der alte Freud aus Wien hat eine merkwürdige Beobachtung gemacht, nämlich dass die Anfänger, die es noch nicht so gut können, größere Erfolge haben, als jene, die schon viel können. Das hat damit zu tun, dass die Seele des Klienten dabei mehr gefordert wird und den Rest selbst macht.

Wie das Familien-Stellen gelingt: Ein Überblick

Der Erkenntnisweg

Zwei Bewegungen führen zur Einsicht. Die eine greift aus und will ein bisher Unbekanntes erfassen, bis sie seiner habhaft und es ihr verfügbar wird. Von dieser Art ist das wissenschaftliche Bemühen, und wir wissen, wie sehr es unsere Welt und unser Leben verwandelt, gesichert und bereichert hat.

Die zweite Bewegung entsteht, wenn wir während des ausgreifenden Bemühens innehalten, und den Blick nicht mehr auf ein bestimmtes Fassbares, sondern auf ein Ganzes richten. Der Blick ist also bereit, das Viele vor ihm gleichzeitig aufzunehmen. Wenn wir uns auf diese Bewegung einlassen, zum Beispiel im Angesicht einer Landschaft oder einer Aufgabe oder eines Problems, merken wir, wie unser Blick zugleich voll wird und leer. Denn sich der Fülle aussetzen und sie aushalten, kann man nur, wenn man zunächst vom Einzelnen absieht. Dabei halten wir in der ausgreifenden Bewegung inne und ziehen uns etwas zurück, bis wir jene Leere erreichen, die der Fülle und Vielfalt standhalten kann.

Diese zuerst innehaltende und dann sich zurücknehmende Bewegung nenne ich phänomenologisch. Sie führt zu anderen Einsichten als die ausgreifende Erkenntnisbewegung. Dennoch ergänzen sich beide. Denn auch bei der ausgreifenden, wissenschaftlichen Erkenntnisbewegung müssen wir zuweilen innehalten und unseren

Blick vom Engen auf das Weite richten und vom Nahen auf das Ferne. Und auch die phänomenologisch gewonnene Einsicht bedarf der Überprüfung am Einzelnen und Nächsten.

Der Vorgang

Auf dem phänomenologischen Erkenntnisweg setzt man sich innerhalb eines Horizontes der Vielfalt von Erscheinungen aus, ohne zwischen ihnen zu wählen oder zu werten. Dieser Erkenntnisweg erfordert also ein Leer-Werden sowohl in Bezug auf bisherige Vorstellungen als auch in Bezug auf die inneren Bewegungen, seien diese nun gefühlsmäßiger, willentlicher oder urteilender Art. Die Aufmerksamkeit ist dabei zugleich gerichtet und ungerichtet, gesammelt und leer.

Die phänomenologische Haltung erfordert gespannte Handlungsbereitschaft, doch ohne Vollzug. Durch diese Spannung werden wir in höchstem Maße wahrnehmungsfähig und wahrnehmungsbereit. Wer die Spannung aushält, erfährt nach einer Weile, wie sich das Viele innerhalb des Horizontes um eine Mitte fügt, und er erkennt plötzlich einen Zusammenhang, vielleicht eine Ordnung, eine Wahrheit oder den weiterführenden Schritt. Diese Einsicht kommt gleichsam von außen, wird als Geschenk erfahren und ist, in der Regel, begrenzt.

Das Familien-Stellen

Was die phänomenologische Vorgehensweise ermöglicht und was sie erfordert, lässt sich besonders eindrücklich beim Familien-Stellen erfahren und beschreiben. Denn einmal ist das Familien-Stellen selbst das Ergebnis eines phänomenologischen Erkenntnisweges, und zum anderen gelingt die phänomenologische Vorgehensweise, sobald es um Wesentliches geht, nur mit Zurückhaltung und im Vertrauen in die durch sie ermöglichte Erfahrung und Einsicht.

Der Klient

Was geschieht, wenn in der Psychotherapie ein Klient seine Familie aufstellt? Zuerst wählt er aus einer Gruppe die Stellvertreter für die Mitglieder seiner Familie aus, also für den Vater, die Mutter, die Geschwister und auch für sich selbst. Dabei spielt es keine Rolle, wen er für die verschiedenen Mitglieder auswählt. Es ist sogar besser, wenn er unabhängig von Äußerlichkeiten und ohne eine bestimmte Absicht diese Stellvertreter auswählt, denn das ist bereits ein erster Schritt in Richtung auf das Sich-Zurücknehmen und den Verzicht auf Absichten und alte Bilder. Wer nach äußeren Gesichtspunkten wählt, zum Beispiel nach Alter oder Körpermerkmalen, ist nicht in der Haltung der Offenheit für das Wesentliche und Unsichtbare. Er begrenzt die Aussagekraft der Aufstellung durch äußerliche Rücksichten, und damit ist für ihn das Familien-Stellen vielleicht schon zum Scheitern verurteilt. Deswegen macht es auch nichts aus und ist manchmal sogar besser, wenn der Therapeut die Stellvertreter auswählt und den Klienten mit diesen seine Familie aufstellen lässt. Das einzige Merkmal, das beachtet werden muss, ist das Geschlecht, dass also für Männer Männer gewählt werden und für Frauen Frauen.

Sind die Stellvertreter ausgewählt, stellt der Klient sie räumlich in Beziehung zueinander auf. Dabei ist es hilfreich, wenn er sie mit beiden Händen bei den Schultern nimmt und sie so in Verbindung mit ihnen an ihren Platz stellt. Während des Aufstellens bleibt er gesammelt, achtet auf seine innere Bewegung und folgt ihr, bis sich für ihn der Platz, auf den er den Stellvertreter geführt hat, stimmig anfühlt. Er ist während des Aufstellens nicht nur mit dem Stellvertreter und mit sich, sondern auch mit einem Umfeld im Kontakt und empfängt auch von daher Signale, die ihn den richtigen Platz für diese Person finden lassen. So macht er es auch mit den übrigen Stellvertretern, bis sie alle an ihrem Platz stehen. Bei diesem Vorgang ist der Klient gleichsam selbstvergessen. Er wacht aus dieser Selbstvergessenheit auf, wenn alle aufgestellt sind. Manchmal hilft es, wenn er anschließend um die aufgestellte Gruppe herumgeht und korrigiert, was sich noch nicht ganz stimmig anfühlt. Dann setzt er sich.

Wenn jemand nicht in der Haltung der Selbstvergessenheit und des Sich-Zurücknehmens ist, fällt das sofort auf. Zum Beispiel, wenn er einzelnen Stellvertretern eine bestimmte Körperhaltung im Sinne einer Skulptur vorschreiben will oder wenn er sehr schnell aufstellt, so als folge er einem vorgefassten Bild, oder wenn er vergisst, eine Person aufzustellen; oder wenn er, ohne gesammeltes Aufstellen, erklärt, eine Person stehe schon an ihrem richtigen Platz. Eine Aufstellung, die nicht auf diese gesammelte Weise erfolgt, endet oft in einer Sackgasse und in Verwirrung.

Der Therapeut

Damit eine Aufstellung gelingt, muss auch der Therapeut sich von seinen Absichten und Bildern lösen. Indem er sich selbst zurücknimmt und sich gesammelt der Aufstellung aussetzt, erkennt er sofort, wenn der Klient durch vorgefasste Bilder oder Ausweichen vor dem, was sich zu zeigen beginnt, seine Aufstellung beeinflussen will. Er verhilft dann dem Klienten zur Sammlung und zur Bereitschaft, sich dem Geschehen zu stellen, oder, wenn das nicht möglich ist, bricht er die Aufstellung ab.

Die Stellvertreter

Das innere Sich-Zurücknehmen von eigenen Vorstellungen, Absichten und Ängsten wird auch von den Stellvertretern verlangt. Das heißt, dass sie, während sie aufgestellt werden, genau auf die Veränderungen achten, die sich bei ihnen in ihrer körperlichen Befindlichkeit und ihren Gefühlen einstellen, zum Beispiel darauf, dass das Herz schneller schlägt, sie zu Boden schauen wollen und sie sich plötzlich schwer oder leicht fühlen, oder wütend oder traurig. Auch ist es hilfreich, wenn sie auf die Bilder, die auftauchen, achten und wenn sie auf die inneren Geräusche oder Worte hören, die sich aufdrängen.

Zum Beispiel hörte ein Amerikaner, der gerade deutsch lernte, während einer Aufstellung, in der er einen Vater vertrat, dauernd auf Deutsch den Satz: »Sagen Sie Albert.« Später fragte er den Klienten, ob ihm der Name Albert etwas sage. »Aber ja«, war die Antwort, »so heißen mein Vater und mein Großvater, und Albert ist mein zweiter Vorname.«

Ein anderer Stellvertreter, der in einer Aufstellung den Sohn eines bei einem Hubschrauberabsturz tödlich verunglückten Vaters vertrat, hörte dauernd die Rotorgeräusche eines Hubschraubers. Dieser Sohn war selbst einmal als Pilot eines Hubschraubers mit seinem Vater abgestürzt, überlebte aber mit seinem Vater.

Natürlich braucht es ein hohes Einfühlungsvermögen und eine hohe Bereitschaft, von eigenen Vorstellungen abzusehen, bis so etwas gelingt, und der Therapeut muss vorsichtig sein, damit von den Stellvertretern nicht Phantasien als Wahrnehmungen ausgegeben werden. Dieser Gefahr können sowohl der Therapeut als auch die Stellvertreter umso leichter entgehen, je weniger Vorinformationen sie über die Familie haben.

Die Fragen

Die phänomenologische Wahrnehmung gelingt am besten, wenn nur das Notwendigste erfragt wird, und zwar erst unmittelbar vor der Aufstellung. Diese notwendigen Fragen sind:

1. Wer gehört zur Familie?
2. Sind Familienmitglieder tot geboren oder früh verstorben, und gab es in der Familie besondere Schicksale, zum Beispiel eine Behinderung?
3. War jemand von den Eltern oder Großeltern vorher in einer festen Bindung, also verlobt, verheiratet oder sonst wie in einer längeren bedeutsamen Beziehung?

Eine weitergehende Anamnese erschwert, in der Regel, die phänomenologische Wahrnehmung sowohl beim Therapeuten als auch bei den Stellvertretern. Deswegen lehnt der Therapeut auch Vorgespräche oder Fragebögen, die über die genannten Fragen hinausgehen, ab. Aus dem gleichen Grund sollen die Klienten während des Aufstellens nichts sagen, noch sollen die Stellvertreter an den Klienten irgendwelche Fragen stellen.

Die Sammlung

Manche Stellvertreter sind versucht, das, was sie fühlen, eher vom Bild der Aufstellung abzulesen, statt dass sie auf ihre Körperwahrnehmung und das unmittelbare innere Gefühl achten. Zum Beispiel sagte der Stellvertreter eines Vaters, er fühle sich von den Kindern konfrontiert, weil diese ihm gegenüber aufgestellt wurden. Doch als er auf das unmittelbare innere Gefühl achtete, merkte er, dass er sich gut fühlte. Er hatte sich durch das äußere Bild von der unmittelbaren Wahrnehmung abhalten lassen.

Manchmal, wenn ein Stellvertreter etwas fühlt, das ihm anstößig erscheint, verschweigt er es, zum Beispiel, dass er als Vater zur Tochter eine erotische Anziehung wahrnimmt. Oder eine Stellvertreterin traut sich nicht zu sagen, dass sie als Mutter sich besser fühlt, wenn eines ihrer Kinder einem Familienmitglied in den Tod nachfolgen will.

Der Therapeut achtet daher auf die feinen Körpersignale, zum Beispiel ein Lächeln oder ein Sich-Aufrichten oder ein unwillkürliches Zusammenrücken von Personen. Wenn er solche Wahrnehmungen mitteilt, können die Stellvertreter ihre Wahrnehmung nochmals überprüfen.

Manche Stellvertreter machen auch Gefälligkeitsaussagen, weil sie meinen, sie würden dem Klienten dadurch helfen oder ihn trösten. Solche Stellvertreter sind nicht mit dem Geschehen in Kontakt, und der Therapeut muss sie sofort durch andere ersetzen.

Die Zeichen

Ein Therapeut, der nicht selbst dauernd in der absichtslosen und furchtlosen gesammelten Wahrnehmung der Gesamtsituation verharrt, wird durch vordergründige Aussagen von Stellvertretern oft auf eine falsche Fährte oder in eine Sackgasse gelockt. Dadurch werden auch die anderen Stellvertreter verunsichert.

Es gibt ein untrügliches Zeichen, ob eine Aufstellung auf dem richtigen Weg ist oder ihn verfehlt. Wenn sich in der beobachtenden Gruppe Unruhe bemerkbar macht und die Aufmerksamkeit nachlässt, hat die Aufstellung keine Chance mehr. Je schneller der Therapeut dann abbricht, desto besser. Der Abbruch ermöglicht allen Beteiligten, sich neu zu sammeln und, nach einiger Zeit, nochmals von vorn zu beginnen. Manchmal kommt auch aus der beobachtenden Gruppe ein Hinweis, der weiterführt. Es muss sich aber um eine Beobachtung handeln. Wenn nur gerätselt oder gedeutet wird, verschlimmert es die Verwirrung. Dann muss der Therapeut auch die Diskussion stoppen und die Gruppe zur Sammlung und zum Ernst zurückführen.

Die Offenheit

Ich habe diese Vorgehensweisen und die Hindernisse, die auftreten können, ausführlicher behandelt, um damit dem leichtfertigen Familien-Stellen Grenzen zu setzen. Das Familien-Stellen wird sonst leicht in Misskredit gebracht.

Manche gehen beim Familien-Stellen auch anders vor. Wenn es aus gesammelter Aufmerksamkeit geschieht, kann das sehr erfolgreich sein. Wenn es aber aus einem Bedürfnis nach Abgrenzung oder Profilierung geschieht, wird die phänomenologische Offenheit durch Absichten eingeschränkt. Profilieren kann man sich am besten, wenn man neue Wahrnehmungen macht, die sich am Ergebnis bewähren, und an denen man auch andere teilhaben lässt.

Wenn die Abgrenzung aber mehr theoretischen Vorstellungen folgt oder von Absichten und Ängsten beeinflusst ist, welche der Wirklichkeit, wie sie erscheint, die Zustimmung verweigern, führt das zum Verlust der phänomenologischen Wahrnehmungsbereitschaft mit entsprechenden Folgen für die therapeutische Wirkung.

Auch wenn das Familien-Stellen eher der Neugierde dient, verliert es seinen Ernst und seine Kraft. Vom Feuer bleibt dann vielleicht nur noch die Asche und vom Mantel die Schleppe.

Der Anfang

Doch nun zurück zur Aufstellung. Die Frage, die der Therapeut zuerst entscheidet, ist: Wird die Gegenwarts- oder die Herkunftsfamilie aufgestellt? Bewährt hat sich, wenn man mit der Gegenwartsfamilie beginnt. Dann kann man jene Personen, die aus der Herkunftsfamilie noch stark in die Gegenwartsfamilie hineinwirken, später dazustellen und bekommt dadurch ein Bild, in dem die belastenden und heilenden Einflüsse über mehrere Generationen hinweg sichtbar und spürbar werden. Nur wenn die Schicksale in der Herkunftsfamilie besonders schwer sind, fängt man mit der Herkunftsfamilie an.

Die nächste Frage ist: Mit welchen Personen soll die Aufstellung beginnen? Man fängt mit der Kernfamilie an, also Vater, Mutter und die Kinder. Ist ein Kind tot geboren oder früh verstorben, stellt man es erst später dazu, damit man sehen kann, welche Wirkung es auf die Familie hat, wenn es in den Blick kommt. Die Regel ist, man fängt mit wenigen Personen an und lässt von ihnen her sich die Aufstellung Schritt für Schritt entwickeln.

Die Vorgehensweise

Wenn das erste Bild steht, gibt man dem Klienten und den Stellvertretern etwas Zeit, um sich dem Bild auszusetzen und es wirken zu lassen. Oft beginnen die Stellvertreter spontan zu reagieren, zum Beispiel indem sie zittern oder weinen oder den Kopf senken, schwer atmen, oder indem sie interessiert oder verliebt auf jemanden schauen.

Manche Therapeuten befragen die Stellvertreter zu schnell nach ihrer Befindlichkeit und behindern oder unterbinden dadurch diesen Vorgang. Wer zu schnell die Stellvertreter befragt, benutzt das leicht als Ersatz für die eigene Wahrnehmung und verunsichert damit auch die Stellvertreter.

Der Therapeut lässt das Bild erst einmal auch auf sich selbst wirken. Oft sieht er sofort, welche Person am meisten belastet oder gefährdet ist. Wenn diese beispielsweise abgewandt und abseits der anderen aufgestellt wurde, sieht er, dass sie weggehen oder sterben will.

Dann braucht er sie, ohne jemanden vorher zu befragen, nur ein paar Schritte weiter zu führen in die Richtung, in die sie schaut, und auf die Wirkung zu achten, die diese Veränderung bei ihr und den anderen Stellvertretern auslöst.

Oder wenn alle Stellvertreter in die gleiche Richtung schauen, weiß er sofort, dass vor ihnen eine Person stehen muss, die vergessen oder ausgeklammert wurde, zum Beispiel ein früh verstorbenes Kind oder ein früherer Verlobter der Mutter, der im Krieg fiel. Dann fragt er den Klienten, wer das sein könnte, und stellt die Person in das Bild, bevor irgendeiner der Stellvertreter etwas gesagt hat.

Oder wenn die Mutter von ihren Kindern so umstellt ist, dass der Eindruck entsteht, diese wollten sie am Gehen hindern, fragt der Therapeut den Klienten sofort: Was ist in der Herkunftsfamilie der Mutter passiert, das diesen Sog zu gehen erklären könnte? Dann sucht er zuerst eine Entlastung und Lösung für die Mutter, bevor er mit den anderen Stellvertretern weiterarbeitet.

Der Therapeut entwickelt also die nächsten Schritte aus der Anfangsaufstellung und holt sich zusätzliche Informationen vom Klienten für den nächsten Schritt, ohne mehr zu tun oder zu erfragen, als er für diesen Schritt braucht. Dadurch behält die Familienaufstellung ihre Konzentration auf das Wesentliche und ihre besondere Dichte und Spannung. Jeder unnötige Schritt, jede unnötige Frage, jede zusätzliche Person, die für die Lösung nicht notwendig ist, vermindert die Spannung und lenkt von den wichtigen Personen und Ereignissen ab.

Verdichtete Aufstellungen

Manchmal genügt es sogar, nur zwei Stellvertreter aufzustellen, zum Beispiel eine Mutter und ihren an Aids erkrankten Sohn. Der Therapeut braucht dann nicht einmal weitere Anweisungen zu geben. Er überlässt die Stellvertreter den Gefühlen und Bewegungen, die sich aus dem Kraftfeld zwischen ihnen ergeben, doch ohne dass sie dabei etwas sagen. So läuft ein wortloses Drama ab, bei dem nicht nur die Gefühle der beteiligten Personen ans Licht kommen, sondern sich auch eine Bewegung ergibt, die zeigt, welche Schritte für beide noch möglich oder gemäß sind.

Der Raum

Hier zeigt sich die wohl erstaunlichste Wirkung der phänomenologischen Haltung und Vorgehensweise. Die gesammelte Zurückhaltung des Therapeuten und der beteiligten Gruppe schafft den Raum, in dem Beziehungen und Verstrickungen ans Licht kommen und sich auf eine Lösung hinbewegen, welche die Stellvertreter wie von einer von außen wirkenden mächtigen Kraft bewegt erscheinen lassen. Diese Kraft bedient sich ihrer und lässt viele gängige psychologische und philosophische Annahmen als unzulänglich oder verfehlt erscheinen.

Die Teilhabe

Als Erstes zeigt sich dabei, dass es offenbar ein Wissen durch Teilhabe gibt. Die Stellvertreter in einer Aufstellung verhalten sich und fühlen wie die Personen, die sie darstellen, obwohl weder sie noch der Therapeut Vorinformationen über sie haben, die über die vorher genannten äußeren Fakten und Ereignisse hinausgehen. Oft ist der Klient verblüfft, dass die Stellvertreter die gleichen Äußerungen machen, die er von den wirklichen Personen kennt, oder dass sie die gleichen Gefühle und Symptome zeigen, welche die wirklichen Personen haben. Von daher lässt sich schließen, dass auch die wirklichen Familienmitglieder dieses Wissen durch Teilhabe besitzen, sodass ihrer Seele nichts Bedeutsames aus ihrer Familie verborgen bleibt.

Vor kurzem hat mir eine Bekannte von einer Frau berichtet, deren Vater Jude war, der das aber vor seinen Kindern verheimlicht hat, auch indem er alle taufen ließ. Sie hat es von ihm erst kurz vor seinem Tod erfahren. Dabei erfuhr sie auch, dass ihr Vater noch zwei Schwestern hatte, die in einem Konzentrationslager umgekommen sind. Diese Frau hatte hintereinander mehrere Berufe. Erst war sie Bäuerin, und dann hat sie alte Möbel restauriert, bevor sie ihren jetzigen therapeutischen Beruf ergriff. Als sie nun nachforschte, um mehr über die Lebensumstände ihrer toten Tanten zu erfahren, kam ans Licht, dass die eine einen Bauernhof führte und die andere einen Antiquitätenladen. Ohne darum zu wissen, war sie beiden durch ihre Berufe nachgefolgt und hat sich so mit ihnen verbunden.

Das Kraftfeld

Wie das zu erklären ist, bleibt rätselhaft. Rupert Sheldrake hat über viele Beobachtungen und Experimente nachgewiesen, dass Hunde durch ihr Verhalten zeigen, dass sie sofort erspüren, wenn sich ihr abwesendes Herrchen oder Frauchen auf den Heimweg macht, und dass sie auch sofort merken, wenn dieser Heimweg unterbrochen wird. Sie spüren das manchmal sogar über Kontinente hinweg. Es muss also ein Kraftfeld geben, über das beide miteinander unmittelbar in Verbindung stehen.

Die Toten

Beim Familien-Stellen wird aus dem Verhalten der Stellvertreter und damit natürlich auch aus dem Verhalten und den Schicksalen der wirklichen Familienmitglieder zusätzlich deutlich, dass sie mit Personen in Verbindung sind, die längst verstorben sind. Wie anders soll man es sonst erklären, dass sich in einer Familie während der letzten hundert Jahre drei Männer aus verschiedenen Generationen jeweils mit 27 Jahren am 31. Dezember umgebracht haben und dass Nachforschungen ergaben, dass der erste Mann der Urgroßmutter mit 27 Jahren am 31. Dezember starb und wahrscheinlich von der Urgroßmutter und ihrem späteren Mann vergiftet worden war?

Die Seele

Hier wirkt mehr als ein Kraftfeld. Hier wirkt eine gemeinsame Seele, die nicht nur die lebenden sondern auch die toten Familienmitglieder miteinander verbindet. Diese Seele umfasst nur bestimmte Familienmitglieder, und wir sehen an der Reichweite ihrer Wirkung, welche Familienmitglieder von ihr erfasst und in ihren Dienst genommen werden. Beginnend mit den Späteren sind dies:

1. die Kinder, einschließlich der tot geborenen und verstorbenen,
2. die Eltern und ihre Geschwister,
3. die Großeltern,
4. manchmal noch der eine oder die andere der Urgroßeltern und sogar Ahnen von noch weiter zurück,
5. alle – und das ist besonders bedeutsam –, die zum Vorteil der bisher genannten Mitglieder Platz gemacht haben, vor allem frühere Partner von Eltern oder Großeltern, und alle, durch deren Unglück oder Tod die Familie einen Vorteil oder Gewinn hatte,
6. die Opfer von Gewalt oder Mord durch frühere Mitglieder dieser Familie.

Über die beiden letztgenannten Gruppen möchte ich etwas mitteilen, was erst Erfahrungen aus der letzten Zeit ans Licht gebracht haben. Bei Aufstellungen mit den Nachkommen von Personen, die sehr großen Reichtum angehäuft haben, fiel auf, dass es bei den Enkeln und Urenkeln besonders schlimme Schicksale gab, die aus Ereignissen innerhalb der Familie allein nicht verstehbar waren. Erst als die Opfer, deren Tod oder Unglück ein Preis für diesen Reichtum war, dazugestellt wurden, kam das Ausmaß, mit dem ihre Schicksale in diesen Familien weiterwirkten, ans Licht.

Beispiele dafür waren Arbeiter, die beim Bau einer Eisenbahnlinie oder bei Ölbohrungen ums Leben kamen, ohne dass ihr Beitrag für den Reichtum und das Wohlergehen ihrer Unternehmer gewürdigt worden war.

Bei vielen Aufstellungen mit den Nachkommen von Mördern, zum Beispiel von SS-Tätern während des Dritten Reiches, zeigte sich, dass ihre Enkel und Urenkel sich zu den Opfern legen wollten und dadurch extrem selbstmordgefährdet waren.

Die Lösung war für beide Gruppen die gleiche. Die Opfer müssen von allen Familienmitgliedern angeschaut und gewürdigt werden. Sie alle müssen sich vor ihnen verneigen und um sie trauern. Danach müssen die ursprünglichen Gewinner und Täter sich zu den Opfern legen, und die übrigen Familienmitglieder müssen sie dorthin entlassen. Erst dann werden die Nachkommen entlastet.

Hier wird deutlich, diese Familienmitglieder verhalten sich, als hätten sie eine gemeinsame Seele und als seien sie von einer gemeinsamen, ihnen vorgeordneten Instanz in den Dienst genommen und als diene diese Instanz gewissen Ordnungen und als verfolge sie gewisse Ziele.

Die Liebe

Als Erstes sehen wir, dass diese Seele die Familienmitglieder aneinander bindet. Das geht so weit, dass ein Kind die Sehnsucht spürt, dem früh verstorbenen Vater oder der früh verstorbenen Mutter in den Tod nachzufolgen. Auch Eltern oder Großeltern wollen manchmal einem toten Kind oder Enkel in den Tod folgen, und wir beobachten diese Sehnsucht auch zwischen Partnern. Wenn der eine stirbt, will auch der andere oft nicht mehr leben.

Der Ausgleich

Als Zweites sehen wir, dass es in einer Familie über Generationen hinweg ein Bedürfnis nach Ausgleich gibt zwischen Gewinn und Verlust. Das heißt, die Gewinner auf Kosten anderer bezahlen mit einem

Verlust und gleichen damit aus. Oder, wenn es sich bei den Gewinnern um Täter handelt, bezahlen meistens nicht sie, es bezahlen ihre Nachfahren. Diese werden für den Ausgleich von der Familienseele an Stelle ihrer Vorfahren herangezogen, oft ohne dass es ihnen bewusst wird.

Der Vorrang der Früheren

Die Familienseele bevorzugt also die Früheren gegenüber den Späteren, und das ist die dritte Bewegung oder Ordnung, der die Familienseele folgt. Ein Späterer ist bereit, für einen Früheren zu sterben, wenn er meint, dass er damit dessen Tod verhindern kann. Oder er ist bereit, für die unerledigte Schuld eines Früheren zu sühnen. Oder eine Tochter vertritt die frühere Frau ihres Vaters und verhält sich zum Vater wie seine Partnerin und zur Mutter wie eine Rivalin. Ist der früheren Frau des Vaters Unrecht geschehen, dann zeigt die Tochter den Eltern gegenüber die Gefühle dieser Frau.

Die Vollständigkeit

Hier wird auch die vierte Bewegung und Ordnung sichtbar, der die Familienseele folgt. Sie achtet auf die Vollständigkeit der Familie und stellt diese stellvertretend mithilfe späterer Mitglieder wieder her.

Ich habe die Bewegungen der Familienseele und die Gesetze und Ordnungen, denen sie folgt, hier nur kurz zusammengefasst. Ausführlich beschreibe ich sie in meinem Buch »Die Mitte fühlt sich leicht an« in den Kapiteln »Schuld und Unschuld in Systemen«, »Die Grenzen des Gewissens« und »Leib und Seele, Leben und Tod«, sowie in meinem Buch »Ordnungen der Liebe« im Kapitel »Vom Himmel, der krank macht, und der Erde, die heilt«.

Die Lösungen

Die Frage ist nun: Wie findet der Therapeut für die Klienten eine Lösung? Was ist hier die phänomenologische Vorgehensweise?

Sie geht vom Nahen in die Ferne und vom Engen in die Weite. Das heißt, statt nur auf den Klienten zu schauen, schaut der Therapeut auch auf dessen Familie, und statt nur auf den Klienten und dessen Familie zu schauen, schaut er über beide hinaus auf das Kraftfeld und die Seele, die sie umschließen. Denn dass der Einzelne und seine Familie in ein größeres Kraftfeld und in eine größere Seele eingebunden sind und von ihnen über sich hinaus benutzt und in den Dienst genommen werden, ist offenkundig. Ebenso, dass sich die Einsicht in das Problem und die möglichen Lösungen oft erst aus der Verbindung mit dem jeweils Größeren ergibt.

Wenn ich also der Seele des Klienten helfen will, sehe ich sie gesteuert von der Familienseele. Doch wenn ich auch hier nur auf den Klienten und seine Familie schaue, erkenne ich vielleicht die Ordnungen und Gesetze, welche zu Verstrickungen führen. Wo aber die Lösungen liegen, erfasse ich erst, wenn ich einen Zugang finde zu dem Kraftfeld und zu den Dimensionen der Seele, welche den Einzelnen und seine Familie übersteigen. Diese Dimensionen der Seele können wir nicht beeinflussen. Wir können uns ihnen nur öffnen. Denn wenn es um das Entscheidende geht, wird uns die Einsicht in die lösenden und heilenden Bilder, Sätze und Schritte von dieser Seele geschenkt. Der Therapeut öffnet sich für das Wirken dieser großen Seele durch die völlige Zurücknahme seiner Absicht und seiner Rücksichtnahme auf das, was er vielleicht fürchtet, einschließlich der Furcht zu scheitern. Dann kommt ihm plötzlich ein Bild oder ein Wort oder ein Satz, der ihm den nächsten Schritt erlaubt. Doch es ist immer ein Schritt ins Dunkle. Erst am Ende zeigt sich, dass es der richtige Schritt war, der die Not wendet. Mit diesen Dimensionen der Seele kommen wir also über die phänomenologische Haltung in Berührung. Das heißt also, eher durch das gesammelte Nicht-Handeln als durch Handeln.

Durch seine gesammelte Gegenwart verhilft der Therapeut auch dem Klienten zu dieser Haltung und zu der aus ihr sich ergebenden Einsicht und Kraft. Oft hält der Klient diese Einsicht nicht aus und verschließt sich ihr wieder. Auch dem stimmt der Therapeut durch seine Zurückhaltung zu. Auch hier lässt er sich weder durch einen inneren noch durch einen äußeren Anspruch in das Schicksal des Klienten und seiner Familie verstricken. Das mag hart erscheinen, ist aber die Konsequenz aus der Erfahrung, dass jede auf diese Weise geschenkte Einsicht unvollkommen und vorläufig ist, sowohl für den Therapeuten als auch für den Klienten.

Ich komme zum Schluss nochmals auf den Anfang zurück, auf den Unterschied zwischen dem wissenschaftlichen und dem phänomenologischen Erkenntnisweg. Ich habe ihn schon vor Jahren in einer Geschichte zusammengefasst. Sie heißt:

Zweierlei Wissen

Ein Gelehrter fragte einen Weisen,
wie sich das Einzelne zu einem Ganzen fügt
und wie das Wissen um das Viele
sich vom Wissen um die Fülle
unterscheide.

Der Weise sagte:
»Das weit Verstreute wird zu einem Ganzen,
wenn es zu einer Mitte findet
und gesammelt wirkt.
Denn erst durch eine Mitte wird das Viele
wesentlich
und wirklich,
und seine Fülle erscheint uns dann als einfach,
fast wie wenig,
wie ruhige Kraft auf Nächstes hin,
die unten bleibt
und nahe dem, was trägt.

Um Fülle zu erfahren
oder mitzuteilen,
muss ich daher nicht alles einzeln
wissen,
sagen,
haben,
tun.

Wer in die Stadt gelangen will,
tritt durch ein einziges Tor.
Wer eine Glocke einmal anschlägt,
bringt mit dem einen Ton noch viele andere zum Klingen.
Und wer den reifen Apfel pflückt,
braucht dessen Ursprung nicht ergründen.
Er hält ihn in der Hand
und isst.«

Der Gelehrte wandte ein, dass,
wer die Wahrheit wolle,
auch alle Einzelheiten wissen müsse.
Der Weise aber widersprach.
Nur von der alten Wahrheit wisse man sehr viel.

Wahrheit, die weiterführe,
sei gewagt
und neu.
Denn sie verbirgt ihr Ende
wie ein Keim den Baum.
Wer daher noch zu handeln zögert,
weil er mehr wissen will,
als ihm der nächste Schritt erlaubt,
versäumt, was wirkt.
Er nimmt die Münze
für die Ware,
und aus Bäumen
macht er Holz.

Der Gelehrte meinte,
das könne nur ein Teil der Antwort sein
und er bitte ihn
um noch ein bisschen mehr.

Der Weise aber winkte ab,
denn Fülle sei am Anfang wie ein Fass voll Most:
süß und trüb.
Und es braucht Gärung und genügend Zeit,
bis er sich klärt.
Wer dann, statt dass er kostet, trinkt,
beginnt beschwipst zu schwanken.

Helfen und lösen

Einführung

Helfen ist eine hohe Kunst. Dieses Kapitel zeigt, wie wir im Einklang mit der Wirklichkeit helfen können, und wo wir uns zurückhalten müssen, damit wir uns beim Helfen nicht übernehmen.

Beispiele, wie man einfach und schnell helfen kann, finden sich in den Büchern Mitte und Maß. Kurztherapien, Finden, was wirkt, Religion, Psychotherapie, Seelsorge*; ausführlichere Beispiele in:* Ordnungen der Liebe *und in den anderen Kursdokumentationen.*

Lösungen ohne Probleme

HELLINGER Manche behandeln ein Problem, als sei es die Ursache für seine Lösung. Doch für eine Lösung brauche ich kein Problem. Wenn ich mich bei jemandem auf sein Problem einlasse, verlieren sowohl er wie ich Energie, und zum Handeln fehlt dann die Kraft. Daher vergisst man lieber das Problem und schaut auf die Lösung.
zu einer Klientin Ich erzähl dir ein Geheimnis über Lösungen.
KLIENTIN Sehr gut.
HELLINGER Zu Lösungen braucht man keine Probleme. Du aber verknüpfst die Lösung mit dem Wissen um ein Problem.
KLIENTIN Kannst du das noch einmal sagen?
HELLINGER Du verknüpfst die Lösung mit dem Wissen um ein Problem. Das Problem ist immer ein Hindernis für die Lösung. Das ist eigentlich klar. Wenn ich jetzt das Problem erforsche, dann habe ich Hindernisse für die Lösung aufgebaut.
KLIENTIN Ich kann das sehen.

Intuition und Lösung

In diesem Zusammenhang will ich noch ein Geheimnis verraten. Intuition wirkt nur, wenn ich auf die Lösung schaue. Wer auf das Problem schaut, dessen Blick verengt sich. Er beobachtet Details, und es entgeht ihm das Ganze. Wer auf die Lösung schaut, hat immer das Ganze im Blick und sieht dann in diesem größeren Zusammenhang den Ausweg. Der Ausweg blinzelt einem dann von irgendwoher zu, und dann geht man sofort auf ihn zu.

Lösungen folgen der Liebe

Ein Problem entsteht an der Stelle, an der jemand liebt. Daher kann ich ihn und sein Problem erst dann verstehen, wenn ich die Stelle gefunden habe, an der sich seine Liebe zeigt.

Die Lösung muss daher mit der gleichen Kraft zusammenwirken, die das Problem verursacht. Sie bedient sich also der gleichen Liebe, die zum Problem geführt hat. Man gibt dieser Liebe nur eine andere Richtung, eine heilsamere, eine glücklichere, und zwar für alle Beteiligten. Das heißt, ich zeige jemandem, wie er noch besser lieben kann und dass sich in der Lösung die Liebe strahlender zeigt als beim Festhalten am Problem.

Das also ist das ganze Geheimnis der Psychotherapie. Man muss aber die Liebe und die Lösung sehen, man kann sie nicht phantasieren. Sie muss stimmen. Deswegen muss ihr eine Wahrnehmung vorausgehen. Auf diesem Weg kann man sich manchmal auch mal irren. Das macht aber nichts, solange man das Ziel vor Augen hat und die Liebe.

Die Beschreibung eines Problems hält es aufrecht

Wenn jemand ein Problem hat oder eine Krankheit, dann schildert er es nach einiger Zeit immer auf die gleiche Weise. Diese Schilderung und die innere Beschreibung machen es dem Problem fast unmöglich, dass es sich löst. Denn die Beschreibung des Problems dient seiner Aufrechterhaltung. Der erste Schritt in Richtung Lösung wäre, dass man von der gewohnten Beschreibung abweicht.

Abweichungen dienen der Lösung

Ich arbeite nicht mit festen Vorstellungen oder Begriffen. Sie werden dem Fluss des Lebens nicht gerecht. Es gibt gewisse Ordnungen, die man beobachten kann. Gleichzeitig gibt es immer wieder Abweichungen davon. Wenn man sich auf einen Begriff oder eine Vorstellung festlegt, zum Beispiel auf eine Vorstellung, wie die Ursprungsordnung aussieht, kann man auch daneben greifen. Deswegen ziehe ich mich immer mehr von diesen festen Begriffen zurück. Ich versuche, eine Situation zu verstehen und etwas in Gang zu bringen. Aber was konkret bei einem Klienten abläuft, weiß ich nicht. Für mich ist das völlig offen. Ich habe kein Bild vom Ausgang einer Sache.

Die Grenzen helfenden Tuns

Wenn man mit einer schwierigen Person zu tun hat, hilft es, wenn man sich vorstellt, sie ist vier Jahre alt, und wenn man sich vorstellt, in welcher Situation dieses vierjährige Kind war, dass es sich so entwickelt hat, wie es jetzt als erwachsene Person vor einem steht. Dann hat man fast immer Mitgefühl und versteht auf einmal, wieso sich diese Person so verhält. Das ist ein guter Zugang.

Das Zweite ist, dass man seiner eigenen Seele traut, dass sie den Weg zur Lösung sucht und findet. Man folgt dann seiner Seele, verbündet sich innerlich mit einer guten Kraft und spürt nach, wo es Wege zu Lösungen gibt. Manchmal signalisiert die Seele: »Halt!« Dann hält man inne und wartet.

Wenn mich eine Person bittet, ihr zu helfen, prüfe ich erst, ob sie noch Zukunft hat. Oft bittet mich eine Person um einen Rat und eine Hilfe, der man ansieht, dass es mit ihr zu Ende geht. Sie ist an ihre Grenze gekommen und hat keine Zukunft mehr. Dann schaue ich mit ihr zusammen auf die Grenze und auf das, was noch zwischen beiden liegt, und helfe ihr, dass sie ausfüllt, was ihr noch bleibt. Mehr nicht. So zu tun, als hätte sie noch viel vor sich, wäre Betrug.

Bei anderen merkt man, sie haben noch viel vor sich. Es gibt nur gewisse Hindernisse, an denen sie hängen bleiben. Zum Beispiel hindert sie eine früh unterbrochene Hinbewegung daran, jetzt weiterzugehen. Dann gehe ich mit ihnen an den Ort und in die Zeit zurück, wo eine wichtige Hinbewegung unterbrochen wurde, und erledige mit ihnen, was dort noch zu erledigen ist. Oder ich hole mit ihnen, was sie dort zurückgelassen haben und jetzt wieder nehmen können und dürfen. Danach können sie allein weitergehen.

Man darf jedoch nicht lange in der Vergangenheit verweilen, sonst wird die Zukunft der Vergangenheit geopfert. Die Arbeit am Vergangenen muss im rechten Verhältnis stehen zur Kürze des Lebens. Wenn achtzig Prozent des Lebens dafür in Anspruch genommen werden, die Vergangenheit aufzuarbeiten, dann ist das ein Missverhältnis. Das Leben geht immer voran und weiter. Nur wenn es in der Vergangenheit ein Hindernis gibt und noch etwas zu erledigen ist, gehe ich mit der Person dorthin zurück, erledige es so schnell wie möglich und schaue dann mit ihr sofort wieder nach vorn.

Andere kommen an eine Grenze, weil sie auf dem falschen Weg waren. Sie haben sich vor längerer Zeit entschieden, von ihrem Weg abzuweichen und sich auf den anderen Weg zu begeben, der sich als Holzweg erwies. Dann wäre die Lösung, dass sie zurückgehen an den Punkt, an dem sie abgewichen sind, dass sie also den ganzen falschen Weg wieder zurückgehen und an der Kreuzung noch einmal von vorn anfangen, den eigentlichen Weg zu gehen. Doch wenn einer sehr lange auf einem Holzweg war, geht er in der Regel nicht mehr zurück. Es ist dann, als sei er an seine Grenze gekommen, und man muss das respektieren.

Oft kommt einer, wenn er an einer Grenze steht, nicht hinüber, und auch ich kann nicht mit ihm hinübergehen. Dann warte ich mit ihm an der Grenze und schaue, ob es von jenseits der Grenze einen Hinweis gibt oder einen Wink. Oder ob sich in der Person eine Kraft sammelt, die den Schritt über die Grenze ermöglicht. Dann hole ich dazu aus der Vergangenheit vielleicht noch eine wichtige Person zu Hilfe, die dieser Person beisteht. Oft ist das jemand, der gefürchtet wurde. Denn die größten Schätze bewacht oft der hässlichste Zwerg. Daher ist es oft gerade die Person, die in einer Familie am meisten verachtet wird, die die kostbarsten Schätze hütet und schenkt – wenn sie anerkannt wird.

Wenn ich mit einem Klienten in der Therapie arbeite, stelle ich mir einige Fragen.

Eine Frage, die ich mir stelle, lautet: Wie viel hat er noch vor sich? Wenn ich sehe, er hat nur noch wenig vor sich, dann helfe ich ihm, dass er dem Ende ins Auge schaut. Mehr nicht. Das ist in dieser Situation gemäß. Dann kommt der Ernst vom Ende her.

Oder ich frage mich: Hat er noch einen Weg vor sich, ist aber aufgehalten worden? Was hält ihn auf? Ist da ein Hindernis, das es wegzuräumen gilt, damit der Weg wieder frei ist für ihn? Dann suche ich nach diesem Hindernis, zum Beispiel durch eine Familienaufstellung. Wenn man dann auf eine Verstrickung stößt, löst man sie für ihn auf.

Eine andere Frage ist: Hat er in der Vergangenheit etwas liegen lassen, was er noch holen muss, damit er weitergehen kann? Vielleicht braucht er den Segen der Eltern, oder eine unterbrochene Hinbewegung muss ans Ziel gebracht werden, damit etwas in Ordnung gebracht wird und er wieder weitermachen kann.

Eine dritte Frage, die ich mir stelle, heißt: Ist er auf einem Holzweg? Ist er einen Weg gegangen, der ihn wegführt von seiner Seele und ihren Bedürfnissen und ihrer Führung? Dann gehe ich mit ihm zurück an die Stelle, wo er abgezweigt ist, damit er von dieser Stelle aus auf dem anderen Weg noch einmal von vorn beginnen kann. Die Erfahrung allerdings ist, wenn jemand lang genug auf einem falschen Weg war, geht er ihn nicht mehr zurück. Dann ist es so, als stünde er vor dem Ende. Das muss man dann anerkennen.

TEILNEHMER Menschen, die lange auf dem Holzweg waren, erleben doch manchmal, dass sie einen tiefen Einbruch im Leben erfahren, zum Beispiel durch einen Unfall, eine schwere Krankheit, durch eine Trennung. Dann kommen sie an den Rand der Existenz und kommen zur Besinnung gleichsam. Siehst du eine Möglichkeit in der Therapie, sie da hinzuführen, an den Rand der Existenz oder in Sichtweite des Endes?

HELLINGER Wenn ich dich richtig verstanden habe, ist der Unfall in dieser Situation ein Warnzeichen. Das erinnert mich an den Propheten Bileam im Alten Testament. Er ritt auf seinem Esel, um gegen die Anordnung Gottes ein Volk zu segnen, das er eigentlich verfluchen sollte. Er hatte nämlich Geld von denen bekommen. Sie haben gleichsam die Therapie vorausbezahlt. Er ritt also mit seinem Esel an einem Abhang entlang. Auf einmal wollte der Esel nicht weiter. Bileam hat ihn verhauen, aber der Esel wollte noch immer nicht weiter. Bileam hat ihn wieder verhauen. Dann drehte der Esel seinen Kopf zu ihm und sagte: »Siehst du denn nicht den Engel Gottes mit dem Schwert?« Erst jetzt schaute auch Bileam nach vorn und sah den Engel mit dem Schwert. So wurde er aufgehalten auf seinem Holzweg, sozusagen.

Das geschieht manchmal auch mit uns. Da gibt es einen Einbruch, oder wir sind in einer Sackgasse. Wir werden vielleicht krank oder bekommen einen Zusammenbruch und werden, so könnte man sagen, wieder zur Besinnung gebracht.

Wenn ich so jemanden in der Therapie habe – und mit mir selbst mache ich das auch –, dann gehe ich zurück an den Punkt, wo ich abgewichen bin. Oder ich muss an dem Punkt, wo ich gerade stehe, eine andere Richtung einschlagen. Das gibt es auch. Dann helfe ich dem anderen auf den Weg in diese andere Richtung. Dann ist also das Unglück auch ein Segen.

TEILNEHMER Wenn du siehst, dass jemand auf einem Holzweg ist, siehst du eine Möglichkeit, ihm ohne Einschnitt mit therapeutischen Mitteln quasi den Engel mit dem Schwert zu zeigen?

HELLINGER Das mache ich, natürlich, und das habe ich gerade auch hier gemacht. Aber bei ganz großen Traumata muss man manchmal jemanden herumreißen.

Vor kurzem erzählte ein Arzt auf einem Kongress, dass er mit seiner Frau und seinen zwei Kindern Rad fahren war, als einer mit seinem Porsche in sie hineingerast ist. Er ging nach den Opfern suchen und fand nur noch Leichenteile von seiner Frau und dem einen Sohn. Er selbst und der andere Sohn haben unverletzt überlebt. Es war unglaublich schwer mit anzuschauen, wie dieser Mann ganz versteinert war in seinem Schmerz. Dann habe ich die Familie aufgestellt, einschließlich des Täters. Auf der einen Seite standen er mit seiner Frau und seinen Kindern, und der Täter stand abseits. Der Mann hatte eine Riesenwut auf diesen Mann. Doch diese Wut verhindert, dass man dem wirklichen Geschehen und dem Tod ins Auge sieht.

Dann habe ich ihn seine Frau und den toten Sohn und noch einmal genau das Geschehen anschauen lassen. Danach habe ich den lebenden Sohn neben ihn gestellt und ihn der Frau und dem toten Kind sagen lassen, dass er sie mit Liebe entlässt und dass er am Leben bleibt mit dem anderen Kind. So fand er die Kraft weiterzuleben. Auf einmal war auch völlig klar, dass der Täter keine Rolle mehr spielte.

Das wäre so eine Situation, wo man jemanden herumreißt. Es musste aber wirklich der ganze Ernst hereinkommen, indem er den Toten und dem Tod ins Auge schaute. Dann erst fühlte er den tiefen Schmerz, der löst. Der Vorwurf an den Täter und die Wut oder das Selbstmitleid verhindern diesen Schmerz und damit die heilende Lösung.

Wenn ich als Therapeut arbeite, sehe ich manchmal, jemand steht vor einem Hindernis, das er überwinden muss, damit es weitergeht. Dann bin ich als Therapeut aufgerufen, ihm zu helfen, das zu überwinden. Durch eine Familienaufstellung, zum Beispiel, finde ich dann für ihn eine Lösung.

Manchmal aber ist einer auf einem Holzweg oder in eine Sackgasse geraten. Dann bin ich aufgerufen, ihn vielleicht zurückzuführen, dorthin, wo der Weg für ihn wieder weitergeht. Ich habe gesehen, dass manchmal jemand an einem bestimmten Punkt abweicht von der Wahrheit seiner Seele und von der inneren Bewegung, die seine Seele eigentlich ihm vorgibt. Dann kommt er eben auf den Holzweg. Wenn einer sehr lange auf dem Holzweg war, geht er nicht zurück. Wenn ich aber kann, führe ich ihn an den Punkt der Abweichung zurück. Dort fängt er dann wieder von vorn an. Manche beharren auf dem Holzweg und möchten, dass ich ihnen auf dem Holzweg weiterhelfe. Das mache ich nicht. Wenn ich merke, dass mich einer dazu bringen will, dass ich ihn auf dem Holzweg begleite, breche ich ab. Schon wegen meiner inneren Wahrhaftigkeit mache ich das nicht mit.

Dann gibt es Leute, bei denen sehe ich, die leben nicht mehr lange. Für die ist das Leben schon abgerundet.

HELLINGER *zu einem Klienten, mit dem er vorher gearbeitet hat* Nicht dass ich das bei dir so gesehen habe. Ich habe bei dir gesehen, dass du noch Zeit hast. Aber du bist versöhnt. Insofern ist die Zeit für dich erfüllt.

Aber manchmal sehe ich auch, einer hat ganz wenig Zeit, und der möchte trotzdem mit mir noch eine Familienaufstellung machen oder sonst alles Mögliche. Das mache ich nicht. Ich bringe ihn dann in Berührung mit dem Ende. Wenn er damit in Berührung ist, erfüllt er seine Zeit ganz friedlich.

Schauen auf die Zeit, die bleibt

Wenn ich mit jemandem arbeite, dann mache ich mir ein Bild, wie viel Zeit er noch zum Leben hat. Wenn die Zeit begrenzt ist, frage ich mich: Macht es Sinn, in die Vergangenheit zu gehen? Was bringt es noch? Oder verschiebt sich, wenn jemand in der Vergangenheit noch etwas lösen will, die Aufmerksamkeit vom Eigentlichen, nämlich dem bevorstehenden Ende, auf etwas Nebensächliches? Der Therapeut ist leicht versucht, da noch etwas zu tun, weil es doch schwer ist, sich zusammen mit dem Klienten dem Ende zu stellen. Oft muss man bei einer schweren Krankheit auf das Ende schauen und sehen, was in der Zeit, die bleibt, für einen gut und wesentlich ist.

Im Einklang mit dem Tod

Der Therapeut ist im Einklang mit dem Tod. Wenn er mit dem Tod im Einklang ist, hat er die größte Kraft, denn er hat dann auch keine Furcht. Wer mit dem Tod im Einklang ist, kann keine Furcht mehr haben, und das gibt ihm Kraft. Doch gerade dann, wenn man im Einklang mit dem Tod nicht mehr helfen will, ergibt sich noch eine Möglichkeit. Aber nicht durch Eingriff, sondern durch Nicht-Handeln, durch waches, gesammeltes Nicht-Handeln. Ein Therapeut, der im Einklang mit dem Tod bleibt, ist nicht manipulierbar. Auch das ist wichtig.

Bindung und Fortschritt

Ich möchte etwas sagen über die Bindung. Sehr viel Unglück wurzelt in Bindungen. Das Kind ist ganz tief an seine Familie gebunden, und zwar nicht nur an die Eltern und Geschwister, sondern auch an die Vorfahren. Weil es durch die Bindung Anteil an der Familienseele nimmt, nimmt es auch teil an den Schicksalen in dieser Familie. Es meint, dass es seine Liebe dadurch zeigt, dass es diese Schicksale teilt.

Wenn also jemand in der Familie ermordet wurde, meint es, dass es seine Liebe für das Opfer dadurch zeigen kann, dass es vielleicht auch stirbt. Oder wenn der Vater sich umgebracht hat, meint es, dass die Liebe von ihm verlangt, dass es früh stirbt wie er. Ich nenne das die Dynamik: »Ich folge dir nach.« Oder wenn das Kind sieht, dass einer der Eltern sterben will, sagt es: »Ich tue es an deiner Stelle.« So wird also durch die Liebe und durch die Bindung das Unglück fortgesetzt.

Gestern haben wir an einigen Beispielen gesehen, was es dem Einzelnen abverlangt, sich aus dieser Bindung zu lösen, und zwar nicht mit einer kleineren Liebe, sondern mit einer größeren. Es verlangt, zum Beispiel, von dem Mann, der seinem Vater, der sich umgebracht hat, nachfolgen will, mehr Liebe zu seinem Vater, wenn er am Leben bleibt, als wenn er stirbt. Die Seele des Kindes fühlt sich nämlich verbundener im Unglück, das heißt, es fühlt sich unschuldig im Unglück. Während, wenn es einer Lösung zustimmt, es sich vom Tod abwendet und dem Leben zuwendet, fühlt es sich schuldig. Deswegen verlangt die Lösung der Seele so viel an Fortschritt ab.

Also, Lösung gibt es nur über eine innere Entwicklung. Im Deutschen ist Lösung ein doppeldeutiges Wort. C.G. Jung nennt das Individuation. Man wird also durch die Lösung vereinzelt und auf gewisse Weise einsamer, gleichzeitig aber kraftvoll und fähig, Neues zu tun.

Aller Fortschritt, der vom Unglück wegführt, der von der Zwietracht wegführt auf Frieden hin, geht über Vereinzelung in diesem Sinn. Denn diese Art von Vereinzelung erlaubt es, dass ich mich einem größeren Ganzen zuwende. Das Kind, das in seiner Liebe unschuldig bleiben will, bleibt gefangen in der eigenen Familie. Wer in der Vereinzelung den Fortschritt macht auf Größeres hin, ist nicht nur seiner Familie verbunden, sondern vielen Familien, unterschiedlichen Familien, er kann Gegensätze in sich vereinen, ist mit einem größeren Ganzen verbunden und kann daher auch einem größeren Ganzen dienen. Wenn also jemand, der eine Lösung gesehen hat, wieder zurückfällt ins Unglück, fühlt er sich unschuldiger und kleiner. Wenn er sich löst und nach vorn schaut, fühlt er sich schuldig, doch größer.

Therapeutische Grundhaltungen

Es gibt zwei verschiedene Grundhaltungen, wenn man mit Klienten arbeitet. Die eine ist: »Ich bin für das Ergebnis verantwortlich, es hängt von meinem Tun ab.« Diese Haltung ist weit verbreitet. Dann übernimmt ein Therapeut die Verantwortung für Leben und Tod eines Klienten. Das ist sehr riskant.

Meine Vorgehensweise ist so, dass ich schaue, was ist. Das bringe ich ans Licht, soweit ich das kann. Wenn es am Licht ist, dann wirkt das, was ans Licht gebracht wurde, nicht mehr ich. Ich ziehe mich dann zurück.

Bei diesem Klienten kam ans Licht, dass er nicht bereit war. Es kam auch für euch ans Licht, und es kam für ihn ans Licht. Wenn ich jetzt eingreifen würde, entgegen dem, was er gezeigt hat, dann würde ich mich wichtiger nehmen als die ans Licht gebrachte Wirklichkeit. Damit würde ich vielleicht gerade das Gegenteil von dem erreichen, was ich will.

TEILNEHMER Ist ihrer Meinung nach eine Verbesserung der Krankheit durch diese eine Aufstellung möglich oder ist da noch eine Nachbetreuung notwendig? Wie geht es weiter?

HELLINGER Wie soll ich das wissen? Damit würde ich in die Haltung gehen: »Ich bin dafür verantwortlich.« Das bin ich nicht. Es ist so, dass ich *mit* den Schicksalen arbeite, nicht gegen sie. Ich gehe eine Verbindung ein mit dem, was ist. Wenn ich zum Beispiel sehe, dass jemand in seinem Schicksal sterben will, dann stelle ich mich dem nicht in den Weg. Wie sollte ich auch? Aber in jedem Schicksal gibt es auch ein Angebot, das der Einzelne aufgreifen darf. Mit diesem Angebot gehe ich mit, solange ich darf. Wenn das aufhört, höre ich auch auf.

TEILNEHMER Wie geht es jetzt weiter mit dieser Arbeit? Ist nicht von vornherein geplant weiterzuarbeiten?
HELLINGER Es ist offensichtlich sehr schwer, sich auf den Unterschied der beiden Grundhaltungen einzulassen. Das wäre wieder im Sinne der eigenen Planung, wieder im Sinne, die Verantwortung auf sich zu nehmen. Niemand weiß aber besser, was notwendig und angebracht ist, als der Klient selbst. Niemand kommt besser damit zurecht. Niemand ist in größerem Kontakt mit der eigenen Seele als er. Wenn ich dazwischen treten würde, kommt dessen Seele nicht zum Zug. Diese Arbeit ist also sehr demütig, fern von all diesen Heilungsabsichten, diesem Unter-Kontrolle-zu-bringen-Versuchen oder von Erfolgskontrollen. Das, was hier wirkt, zeigt, dass das Leben nicht das Höchste ist. Hier wirkt noch etwas anderes, etwas, das viel größer ist, und das habe ich im Blick.

Wenn ein Therapeut in einem Bestreben nach Vollständigkeit meint, er müsse alles aufarbeiten, dann zieht er die Energie auf sich und er zieht sie merkwürdigerweise weg vom Klienten. Er wird dann die wichtige Person, alles muss dann auf ihn schauen, wie er arbeitet und was er macht. Dass aber die Seele des Klienten oder der Klientin viel stärker ist als alles, was der Therapeut macht, das tritt dann in den Hintergrund.

Die Runde

Runde heißt, reihum kann jeder sagen, was ihn bewegt und was sein Anliegen ist. Bei einer Runde darf niemand Stellung nehmen, weder zustimmend noch ablehnend, noch in irgendeiner Weise deutend. Es bleibt also alles auf den Therapeuten zentriert. Damit ist jeder sicher, dass niemand in etwas, was er sagt, eingreifen kann. Der Therapeut macht sozusagen Einzeltherapie in der Runde. Dadurch kann sich jeder zeigen in seiner besonderen Eigenart, ohne dass er einem Urteil ausgesetzt ist. Das schafft schnell sehr viel Vertrauen.

Ich arbeite während der Runde sofort mit jemandem, wenn bei ihm etwas Wichtiges hochkommt. Man fängt in der Runde meistens links an. Die Energie läuft von links nach rechts. Andersherum gibt es ein ganz anderes Gefühl, ein störendes Gefühl.

Die Runde dient also einerseits dazu, dass die Einzelnen sagen können, was ihr Anliegen ist, und dass sie während der Runde mit ihrem Anliegen auch arbeiten können. Wenn aber in der Gruppe längere Zeit intensiv gearbeitet wurde, gibt es unter den Teilnehmern ein Mitteilungsbedürfnis. Man gibt ihnen dazu Gelegenheit in einer kurzen Runde. Jeder kann dann sagen, wie es ihm geht, was das Geschehen in ihm bewirkt hat und ob vielleicht noch etwas nachzutragen ist. Während einer solchen Runde arbeitet der Therapeut nicht mit den Einzelnen, außer es gibt etwas Besonderes, das sein Eingreifen erfordert.

Zweierlei Helfen

Der Tod kümmert sich nicht um die Wissenschaft. Die Schuld auch nicht. Wo es um Tiefes geht, ist die so genannte wissenschaftliche Psychotherapie unangebracht. Die wissenschaftliche Psychotherapie hat ihren Stellenwert, wo es um gewisse Symptome geht, die man behandeln kann, wo man also weiß: Wenn man gewisse Schritte macht, hat das bestimmte Folgen, zum Beispiel bei einer Phobie. Da ist das völlig angebracht. Aber auf der Ebene von Schicksal kommt man damit nicht aus. Da ist anderes gefordert.

Die Achtung

Ich möchte noch was über die Zurückhaltung sagen. Diese äußerste Zurückhaltung gilt natürlich auch den Klienten gegenüber. Mir ist die Bedeutung der Zurückhaltung einmal besonders aufgegangen, als mich ein psychoanalytischer Freund fragte, was er mit seiner Tochter machen solle, die Bettnässerin sei. Ich habe ihm vorgeschlagen, er solle ihr Märchen erzählen, in denen ein Wasserhahn zugedreht wird oder etwas Undichtes dicht gemacht wird. Zum Beispiel wie Rotkäppchen zur Großmutter gehen will und sieht, dass die Dachrinne über dem Eingang tropft. Es denkt sich, die werde ich gleich reparieren. Es geht also in die Scheune, um Pech zu holen, repariert die Dachrinne und kommt dann trockenen Fußes zur Großmutter.

Er hat ihr einige Märchen so erzählt, und es hat sofort geholfen. Das Bettnässen war vorbei. Dabei ist ihm, weil er eben ein Analytiker war, etwas Merkwürdiges aufgefallen. Wenn er sonst seiner Tochter Märchen erzählte und er sie auch nur ein bisschen veränderte, hat sie immer protestiert. Doch diesmal hat sie nicht protestiert. Das ist doch merkwürdig. Er hat ihr also etwas Wichtiges gesagt und dabei die Würde des Kindes geachtet. Das Kind brauchte sich nicht zu schämen. Es gab ein ganz tiefes Einverständnis zwischen Vater und Tochter auf der Ebene der Geschichte, ohne dass das Eigentliche genannt wurde. Das Kind konnte sein Symptom aufgeben, ohne sein Gesicht zu verlieren.

Hätte er aber zum Beispiel gesagt: »Pass auf, dass du nicht noch mal ins Bett machst, sonst musst du das selbst sauber machen«, oder so etwas Ähnliches, hätte es die gegenteilige Wirkung gehabt.

So geht man auch mit Klienten um. Nicht im Sinne der üblichen guten Ratschläge, sondern auf eine Weise, welche den Klienten tief achtet. Deswegen höre ich überhaupt nicht zu, wenn einer mir negative Dinge von sich oder jemand anderem erzählt. Mir genügt es, wenn ich ein paar äußere Sachen weiß. Dann habe ich alles Wichtige, was ich zur Lösung brauche.

Der Therapeut darf also nicht mehr wissen wollen, als der Klient braucht. Sonst betreibt er Forschung. Und das ist etwas völlig anderes als Therapie. Entweder stehe ich im Dienst einer Lösung oder bin neugierig, etwas zu wissen. Wo Neugierde ins Spiel kommt, ist der Prozess, der zur Lösung führen würde, unterbrochen. Bei der Neugierde gibt es keine Intuition.

Sehr viel Hilfeleistung und Angebot zur Hilfe kommt aus einer überlegenen Position. Dann ist der eine der Helfer, und der andere soll es nehmen. Der Helfer gibt, und der andere nimmt. Das ist ein schönes Gefühl. Doch solche Helfer wundern sich nach einiger Zeit, dass andere das nicht mehr von ihnen haben wollen. Ein Heiliger, Vinzenz von Paul, hat mal einem Freund ein Geheimnis verraten. Obwohl er ein Fachmann für Helfen war, oder gerade, weil er es war, hat er ihm geraten: »Wenn sie dir helfen wollen, sei vorsichtig.« Es ist sehr riskant zu helfen, sehr riskant.

Die größere Kraft braucht es, sich neben einen Hilfsbedürftigen zu stellen und nichts zu tun, nur dabei zu sein, zum Beispiel bei einem Kranken oder bei einem Sterbenden oder bei einem Behinderten. Nur dabei sein, ohne etwas zu tun. Das braucht Kraft. Das ist demütig, und das bewirkt Gutes.

Die Zurückhaltung

Vorhin kam eine Klientin zu mir und erzählte, dass sie gestern Abend draußen saß, und dann hat sich jemand neben sie gesetzt und sie gefragt, was sie in ihrer Aufstellung erlebt hat. Sie erlebte das, als würde ihr etwas weggenommen, und es hat ihr geschadet.

Bei dieser therapeutischen Arbeit ist sowohl vom Therapeuten wie vom Klienten zu beachten, dass man das, was in die Seele eingegangen ist, dort ruhen lässt und es weder ans Licht zerrt, noch viel darüber redet. Man muss es mit äußerster Sorgfalt behandeln, sonst macht man es wieder kaputt.

Ein Therapeut schadet am meisten durch Neugier. Wenn ein Klient sich darauf einlässt, dass er jemandem, der neugierige Fragen stellt, antwortet, verliert er etwas, was für ihn wertvoll ist.

Wenn Helfer die äußerste Zurückhaltung bewahren, helfen sie ihrer eigenen Seele damit. Denn statt dass sie neugierig sind, bleiben sie gesammelt, und dann bekommen sie ganz andere Einsichten, als wenn sie etwas anpacken und machen wollen. Denn was wir in die Hand nehmen, wird in der Hand sehr leicht zu Asche.

Der Widerstand

Wenn ich das weniger Wichtige gleichwertig neben das Wichtige stelle, dann entwerte ich das Wichtige. Es ist hier keine Vollständigkeit notwendig.

Was auch der Fall ist: Der Einzelne wahrt seine Würde, indem er Widerstand leistet, und je mehr der Therapeut macht, desto mehr Widerstand provoziert er im Klienten. Je schneller er sich daher zurückzieht, wenn er etwas in Gang gebracht hat, desto freier ist die Seele des Klienten, ihren eigenen Weg zu finden und dabei ihre eigene Würde auch zu wahren.

Folgen, die bleiben

HELLINGER Manche Taten haben Folgen, die nicht mehr rückgängig zu machen sind. Ein Therapeut darf da nicht eingreifen und versuchen, es rückgängig zu machen, als könne er das. Die Lösung wäre, dass jemand das anschaut und sagt: »Ja, so ist es, und ich stimme diesen Folgen zu«, zum Beispiel der totalen Einsamkeit. Da wäre Größe drin.
TEILNEHMER Wäre Größe in diesem Fall eine Leben bringende oder heilende Kraft?
HELLINGER Ja, das wäre sie. Größe hängt mit Verzicht zusammen. Wer wirklich groß ist, hat verzichtet. Er ist frei, Großes zu tun, weil er verzichtet hat.

Das Mitleiden

Wenn wir miterleben, welche Schicksale Einzelne tragen, von ihrer Familie her oder von ihrer Krankheit oder ihrer Behinderung her, dann sind wir versucht, mitzuleiden. Wenn wir das tun, wie geht es dann dem Leidenden? Er wird scheu, sein Leid zu zeigen, weil er sieht, dass er andere mit hineinzieht in sein Leid. Und die, die mitleiden, ziehen etwas von der Kraft, die der Leidende hat, auf sich. Das ist ein merkwürdiger Vorgang. Es schwächt den Leidenden, und es schwächt den, der mitleidet. Es schwächt beide.

Dahinter wirkt ein Bild, als sei ein Leid schlimm. Doch wir wissen nicht, ob das so ist. Wir messen das an einem vordergründigen und willkürlichen Maßstab. Was wirklich ist, bleibt uns verborgen.

Für den Helfer gilt daher, dass er sich vor dem Mitleid hütet. Sonst verliert er seine Kraft. Die Haltung, die die eigene Kraft bewahrt und die des Leidenden schützt, ist das Dabei-Sein mit Achtung, ohne einzugreifen. Das ruhige Dabei-Sein und es mit aushalten, ohne zu leiden. Das ist ein stilles Mit-dabei-Sein. Es gelingt, wenn wir in der Tiefe im Einklang sind mit der Welt, wie sie ist: mit dem Leiden, das sie mit sich bringt, mit dem Kampf, den sie mit sich bringt, mit dem Ende, das allem mitgegeben ist. Aus dieser Verbundenheit mit der Tiefe kommt manchmal auch die Fähigkeit, jemandem zu helfen. Aber es ist da nicht eine Fähigkeit, die der Helfer hat, sondern es ist eine Kraft, die aus dem gemeinsamen Einklang kommt. Beide, der leidende Klient und der Helfer, sind im Einklang.

Schicksale werden gewendet, wenn es das Schicksal selbst will. Daher bleibt der Helfer völlig gelassen. Was immer der Ausgang sein wird, ob es jetzt dem Leidenden einen Fortschritt schenkt, etwas Heilendes, oder ob der Leidende nur seiner Krankheit und seinem Schicksal gelassener ins Auge blickt.

TEILNEHMERIN Wenn ich bei etwas, das ich sehe, ganz tief an meine eigene Geschichte erinnert werde und anfange zu weinen, dann ist es doch mehr bei mir. Dann weine ich eigentlich nicht wegen den Personen. Dann nehme ich denen doch auch keine Kraft weg, oder?
HELLINGER Ja, genau. Wenn man vom Leiden eines anderen bewegt ist, dann ist man Mitmensch. Das ist etwas ganz anderes als Mitleid. Da ist man mit ihm im gleichen Boot, sozusagen.

Die Vollständigkeit

TEILNEHMERIN Was macht man mit der Sehnsucht nach Vollständigkeit, oder wofür steht sie?
HELLINGER Die Sehnsucht nach Vollständigkeit oder nach Vollkommenheit, so kann man das auch nennen, ist eine sehr heilsame, und ich kann dir sagen, wie man die Vollkommenheit, die Vollständigkeit, erreicht. Sie ist nämlich etwas ganz Einfaches.

Manche gehen 40 Jahre in die Wüste, um die Vollkommenheit zu erreichen. Aber was ich über Vollkommenheit herausgefunden habe, ist etwas ganz Schlichtes: Wenn jeder, der zu meiner Familie gehört, von den Lebenden und Toten, in meinem Herzen einen Platz hat, fühle ich mich vollkommen. Solange auch nur einer ausgeklammert ist, fühle ich mich unvollkommen. Das Merkwürdige bei der Vollkommenheit ist: Wenn die alle in mir versammelt sind, bin ich frei.

Psychotherapie im Einklang

Ich möchte etwas sagen über diese Art von Psychotherapie. Ich nenne sie phänomenologische Psychotherapie. Man kann es aber auch mit einem einfachen deutschen Wort sagen und das würde heißen: Psychotherapie im Einklang.

Die Bewegung im Therapeuten ist die, dass er von den Zielen absieht, dass er sich gleichsam zurücknimmt von der Absicht des Ich, irgendetwas zu bewirken, und dass er sich ohne Furcht demütig einem größeren Ganzen aussetzt.

Zum Beispiel schaue ich nicht auf die Person, wenn ich arbeite. Ich verbinde mich mit der Seele, und zwar mit der Seele, die über den Einzelnen hinausreicht. Ich nehme ihn wahr, eingebunden in seiner Familie und in ein größeres System. Mit diesem System bin ich im Einklang, wie es ist. Ohne Urteil, ohne dass ich etwas anders haben will oder besser, als es ist. Wenn ich mich so in den Einklang begebe, wirkt dieses System, dieses Größere mit mir. Es trägt mich, und ich kann im Einklang mit diesem größeren System Lösungen finden. Nicht, dass ich sie jetzt suche. Sie werden mir von dem System geschenkt, mir geschenkt und dem Klienten.

Ein Grundsatz bei dieser Arbeit ist, nur nicht mehr machen, als man kann und darf. Der Therapeut ist nicht jemand, der Schicksale wenden darf, wenn das Schicksal des Klienten ihn nicht dazu ermächtigt. Der Therapeut kann das an sich feststellen. Wird er durch sein Handeln gesammelt oder wird er von seiner Mitte weggeführt.

Manchmal versagt sich mir das System. Dann bleibe ich stehen, ohne dass ich mehr will, als das System mir erlaubt. Das ist Psychotherapie im Einklang. Wenn man sich mal auf das einlässt, dann erkennt man, dass diese größeren Systeme gewissen Ordnungen gehorchen. Die sind aber nicht greifbar, sodass man sie zur Verfügung hat. Diese Ordnungen zeigen sich immer wieder neu und immer wieder anders, in endlosen Variationen.

Man kann es vergleichen mit der Musik. Da gibt es acht Noten, doch welche Vielfalt entsteht aus acht Noten. Ihre Abstände sind festgelegt, das ist eine Ordnung. Wenn man diese Noten jetzt im freien Spiel sich überlässt und diese Ordnungen sich wandeln – kommt immer wieder Neues hervor, obwohl es einer Ordnung gehorcht. So geht es auch mit dieser Arbeit.

Wie sich diese Arbeit weiterentwickeln wird, weiß ich nicht. Mich trägt ein Fluss, und ich weiß nicht, wo er hinfließt. Ich will es auch gar nicht wissen. Ich kann nicht überblicken, was da läuft. Es gibt so viele neue Ansätze von verschiedenen Kollegen. Ich staune, was daraus wird. Ich kann es erstens nicht mehr geistig erfassen, zweitens kann ich es auch nicht steuern und ich kann mir nicht vorstellen, wohin es führt. Ich habe meinen Teil getan. Das andere wird von vielen anderen getan. Es breitet sich aus, wie wenn ein Stein ins Wasser fällt und das Wasser Kreise zieht. Der Stein kann nichts dafür, dass das Wasser Kreise zieht. So sehe ich das auch hier.

Märchen und Geschichten

Einführung

Dieses Kapitel bringt zuerst einen Überblick, der in gedrängter Form zeigt, was zu beachten ist, wenn man die systemischen Hintergründe von Märchen und Geschichten verstehen will. Danach bringe ich einige konkrete Beispiele, wie man Eltern und Kindern mit Geschichten helfen kann.

Wer noch mehr Beispiele sucht, findet sie in dem Buch von Jakob Schneider und Brigitte Gross: Ach wie gut, dass ich es weiß. Märchen und andere Geschichten in der systemisch-phänomenologischen Therapie *sowie in dem Buch von Thomas Schäfer:* Der Mann, der tausend Jahre alt werden wollte. Märchen über Leben und Tod aus der Sicht der Systemischen Psychotherapie Bert Hellingers.

Schicksale im Spiegel von Märchen und Geschichten

Viele leben nach dem Vorbild einer Geschichte, zum Beispiel einem Märchen. Diese wird dann zu ihrer Schicksalsgeschichte. In der Psychotherapie geht es dann darum, diese Geschichten zu entlarven und sie dadurch ihrer Wirkung zu berauben. Folgendes ist zu beachten.

Das eigentliche Thema

Oft wird es in den Märchen am Anfang genannt, zum Beispiel:

Der Wolf und die sieben Geißlein: der ausgeschlossene Vater;
Rumpelstilzchen: weggegebene Kinder;
Hänsel und Gretel: Kinder werden weggeschickt;
Die Bremer Stadtmusikanten: Todgeweihte schließen sich zusammen.

Manchmal erscheint das eigentliche Thema in der Mitte, zum Beispiel:

Der Froschkönig: Ekel vor dem Mann.

Gelegentlich erscheint es auch am Schluss, zum Beispiel:

Rotkäppchen: der Wolf im Bett der Großmutter *(der Großvater)* vergeht sich an der Enkelin.

Die Illusion

Diese Geschichten enthalten alle eine Illusion, mit deren Hilfe das eigentliche Thema verdeckt wird. Die Illusion liefert die Energie, mit der das Problem am Leben erhalten wird. Durch die Entlarvung der Illusion, die Ent-Täuschung versiegt diese Energie. Diese Illusion wird häufig an den Schluss der Geschichte gesetzt, zum Beispiel:

Dornröschen: Wenn es nach hundert Jahren erweckt wird, ist es immer noch ein junges Mädchen.

Aschenputtel: Wenn sie nur ausharrt, kommt ein Prinz.

Sterntaler: Wenn das Mädchen alles weggeschenkt hat, wird es belohnt.

Der Wendepunkt

Das ist jener Punkt im Verlauf der Geschichte, an dem der tragische Ablauf beginnt. Gewöhnlich erliegt der Held an diesem Punkt einer Versuchung zur Anmaßung und einer trügerischen Illusion. Die Anmaßung zeigt sich in der Regel bei der Übernahme einer Verantwortung oder Verpflichtung in einem ursprungsmäßig übergeordneten Bereich. Zum Beispiel, wenn ein Kind Verantwortung in Bereichen übernimmt, die den Eltern vorbehalten bleiben, oder wenn ein Diener sich in den Bereich des Herrn einmischt.

Beispiele:

Hamlet: Er will den Vater gegen die eigene Mutter rächen.

Der getreue Johannes: Er übernimmt die Vaterstelle für den jungen König, obwohl er nur ein Diener ist.

Das tapfere Schneiderlein: Er ist ein Heiratsschwindler. Er heiratet die Königstochter, doch sie findet heraus, dass er nur ein Schneider ist.

Brüderchen und Schwesterchen: Die Tochter maßt sich an, den Vater zu erlösen. Das Brüderchen ist der Vater. Im Klartext ist dies die Geschichte eines Mädchens, wegen dessen vorehelicher Empfängnis die Eltern heiraten mussten.

Die Lücken

Man muss sich fragen, wer oder was wurde ausgelassen, zum Beispiel:

Frau Holle: der Vater;

Tischlein deck dich: die Mutter;

Schneewittchen: der Vater;
Rumpelstilzchen: Die Mutter;
Dornröschen: die erste Frau des Vaters.

Die fehlende Person oder Sache symbolisiert manchmal den Schatten, zum Beispiel:

Der treue Johannes: Die fehlende Mutter des Königs starb vielleicht bei seiner Geburt. So vielleicht auch die fehlende Mutter der Senta in Richard Wagners *Der fliegende Holländer.*

Die Täuschungsstrategien

a) Ablenkung durch trügerische Hoffnung (Illusion), zum Beispiel:
Die Prinzessin auf der Erbse: Es genügt, empfindlich zu sein.

b) Ablenkung auf ein nebensächliches Detail, zum Beispiel:
Der Wolf und die sieben Geißlein: das siebte Geißlein im Uhrenkasten;
Rumpelstilzchen: O wie gut, dass niemand weiß ...;
Alexis Sorbas: Er tanzt.

c) Widersprüche zwischen dem, was getan wird, und dem, was dazu gesagt wird, zum Beispiel:
Siddharta. Er kann sich alles erlauben, Hauptsache, er wird weise.
Der kleine Prinz: Selbstmord ist niedlich.

d) Widersprüche zwischen dem Gefühl, das erwartet wird, und dem Gefühl, das gezeigt wird, zum Beispiel:
Alexis Sorbas: beim Betrogenen Freude statt Wut.

Die Verschiebung

Beispiel:

Rapunzel: Die Rache verschiebt sich vom Vater auf den Liebhaber. Ebenso in *Turandot.*
Der fliegende Holländer: Die Liebe verschiebt sich von der (früh verstorbenen) Mutter auf den Seemann.
Die Walküre: Die Wut verschiebt sich von der Frau (Fricka) auf die Tochter (Brünhild).

Der Sitz im Leben

Wenn man auf jene sieht, die einer bestimmten Geschichte in ihrem Leben zu folgen scheinen, erkennt man sich wiederholende Lebenssituationen, auf die sich die Geschichte bezieht, zum Beispiel:

Brüderchen und Schwesterchen: Das Brüderchen, das sich nicht vor der Quelle zurückhalten kann, ist der von Mutter und Tochter als sexuell unbeherrscht erlebte Vater (wie bei einer sexuellen Begegnung, die zu einer Mussheirat führte).

Das hässliche junge Entlein: Ein Kind wurde unterschoben.

Hans im Glück: Ein Großvater hat ein Vermögen verloren.

Die Schöne und das Biest: Ein Mädchen kann sich nicht von zuhause lösen, weil es sich für den (bösen) Vater verantwortlich fühlt.

Aschenputtel: Neben der Tochter haben sich auch ihre Mutter und deren Mutter wie Aschenputtel verhalten.

Der Wolf und die sieben Geißlein: Neben dem Sohn haben sich auch sein Vater und dessen Vater von ihren Frauen herabgesetzt gefühlt.

Die Symptome

Wenn jemand eine bestimmte Geschichte bevorzugt, zeigt er oft bestimmte Symptome oder Verhaltensweisen, zum Beispiel:

Sterntaler: manchmal Magersucht;

Die kleine Seejungfrau: Beinschmerzen;

Dornröschen: In seiner Gegenwart schlafen andere ein; manchmal hat auch das Wachstum mit 13 Jahren aufgehört.

Der Wolf und die sieben Geißlein: Der Erzähler trägt oft einen Vollbart.

Hans im Glück: Der Erzähler lacht, wenn er etwas verliert.

Die Lösungen

Manchmal bietet die Geschichte selbst eine Lösung an, zum Beispiel:

Märchen von einem, der auszog, das Fürchten zu lernen: Der Held muss vor allem lernen, sich einer Frau zu stellen.

Hänsel und Gretel: Geschwister müssen anerkennen, dass sie ganz auf sich gestellt sind.

Die kleine Seejungfrau: Sie muss zurück zu ihresgleichen.

Gegengeschichten

Folgende Strategien bieten sich an, um solche Schicksalsgeschichten zu entmachten:

a) das Erzählen im Klartext
b) das Übertreiben der Illusion
c) am Wendepunkt die andere Richtung nehmen, zum Beispiel:
Hänschen klein: Er kehrt nicht zur Mutter zurück, sondern er reist weiter.
Hamlet: Statt den Vater zu rächen, reist er mit Ophelia nach England.
d) Einführen der ausgelassenen Person oder Sache
e) das Entlarven der Täuschungsstrategien
f) Hinweise auf den Sitz im Leben
g) Aufgreifen der in der Geschichte angedeuteten Lösungen.

Beispiele für Gegengeschichten

Rumpelstilzchen
Als der Diener der Königin sagt, er habe den Namen des Zwerges herausgefunden, bittet sie ihn, ihr diesen erst zu sagen, wenn dieser am nächsten Morgen vor ihr erscheint. Als er kommt, fragt sie den Diener: »Wie heißt er?« Er antwortet: »Rumpelstilzchen.« Da erschrickt die Königin und sagt: »Rumpelstilzchen, das war doch mein kleiner, weggegebener Bruder.«

Dornröschen
Als Dornröschen in einen tiefen Schlaf fiel, war ihr Vater auf einer Reise. Als er zurückkam und das ganze Schloss in einen tiefen Schlaf verfallen sah, erinnerte er sich an den Fluch der dreizehnten Fee. Er ließ sie zu sich rufen, um sie zur Rede zu stellen. Als sie vor ihm erschien, erkannte er in ihr seine erste Frau.

Kindern mit Geschichten helfen

Die Geschichten, die ich Ihnen erzähle, sind Geschichten für Eltern, und erst über die Eltern sind sie Geschichten für Kinder, kleine und große.

Ich erzähle zuerst Geschichten, die bei Bettnässen helfen und bei Verstopfung und Einkoten. Später erzähle ich dann noch eine Geschichte für ein trotziges Kind. Das sind nur Beispiele, aber sie können Eltern helfen, selbst solche Geschichten zu finden und zu erfinden. Das gelingt ihnen umso leichter, wenn sie liebevoll nach einer Lösung suchen.

Oft ist es so, dass Kinder innerlich wissen, was sie brauchen. Sie wollen es aber nicht gesagt bekommen, sondern es soll aus einer inneren Einsicht kommen. Dann kann man einem Kind Geschichten erzählen, und zwar so, dass man sich mit dieser guten Einsicht des Kindes verbündet, liebevoll verbündet, wie mit einem Vertrauten, und so erzählt man dem Kind bestimmte Geschichten, die ihm helfen, über eine Schwierigkeit hinwegzukommen.

Bettnässen

Eltern haben manchmal Probleme, weil ihre schon größeren Kinder Bettnässer sind. Solchen Kindern kann man Geschichten erzählen, in die man kleine Szenen einflicht. Zum Beispiel wird ein Wasserhahn zugedreht, oder eine Dachrinne wird repariert.

Rotkäppchen, zum Beispiel, kommt zur Großmutter, will gerade zur Tür hinein und merkt, dass die Dachrinne tropft. Da sagt es sich: »Das bringe ich zuerst in Ordnung.« Es geht in den Schuppen, holt etwas Pech, nimmt eine Leiter, klettert hoch, macht die Dachrinne dicht, damit der Eingang nicht nass wird, und dann geht es hinein zur Großmutter.

Oder zu Schneewittchen bei den sieben Zwergen kommt morgens ein Zwerg und beklagt sich, dass es über ihm durch das Dach hereingeregnet hat und er am Morgen klatschnass im Bett lag. Schneewittchen sagt: »Ich werde das sofort in Ordnung bringen.« Als die Zwerge bei der Arbeit sind, klettert es auf das Dach, sieht, dass nur ein Ziegel etwas verschoben ist, und rückt ihn wieder zurecht. Als der Zwerg am Abend heimkam, war er so müde, dass er vergaß, nach dem Dach zu fragen. Am Morgen vergaß er es auch, denn es war alles in Ordnung.

Ein Vater, dessen kleine Tochter Bettnässerin war, hat ihr am Abend solche Märchen erzählt, und sie haben sofort gewirkt. Am Morgen war ihr Bett trocken. Aber er hat dabei auch noch etwas anderes erlebt, das merkwürdig war.

Früher, wenn er der kleinen Tochter am Abend Märchen erzählte, hat sie immer genau aufgepasst, dass er sie auf die gleiche Weise erzählte, ohne etwas hinzuzufügen oder wegzulassen. Doch bei diesen Abweichungen hat sie überhaupt nicht protestiert, sondern es ganz selbstverständlich hingenommen. Daran sieht man, dass sich die wissende Seele des Kindes mit dem Erzähler verbündet. Die Seele will die Lösung, ohne dass es ihr offen gesagt wird, sodass das Kind aus Einsicht und Ermutigung etwas Neues tun kann.

Natürlich hat das Kind wahrgenommen, was der Vater gesagt hat, sonst hätte es ja keine Wirkung gehabt. Aber weil der Vater das Problem nicht beim Namen genannt hat, hat er die Scham des Kindes respektiert. Das Kind hat sich ganz tief geachtet gefühlt, dass er so behutsam mit ihm umgegangen ist, und dann konnte es reagieren.

Das Kind weiß ja, dass es ins Bett macht. Das brauche ich ihm nicht zu erzählen. Und dass es nicht ins Bett machen soll, weiß es auch. Auch das brauche ich ihm nicht zu erzählen. Wenn ich ihm einen Rat gebe oder es auf sein Problem stoße, fühlt es sich unterlegen. Und wenn es dem Rat folgt, haben die Eltern an Selbstgefühl gewonnen, und das Kind hat an Selbstgefühl verloren. Es schützt sich dagegen, indem es den Rat ablehnt. Gerade weil ich ihm einen Rat gegeben habe, muss es etwas anderes machen, damit es seine Würde bewahrt. Die Würde ist für jeden Menschen das Höchste, auch für ein Kind. Nur wenn das Kind im Rat eine tiefe Liebe spürt, kann es ihm gerne folgen.

Verstopfung

Kindern, die an Verstopfung leiden, kann man eine Geschichte erzählen von einem Sack, der ein Loch bekommt und dann ausrinnt. Zum Beispiel: Ein Zwerg trug einen schweren Sack voll Sand. Der drückte ihn sehr, und er wäre ihn so gerne losgeworden. Dann stieß er zufällig an einen abgebrochenen Ast. Der bohrte ein Loch in den Sack, und der Sack lief aus. Der Zwerg aber war sehr erleichtert.

Einkoten

Man kann auch zum Gegenteil eine Geschichte erzählen, wenn also ein Kind die Hosen voll macht. Zum Beispiel: Ein anderer Zwerg trug auch einen schweren Sack, der ihn drückte. Er dachte sich, was soll ich den lange tragen, stieß ihn mit Absicht an einen Ast, sodass er ein Loch bekam, und er rann aus. Der Zwerg war froh, dass der Sack so leicht war und drehte sich nicht einmal um. Als er nach Hause kam, war die Mutter traurig, denn in dem Sack war lauter Gold gewesen. Der kleine Zwerg nahm sich vor: »Das nächste Mal trag ich den Sack noch etwas länger, auch wenn er mich drückt.«

Solche Geschichten sind dadurch hilfreich, dass sie Bilder von Erfolg und Lösung liefern, wenn man selbst nicht mehr weiter weiß. Diese Bilder mobilisieren die eigenen Kräfte.

Kinder haben übrigens eine hellhörige innere Instanz, die sich leicht verschließt, wenn solche Geschichten nicht aus dem Gefühl des Wohlwollens erzählt werden.

Noch etwas anderes ist wichtig, damit Geschichten wirken können. Wie schon erwähnt, darf man das Thema nicht erwähnen, weder das Bettnässen noch die Verstopfung noch die vollen Hosen. Man erzählt einfach eine Geschichte, lässt das Thema verschlüsselt und vertraut darauf, dass das Kind von sich aus den ihm gemäßen Weg findet. Oft ist es daher besser, wenn man die Geschichte nebenbei erzählt, zum Beispiel am Tisch, oder indem sie der Vater der Mutter erzählt und umgekehrt, sodass nicht einmal klar ist, wem die Geschichte wirklich erzählt wird. Oder man erzählt, man habe gehört, wie ein Vater seinem Jungen eine Geschichte erzählt hat. Dann erzählt man die Geschichte also nicht dem Kind, sondern man erzählt ihm, wie einer eine Geschichte erzählt hat.

Etwas anderes ist beim Erzählen solcher Geschichten noch zu beachten. Achten Sie einmal auf den Unterschied im Gefühl und im inneren Vorgang, wenn ich sage: »Rotkäppchen wollte die Dachrinne wieder in Ordnung bringen. Es ging in den Schuppen usw.« Oder wenn ich sage: »Rotkäppchen sagte sich: ›Das werde ich in Ordnung bringen.‹ Dann ging es in den Schuppen usw.«

Wenn ich erzähle, was sich einer vorgenommen hat, zum Beispiel, Hänschen nahm sich vor: »Ich werde meiner Mutter heute an die Hand gehen« oder »Heute mache ich es etwas schneller« oder »Heute schaue ich mir genau an, wie das geht«, dann sagt sich das Kind, wenn es das in einer Geschichte hört, diese Sätze selbst innerlich vor. Sie wirken dann wie ein guter Vorsatz, ohne dass es dazu angehalten wurde.

Trotziges Kind

Jetzt erzähle ich Ihnen eine Geschichte für ein wütendes oder ein trotziges Kind.

Irgendwo im Süden, als es gerade anfing, Tag zu werden, stieg ein kleiner Affe auf die Palme, schwang eine schwere Kokosnuss in seiner Hand und schrie aus Leibeskräften.

Das hörte ein Kamel, kam etwas näher, schaute zu ihm hoch und fragte: »Was ist denn mit dir heute los?«

»Ich warte auf den großen Elefanten. Dem knall ich eine mit der Kokosnuss, dass ihm der Schädel kracht und ihm Hören und Sehen vergeht!«

Das Kamel aber dachte: »Was will er denn wirklich?«

Am Mittag kam ein Löwe, legte sich unter den Baum und wolle dösen. Da hörte er den kleinen Affen und fragte: »Was ist denn mit dir heute los?«

»Ich warte auf den großen Elefanten. Dem knall ich eine mit der Kokosnuss, dass ihm der Schädel kracht und ihm Hören und Sehen vergeht!«

Der Löwe aber dachte: »Was will er denn wirklich?«

Am Nachmittag kam ein Nashorn, hörte den Affen schreien, wunderte sich und fragte: »Was ist denn mit dir heute los?«

»Ich warte auf den großen Elefanten. Dem knall ich eine mit der Kokosnuss, dass ihm der Schädel kracht und ihm Hören und Sehen vergeht!«

Das Nashorn aber dachte: »Was will er denn wirklich?«

Am Abend kam der große Elefant, rieb sich an der Palme, griff mit dem Rüssel nach den Blättern und fraß. Doch oben im Baum saß der kleine Affe zusammengekauert und war mucksmäuschenstill. Dann schaute der große Elefant nach oben, sah den kleinen Affen und fragte: »Was ist denn mit dir heute los?«

»Nichts. Ich habe zwar heute etwas laut herumgebrüllt, aber das wirst du doch nicht so ernst genommen haben?«

Der Elefant aber dachte: »Was will er denn wirklich?«

Dann trompetete er seiner Herde und stapfte davon.

Der kleine Affe saß noch lange still. Dann nahm er die Kokosnuss, kletterte auf den Boden und knallte sie gegen einen Stein, dass sie platzte. Dann trank er die Milch und aß die Frucht.

Noch etwas ist zu beachten. Das Unbewusste kennt keine Verneinung. Wenn zum Beispiel Eltern dem Kind sagen: »Pass auf, dass du nicht hinfällst«, hört die Seele: »Pass auf, dass du hinfällst.« Das »Nicht« wird in der Seele nicht gehört. Daher ist es hilfreich, solche Sätze positiv, also ohne ein »Nicht« zu formulieren. Zum Beispiel: »Pass gut auf dich auf!« »Komm gut zur Schule!« »Gehe sorgfältig mit dem Messer um!« Daher ist es gut, die Sätze, die ein Kind in einer Geschichte sagt, auch so zu formulieren.

Religion

Einführung

Über Religion zu reden ist riskant, weil wir ja von dem, worauf sie sich bezieht, nichts wissen. Wir können aber hinschauen, was in uns vorgeht, wenn wir uns auf die eine oder andere Weise religiös erfahren, und welche Wirkung es nicht nur auf uns, sondern auch auf andere hat: ob es Menschen verbindet oder trennt. Um das Bewusstmachen dieser Wirkungen geht es in diesem Kapitel.

Ausführlich befasse ich mich mit diesem Thema in meinem Buch Religion, Psychotherapie, Seelsorge.

Die Religionen

Die Religionen, die wir hier, im Abendland, kennen, bauen auf der Unterscheidung von Gut und Böse auf. Sie sind, sozusagen, der letzte Auswuchs dieser Unterscheidung von Gut und Böse.

Woher kommt diese Unterscheidung? Wir kennen sie nirgendwo, außer unter Menschen. Da gibt es diese Unterscheidung von Gut und Böse. Wenn wir jetzt nachforschen, wo die Wurzeln dieser Unterscheidung liegen, sehen wir, sie liegen im Gewissen, und zwar in einem sehr eng begrenzten Gewissen.

Das Gewissen ist der letzte Mythos im Abendland, der der Aufklärung bedarf, damit die schlimmen Wirkungen dieses Mythos endlich überwunden werden. Das Gewissen ist nämlich ein Trieb. Es ist ein Instinkt, mit dessen Hilfe wir unmittelbar etwas wahrnehmen können. Ähnlich, wie wir beim Gleichgewichtssinn unmittelbar wahrnehmen, ob wir im Gleichgewicht sind oder nicht, so können wir mithilfe des Gewissens unmittelbar wahrnehmen, ob wir dazugehören dürfen oder nicht. Ob wir dazugehören dürfen zu unserer Familie oder nicht.

Das Gewissen unterscheidet also nur mit Bezug auf diesen einen Tatbestand: Dürfen wir dazugehören oder nicht. Deswegen wird das Gewissen nicht von irgendwelchen allgemeinen Prinzipien bestimmt, sondern ganz konkret von der Frage: »Was muss ich tun, damit ich dazugehören darf, und was muss ich vermeiden, damit ich die Zugehörigkeit nicht verliere?«

Gutes Gewissen heißt daher nichts anderes als »Ich darf mir sicher sein, dass ich dazugehöre«, und schlechtes Gewissen heißt nichts anderes als »Ich muss befürchten, dass ich das Recht auf Zugehörigkeit verspielt habe«.

Das ist ähnlich wie beim Gleichgewichtssinn. Wenn wir aus dem Gleichgewicht geraten, wird uns schwindelig. Dieses Schwindelgefühl, weil es so unangenehm ist, zwingt uns, das Gleichgewicht sofort wiederherzustellen. So zwingt uns auch das schlechte Gewissen dazu, unser Verhalten so zu ändern, dass wir wieder dazugehören dürfen. Also, das ist die Hauptfunktion des Gewissens.

Von daher kommt für uns die Unterscheidung zwischen Gut und Böse. Doch das Gewissen unterscheidet zwischen Gut und Böse nur in dieser Hinsicht: Gut ist, was mir meine Zugehörigkeit sichert, und böse ist, was meine Zugehörigkeit gefährdet. Die Unterscheidung zwischen Gut und Böse bezieht sich also nur auf die Familie. Für die Familie ist das böse, was nicht der Familie entspricht. Deswegen darf ich mithilfe dieses Gewissens, oder unter dem Antrieb dieses Gewissens, die anderen, die anders sind, verteufeln und ausschließen. Somit wird diese Unterscheidung von Gut und Böse, die innerhalb der Familie durch das Gewissen in die Welt gebracht wird, übertragen auch auf das Verhältnis zwischen den Gruppen.

Die Gruppen, die meiner eigenen Familie dienen oder ähnlich sind, werden zu den Guten gerechnet und mit eingeschlossen. Alle anderen sind für das Gewissen böse und werden ausgeschlossen. Dieses Böse darf auf Weisung des Gewissens bekämpft werden. Es darf und muss sogar auf Weisung des Gewissens ausgerottet werden, damit endlich das Gute siegt. Diese Unterscheidung von Gut und Böse mit all ihren Auswirkungen geht zurück auf dieses Gewissen.

Das Christentum und andere Religionen bauen auf dieser Unterscheidung auf und haben daher einen Bereich für die Guten, den Himmel, und einen Bereich für die Bösen, die Hölle. Daher darf man auch die, die in die Hölle kommen, genüsslich betrachten, wie sie im Höllenfeuer braten. Schlimm ist das, es ist wirklich schlimm.

Damit verbunden ist die Vorstellung, dass Gott diese Unterscheidungen des Gewissens anerkennt und sanktioniert, dass er also alle, die ihrem Gewissen folgen, belohnt und die anderen, die ihm nicht entsprechen, bestraft. Alle Kreuzzüge, alle Religionskriege gehen auf diese Unterscheidung zurück.

Das war jetzt die eine Seite des Gewissens. Es gibt noch eine zweite. Das Gewissen reagiert auf ein Gleichgewicht von Geben und Nehmen. Also, wenn ich etwas bekomme, habe ich aus meinem Gewissen heraus den Impuls und das Bedürfnis auszugleichen, indem ich dem, der mir etwas geschenkt hat, auch etwas gebe. Erst, wenn ich ihm etwas gegeben habe, fühle ich mich wieder gut. Dieses Bedürfnis hat einen hohen Stellenwert innerhalb der Familie und innerhalb aller Gruppen, weil es den Austausch von Geben und Nehmen möglich macht. Ohne das Bedürfnis nach Ausgleich gäbe es nicht den Austausch, der menschliche Beziehungen ermöglicht.

Das Bedürfnis nach Ausgleich wirkt doppelt. Wenn ich etwas Gutes bekomme, gebe ich etwas Gutes, und wenn mir einer etwas antut, tue ich ihm auch etwas an. Das Bedürfnis auf Ausgleich bezieht sich nämlich auf beides, das Gute und das Böse. Auch das ist wichtig innerhalb der Familie.

Als kleine Nebenbemerkung erwähne ich hier, dass es in der Beziehung zwischen Paaren wichtig ist, dass man sowohl im Guten ausgleicht wie im Schlimmen. Das heißt, wenn der eine dem anderen etwas antut, muss auch der andere ihm etwas antun – nur etwas weniger. Dieses »etwas weniger« wäre hier das Entscheidende, weil danach der Austausch im Guten wieder beginnen kann. Doch jetzt zurück zum eigentlichen Thema.

Wenn ich mich nun vom Schicksal, was immer das sein mag, beschenkt fühle, zum Beispiel aus Lebensgefahr errettet, spüre ich auch das Bedürfnis nach Ausgleich. Oder, wenn jemand sagt, er habe von Gott etwas erhalten, fühlt er das Bedürfnis, Gott dafür etwas zurückzugeben, als sei er ein menschliches Gegenüber, das darauf wartet, dass ich ausgleiche. Aus diesem Bedürfnis nach Ausgleich entstehen die blutigen Opfer. All das Blut der Opfer ist zurückzuführen auf dieses Bedürfnis nach Ausgleich. Alle Sühne ist auf dieses Bedürfnis zurückzuführen. Danach zu handeln, das nennt man dann religiös. Schrecklich!

Die Kinderopfer weisen in diese Richtung, die blutigen aus früherer Zeit und die unblutigen, scheinbar unblutigen, aus der heutigen Zeit, wo Kinder geopfert werden in der Hoffnung, dass Gott die Familie dafür segnet, oder wo Kinder geopfert werden, damit sie für die Schuld der Eltern sühnen.

Was wäre hier die Lösung? Die Lösung wäre die, welche ich in meiner Geschichte »Der andere Glaube« angedeutet habe. Diesem

Gott, von dem man sagt, dass er Kinderopfer will, muss man ins Angesicht widersprechen. Man muss von ihm abfallen auf etwas Größeres hin, das geheimnisvoll bleibt. Das wäre der entscheidende Schritt. Wir kommen aus diesem ganzen Teufelskreis nur heraus – Teufelskreis ist hier das rechte Wort –, wenn es uns gelingt, über das Gewissen hinaus das allgemeine Gute, das alle Menschen verbindet, zu finden, anzuerkennen und zu fördern.

Dahin führen die tieferen Bewegungen der Seele. Sie setzen dort ein, wo die Unterscheidung von Gut und Böse überwunden wurde. Diese tiefen Bewegungen der Seele wirken am Ende auf Versöhnung und auf die Vereinigung des in Gut und Böse Getrennten hin. Aber dieser Abfall, die Überwindung des Gewissens, fällt uns nicht in den Schoß. Sie ist eine hohe geistige Leistung und das Ergebnis einer Reinigung des Geistes und des Herzens.

Als Nachtrag bringe ich hier die Geschichte, auf die ich vorhin hingewiesen habe:

Der andere Glaube

Einem Mann träumte in der Nacht, er habe die Stimme Gottes gehört, die ihm sagte: »Steh auf, nimm deinen Sohn, deinen einzigen geliebten, führe ihn auf den Berg, den ich dir zeigen werde, und bringe ihn mir dort zum Schlachtopfer dar!«

Am Morgen stand der Mann auf, schaute seinen Sohn an, seinen einzigen geliebten, schaute seine Frau an, die Mutter des Kindes, schaute seinen Gott an. Er nahm das Kind, führte es auf den Berg, baute einen Altar, band ihm die Hände, zog das Messer und wollte es schlachten. Doch dann hörte er noch eine andere Stimme, und er schlachtete, statt seines Sohnes, ein Schaf.

Wie schaut der Sohn den Vater an?
Wie der Vater den Sohn?
Wie die Frau den Mann?
Wie der Mann die Frau?
Wie schauen sie Gott an?
Und wie schaut Gott – wenn es ihn gibt – sie an?

Noch einem anderen Mann träumte in der Nacht, er habe die Stimme Gottes gehört, die ihm sagte: »Steh auf, nimm deinen Sohn, deinen einzigen geliebten, führe ihn auf den Berg, den ich dir zeigen werde, und bringe ihn mir dort zum Schlachtopfer dar!«

Am Morgen stand der Mann auf, schaute seinen Sohn an, seinen einzigen geliebten, schaute seine Frau an, die Mutter des Kindes, schaute seinen Gott an. Er gab zur Antwort, ihm ins Angesicht: »Ich tue das nicht!«
Wie schaut der Sohn den Vater an?
Wie der Vater den Sohn?
Wie die Frau den Mann?
Wie der Mann die Frau?
Wie schauen sie Gott an?
Und wie schaut Gott – wenn es ihn gibt – sie an?

Die Achtung vor dem Geheimnis

Wenn man unbefangen hinschaut, was in den Seelen vor sich geht, wenn Menschen sich als religiös erfahren, kann man sehen, dass die religiöse Erfahrung dort beginnt, wo jemand an eine Grenze kommt, hinter die er nicht schauen kann und hinter die sein Wissen, seine Wünsche, seine Ängste nicht reichen. Die gemäße religiöse Haltung wäre für mich, dass man an dieser Grenze stehen bleibt und das Geheimnis dahinter achtet. Das ist sowohl Andacht wie Demut zugleich. Aus dieser Haltung kommt sehr große Kraft, gerade, weil das Geheimnis geachtet wird.

Manche halten das nicht aus, dieses Ungewisse und Große, das wir vielleicht erahnen, aber nicht erfassen können. Sie machen sich Gedanken über das, was dahinter ist, oder sie versuchen, es zu beeinflussen mit Riten oder Opfern oder Gebeten oder wie immer. Das ist die Religion, wie wir sie meistens erfahren, aber sie ist anders als die Religion, die ich gerade beschrieben habe. Sie weicht dem Geheimnis und seiner Kraft und seiner unerhörten Ferne aus.

Die Psychotherapie gibt es auch auf diese beiden Weisen. Es gibt eine Psychotherapie, die so tut, als könne sie über die Grenzen gehen und Schicksale zwingen und ändern. Und es gibt eine Psychotherapie, die macht Halt vor dem Geheimnis und nimmt es ernst, wie es ist. Sie nimmt, zum Beispiel, ernst, dass jemand sterben wird, weil er krank ist. Sie versucht nicht, ihm weiszumachen, dass er mit gewissen Psychotherapien der Krankheit und dem Tod entgehen kann, sondern sie führt ihn an diese Grenze und wartet mit ihm. Dann ist der Therapeut andächtig, gesammelt, demütig und er hat eine größere Kraft, als wenn er versuchen wollte, das Schicksal zu wenden.

Die Psychotherapie, die ich hier zeige, ist von dieser Art. Deswegen hat sie eine spirituelle oder religiöse Dimension, aber nur in diesem Sinn von Innehalten vor dem Geheimnis und der Achtung vor dem Geheimnis.

Das Stillehalten

Ich mache mir manchmal Gedanken über Psychotherapie und Religion. Manche meinen, diese Arbeit sei religiös oder spirituell. Ich bin mir aber nicht sicher.

Das religiöse Gefühl stellt sich bei uns ein, wenn wir an eine Grenze kommen oder wenn wir vor einem Geheimnis stehen, das wir nicht durchdringen. In dem Augenblick halten wir inne. Statt dass wir weitergehen, halten wir inne. Dieses Innehalten ist das Wesentliche beim religiösen Gefühl und beim religiösen Vollzug: das Innehalten vor der Grenze und vor dem Geheimnis. Wenn ihr das innerlich nachvollzieht, wie das ist, wenn ihr innehaltet, dann spürt ihr eine Bewegung in der Seele oder in der Brust oder im Herzen. In dem Augenblick weitet sich etwas. Es ist gerade das Innehalten, was uns mit dem, was jenseits der Grenze ist und jenseits des Wissens, verbindet. Das Innehalten verbindet.

Diese Art von religiösem Gefühl oder religiösem Vollzug ist völlig einfach, und in dieser Haltung und in diesem Vollzug sind alle gleich. Da gibt es keinerlei Unterschiede. Es ist ein Vollzug, den macht jeder ganz für sich allein. Unter denen, die diesen Vollzug wagen, indem sie stehen bleiben, entsteht eine Gemeinsamkeit, eine tiefe, demütige Gemeinsamkeit. Das ist Religion, die verbindet.

An dem Punkt, da wir an dieser Grenze innehalten, merken wir, wie viel Kraft es uns abverlangt, einfach stille zu sein und nicht weiterzugehen. Wir halten das schwer aus. Viele halten das schwer aus, stehen zu bleiben. Statt dessen versuchen sie, über die Grenze zu gehen. Sie machen sich Bilder, suchen etwas zu ergründen, bauen ein Gedankensystem über das auf, was dahinter sein könnte, machen vielleicht auch besondere Erfahrungen, und ohne dass sie eigentlich in Verbindung sind mit dem, was jenseits ist, nennen sie das eine religiöse Erfahrung.

Manche gehen sogar soweit, dass sie diese so genannte religiöse Erfahrung verkünden und von anderen den Glauben an ihre religiöse Erfahrung fordern. Das ist merkwürdig. Für mich ist das areligiös.

In der Psychotherapie oder überhaupt in der Heilkunde machen der Arzt oder der Therapeut oder der Helfer oder die aus der Familie, die das heilende Tun begleiten, die gleiche Erfahrung von Grenze und von Geheimnis, über das wir nicht hinausgehen können. Dann wäre das, was Kraft gibt, sowohl dem, der handelt oder handeln soll, wie dem, der leidet, das Stillehalten, das einfache, gesammelte Stillehalten. Dann erfahren sie die gleiche innere Bewegung von Weite, die sich im Herzen auftut, und von Sammlung. Man bleibt davor stehen, was immer sich daraus ergibt, und sei es der Tod. Das wäre hier religiös.

Wenn ich aber, statt dass ich an der Grenze stehen bleibe, wo sie sich auftut, anfange zu handeln, hektisch werde, noch etwas versuche, hat das eine gewisse Ähnlichkeit damit, was passiert, wenn jemand sich an einer Grenze erfährt, aber nicht stille hält. Er versucht dann über die Grenze zu gehen, ohne dass er das wirklich kann und darf.

Gottesbilder

TEILNEHMERIN *mit Atemnot* Meine Schwester war im Kloster. Als sie Atemnot hatte, kam sie aus dem Kloster, und ich habe sie ein bisschen begleitet.

HELLINGER Sie war also eine Braut Christi?

TEILNEHMERIN Ja.

HELLINGER Vielleicht bezahlt ihr Schwestern für die Befreiung aus dem Kloster gemeinsam, damit Gott versöhnt wird. So etwas gibt es. Merkwürdig, so etwas.

TEILNEHMERIN Sehr, ja.

HELLINGER *zur Gruppe* Man muss nämlich bedenken, dass Gott sich wirklich irdische Bräute hält. Sonst ist er ganz allein im Himmel. Was soll er denn sonst machen?

Wir lachen darüber, aber so ist es. Das sind die inneren Bilder. Wenn dann so eine arme Braut sich lossagt von diesem Liebhaber, dann meint sie wirklich, sie hat ihm etwas angetan. Das ist der große »Gott, wir loben dich«, sagt man dann. Diese Gottesvorstellungen sind schrecklich. Es ist unglaublich, was da manchmal in den Köpfen vor sich geht. Das sind lauter kleine Kinder im Grunde. Diese christlichen Bräute Christi oder Bräute Gottes sind lauter kleine Kinder. Merkwürdig. Das ist dann ein himmlischer Inzest.

Ich bin hier etwas frivol, um zu entlarven, wie absurd diese Vorstellungen sind, und doch bestimmen sie manchmal ein ganzes Leben.

Die Marienverehrung

Die Marienverehrung ist eigentlich eine Mutterverehrung, genau genommen. Allerdings mit der Inzestschranke, weil es ja die jungfräuliche Mutter ist. Aber im Grunde ist es die Mutterverehrung.

Kritik an der Kirche

Die großen Institutionen und Bewegungen, wie zum Beispiel die Kirche oder das Christentum, kann man sehr kritisch anschauen, wenn man will. Aber das sind große geschichtliche Bewegungen, in deren Namen Großes passiert ist sowohl im Guten wie im Schlimmen. Nun zu meinen, dass man sich darüber erheben und sie kritisieren könnte, als würde man darüber stehen, geht nicht, glaube ich. Denn wer auf diese Weise kritisch ist, zieht die Kraft zur Kritik aus dem, was er kritisiert. Er hat noch einen Anspruch und selbst in seiner Kritik lebt er noch von der Kirche und vom Christentum.

Das höchste Gut

TEILNEHMERIN Wenn das höchste Gut für die Seele nicht unbedingt das Leben und die Gesundheit ist, ist es Liebe?

HELLINGER Für das Kind ist es Liebe, und zwar im Sinne von: »Ich will auf jeden Fall zu euch gehören, was immer es mich kostet und wenn es mich mein Leben kostet.« Das ist die Liebe des Kindes. Diese Liebe ist blind, weil das Kind gleichzeitig die Vorstellung hat, dass es seine Eltern, wenn es ihnen schlecht geht, retten kann. Deswegen haben Kinder, wenn sie das für die Eltern auf sich nehmen, auch keine Angst vor dem Tod und keine Angst vor Leid und keine Angst vor Schuld. Die Kraft der Liebe in Kindern ist unglaublich. Es ist diese Liebe, die krankmacht, weil sie blind ist.

Die Aufgabe der Therapie in diesem Zusammenhang wäre, ans Licht zu bringen, wie das Kind liebt. Wenn diese Liebe am Licht ist, kann das Kind nicht mehr auf diese blinde Weise lieben, weil es sieht, dass zum Beispiel die Mutter, für die es leiden will, das nicht will, weil auch sie das Kind liebt. Das Kind muss nun die Vorstellungen aufgeben, die es mit seiner Liebe verbunden hat.

Das bewirkt eine seelische Reinigung und eine Läuterung. Dann erlebt das Kind die Gesundheit und das Leben wie einen Verzicht auf Macht und auf erlebte Unschuld und Größe. Deswegen ist der Übergang von der blinden Liebe zur wissenden Liebe so etwas wie ein spiritueller Vollzug, der dem Kind etwas abverlangt. Das Glück verlangt dann viel mehr von ihm, als dass es rausgeht und laut heult und leidet.

TEILNEHMERIN Was ist das höchste Gut für den Erwachsenen?
HELLINGER Nichts ist das höchste Gut. Es wird nicht mehr unterschieden. Im Einklang gibt es nichts Höchstes. Der Einklang selbst ist etwas Hohes, etwas Großes. Aber es gibt nichts Höchstes. Es ist gleich. Merkst du, was das in der Seele bewegt, wenn du dich darauf einlässt, dass alles gleich ist?
TEILNEHMERIN Ganz viel Weite.

Bewegungen der Seele

Diese Arbeit und was sie ans Licht bringt, hat eine religiöse Dimension oder eine spirituelle, was immer man darunter auch verstehen mag. Ich mache mir manchmal Gedanken darüber, was die Konsequenzen dieser Arbeit und von dem, was sie ans Licht bringt, für die religiöse Haltung sind. Sie zwingt uns zur Anerkennung der Erde und zur Anerkennung, dass wir in vielfältiger Weise verwoben sind in etwas Irdisches, in etwas, das uns steuert, ohne dass wir es begreifen. Sehr viele Religionen scheinen mir in die Richtung zu gehen, dass sie uns abhalten, dieser Wirklichkeit ins Auge zu schauen.

Erst wenn wir dieser Wirklichkeit ins Auge schauen, haben wir die tiefe Demut, die uns mit dem, was hinter allem wirkt, verbindet und die eine Haltung des Vertrauens schafft, dass am Ende etwas geschieht, das sinnvoll ist. Was mich besonders beeindruckt, ist, dass manchmal beim Familien-Stellen etwas abläuft, das auf Lösungen hinsteuert, die jenseits allen menschlichen Planens sind, und dass diese Kraft von Liebe getragen ist und der Versöhnung dient. Ich bringe dazu ein Beispiel.

In einem Kurs hat ein Mann berichtet, dass seine Frau nach einem Autounfall schon mehrere Jahre im Wachkoma liegt. Sie hatte im Wachkoma ein Kind geboren, eine Tochter. Er hat mich gebeten, das aufzustellen. Ich habe ihn eine Stellvertreterin für die Frau und diese Tochter und einen Stellvertreter für einen früheren Freund der Frau und für sich selbst aufstellen lassen. Die Tochter stand der Frau gegenüber, der frühere Freund weiter weg und der Mann selbst stand etwas abseits. Dann habe ich gar nichts gemacht. Ich habe mich nur hingesetzt – und dann lief ein Prozess ganz von selbst ab, in dem sich jeder der Bewegung seiner Seele und den Bewegungen der größeren Seele überließ.

Das Erste war, dass der frühere Freund der Frau mit ganz tiefer Liebe langsam auf die Frau zuging. Er hat sich hinter sie gestellt, und sie hat sich zurückfallen lassen und dabei die Augen geschlossen. Die Tochter ging langsam zur Mutter. Der Stellvertreter des Mannes, der Vater des Kindes, war zunächst ohne Gefühl. Ihn habe ich etwas zurückgestellt, damit er die Szene nicht stört. Die Tochter ging zur Mutter, hat sie umarmt, und der Freund der Frau hat beide von hinten umarmt.

Dann trat der Stellvertreter des Mannes hinter die Tochter, hat das Kind und die Mutter von hinten umarmt, und der Freund der Frau zog sich ganz langsam zurück. Also, schöner und tiefer kann man nicht erleben, was Bindungen sind, was Liebe ist, was zusammen gehört. Doch es ist von ganz allein abgelaufen.

Es gibt also eine Kraft, eine irdische Kraft, die ganz tief auf Liebe hin wirkt und auf die Anerkennung eines jeden. Für die jeder gleichwertig ist und gleich geachtet und gleich wichtig. Sie steuert auf eine solche Lösung hin. Das ist für mich das Wirken einer Seele. Wie groß sie ist? Ich weiß es nicht. Wie weit sie reicht? Ich weiß es nicht. Sie kann aber nichts Göttliches sein. Sie ist etwas Irdisches. Gleichzeitig wirkt in ihr eine Kraft, die auch schrecklich ist. Beides zur gleichen Zeit. Eine Kraft, die furchtbar ist und auch Schlimmstes zumutet. Und doch scheint es, wenn wir sie wirken lassen, dass sie auf solche Einigungen hinsteuert, dass sie Getrenntes eint.

Wenn man jetzt in diesen Prozess eingreifen würde mit religiösen Vorstellungen, wie wir sie aus den verschiedenen Konfessionen kennen, dem Christentum zum Beispiel oder auch anderen Religionen, könnte das nicht auf diese tiefe Weise ablaufen. Das, was wir sonst als religiös betrachten, würde hier das Religiöse stören.

Dann ist da noch etwas zu beachten. Das eigentliche Geheimnis bleibt jenseits davon. Es ist nicht anders vorstellbar, als dass es jenseits davon bleibt. Man darf das also nicht als eine religiöse Bewegung nehmen, sondern, indem man es achtet, wie es ist, achtet man etwas, was noch dahinter liegt.

Wenn man im Licht dieser Erfahrungen betrachtet, was mit Menschen geschieht, die einen religiösen Weg beschreiten, oder einen spirituellen Weg, und die das in radikaler Weise tun, zum Beispiel die buddhistischen Mönche oder viele Heilige in der katholischen Kirche oder viele Mystiker, dann scheint mir, dass diese Wege einer Reinigung bedürfen und einer Läuterung. Das Asketische ist oft eine Verleugnung gegenwärtiger Wirklichkeit, ein Weggehen, eine Weigerung, das ganz Gewöhnliche anzuerkennen. Es ist auch fast immer so, dass solche Askese verbunden ist mit einem Gefühl der Überlegenheit über die so genannten gewöhnlichen Leute. Das ist das Verdächtige dabei. Es widerspricht den Erfahrungen, die dazu zwingen, alle auf der gleichen Ebene zu sehen: die Guten und die Bösen, die Lebenden und die Toten.

Leben und Tod

Einführung

Tod und Leben durchdringen sich. Leben können wir daher nur, wenn wir den Tod gegenwärtig wissen und mit ihm im Einklang sind. Die Betrachtungen dieses Kapitels führen zum einen zum Tod und zu den Toten, zum anderen aber auch wieder von ihnen zurück.

Sammlung und Tod

Sammlung heißt, dass sich vieles verbindet auf ein Ziel hin. Wenn ihr daher eure Kräfte, das, was zuerst in das Vielfältige geht, sammelt und dann auf das, was hier geschieht, gesammelt richtet, dann tragt ihr zusammen, was hier geschieht. Wenn ihr euch ablenken lasst von anderen Gedanken, kann das stören. Ihr könnt dann auch störend eingreifen in das, was hier geschieht. Das, was hier geschieht, macht einigen Angst, weil plötzlich Dinge zum Vorschein kommen, die wir in unserem Alltag ausklammern. Hier werden wir plötzlich mit etwas konfrontiert, das unsere gewöhnlichen Vorstellungen von Gut und von Glück und von Zufriedenheit stört.

Etwas, was besonders stört, ist, dass der Tod hier als groß erscheint und voller Kraft. Das ist gerade das, was wir so oft nicht sehen wollen, weil uns das Angst macht. Viele sehen den Tod als Ende an und sehen das, was nachher kommt, als Verlust an, sodass das Leben vielen als das Höchste erscheint, als das, was man unter allen Umständen festhalten muss, solange es geht, weil nachher alles verloren scheint. Doch wie ihr an diesen Bewegungen der Seele seht, ist das Leben den Einzelnen gar nicht so wichtig. Es sind tiefere Bewegungen, die diese Vorstellung, als sei das Leben das Höchste, in den Schatten stellen. Man muss sehen, dass Leben nur etwas Vorübergehendes ist für eine Zeit und dass das Vorher, das, was dem Leben vorausgeht, etwas ist, was das Leben übersteigt. Sonst könnte das Leben nicht aus dem, was vorher ist, aufsteigen. Wenn das Leben endet, sinkt es in das, was vorher war, zurück. Das ist mein Bild. Wohin soll es denn verschwinden?

Hier sehen wir, wenn wir diese Aufstellungen betrachten, dass die Toten nicht weg sind, dass sie hereinwirken auf vielfältige Weise, ja, dass sie so innig mit uns verbunden sind, dass sie noch Bedürfnisse haben an uns und Erwartungen und Ansprüche. Und umgekehrt, dass wir auch an sie noch Erwartungen haben und Ansprüche. Dass sich also die beiden Bereiche durchdringen und wir uns einüben können und müssen in dieses Wechselspiel von Tod und Leben und vom Reich der Lebenden und dem Reich der Toten, dass sich das gegenseitig durchdringt. Dann sind wir in einer ganz anderen Weise gesammelt, als wenn wir nur auf das Sichtbare, das Unmittelbare, das Sinnenhafte und das Lebendige schauen. Viel tiefer sind wir dann verwurzelt.

Rilke schildert dieses Zusammenwirken der beiden Bereiche und das gegenseitige Durchdringen wunderschön in seinen Sonetten an Orpheus. Wenn man sich dem mal eine Zeitlang aussetzt, kann man mitschwingen mit dem Hin und Her zwischen Leben und Tod und Lebenden und Toten. In dem Sinn ist die Sammlung tiefer und fördert das Ganze.

Lebende und Tote

Ich habe etwas ganz Wichtiges herausgefunden über die Toten. Viele Lebende wollen zu den Toten. Doch wenn man sie achtet, kommen die Toten zu den Lebenden. Und sind freundlich. Sie kommen und sind im Abstand freundlich gegenwärtig.

Manche meinen, die Toten hätten es schlecht. Das meinen manche wirklich: Den Toten ginge es schlecht. Man könnte auch sagen: Sie sind aufgehoben. Nur die Lebenden haben es noch schwer. Aber die Toten sind aufgehoben.

Wer ihn ehrt, den führt der Tod. Wer ihn flieht, den holt er ein.

Was am Leben ist, ist unvollendet. Die Toten sind vollendet. Die Sehnsucht nach Vollendung ist eigentlich in der Tiefe eine Sehnsucht nach dem Tod. Damit man am Leben bleibt, muss man das Unvollendete achten.

Asketen nehmen im Leben etwas vorweg, was erst später gemäß ist. Deswegen haben sie etwas Merkwürdiges.

Kommen und Gehen

Ein weit verbreitetes Bild ist, dass die Toten weg sind. Sie sind begraben, und dann sind sie weg. Dann kommt noch ein Grabstein drauf, damit das beschwert wird und sie nicht mehr herauskommen. Das ist der ursprüngliche Sinn des Grabsteins – der lag ja flach –, und dann sind sie weg. Es ist ein seltsames Bild, dass die weg sind.

Martin Heidegger hat dazu wunderschöne Bilder. Er sagt: Aus dem Verborgenen kommt etwas ans Licht ins Unverborgene, und dann sinkt es wieder zurück ins Verborgene. Das Verborgene ist anwesend auf die Weise des Verborgenen. Aber es ist da, es ist nicht weg. Es taucht auf und sinkt zurück.

Die Wahrheit unterliegt dem gleichen Geschehen. Aus dem Verborgenen taucht etwas auf – und sinkt wieder zurück. Deswegen können wir sie auch nicht fassen. Die Wahrheit haben wir niemals fest. Manche meinen, die Wahrheit sei gültig und ewig, als hätte man sie in der Hand. Nein, sie zeigt sich kurz und sinkt zurück. Das sehen wir ja hier auch so. Jedes Mal, wenn sie auftaucht, ist sie anders. Sie hat viele Gesichter. Sie ist eine Eigenschaft des Verborgenen, das ans Licht kommt.

So kommt auch das Leben aus dem Verborgenen, das wir nicht kennen, ans Licht, ins Unverborgene, und sinkt zurück. Das eigentliche Große ist das Verborgene. Das ist das große Reich. Das, was am Licht ist, ist etwas Vorübergehendes und Kleines, verglichen mit diesem Großen.

Auch die Toten sind jetzt im Verborgenen. Aber sie wirken herein, und wenn man sie wirken lässt, wird das Leben durch sie getragen.

Wer aber ins Verborgene absinkt vor der Zeit, der vergeht sich an diesem Prozess. Auch der, der im Leben verharrt über die Zeit, der das Leben festhält über die Zeit, vergeht sich gegen diesen Fluss von Ans-Licht-Kommen und dann wieder Ins-Verborgene-Absinken. Beides ist gegen den Fluss, das Zu-schnelle-Wegehen vor der Zeit – das ist wie eine Verachtung dessen, was am Licht ist – und auch das Festhalten, wenn man zum Beispiel unbedingt gesund werden will, auch wenn die Zeit abgelaufen ist. Wenn die Zeit abgelaufen ist, dann ist es gemäß, dass man loslässt und absinkt. Deswegen halte ich als Therapeut die Lebenden, soweit ich das darf, mithilfe der Toten am Leben, solange es gemäß ist. Wenn die Zeit vorbei ist, halte ich keinen fest. Ich verharre. Ich will mich nicht gegen dieses Schicksal stemmen, gegen den Fluss, damit das Absinken verhindert wird.

Wenn man diese Haltung hat, hat es etwas Beruhigendes, etwas Tiefes. Da kann man in Gedanken in den einen Bereich und in den anderen gehen. Man ist auch im Leben mit dem Urgrund verbunden. Was am Licht ist, ist ja nicht abgeschnitten vom Verborgenen. Es ist präsent.

Die Bewegung zum Tod

In der Seele gibt es einen Sog hin zu den Toten und zum Sterben. Das ist eine sehr sanfte und tiefe Bewegung. Die ganze Lebensbewegung ist ja eine, die dorthin zurück will, von wo sie aufsteigt. Von wo das Leben aufsteigt, dahin zieht es das Leben auch wieder zurück. Diese ganz tiefe, sanfte Bewegung konnte man hier sehen. Und man konnte hier sehen, um wie viel größer und tiefer sie ist als das so genannte Glück. Wer mit dieser Bewegung geht, der ist im Einklang mit allem, was immer es ist, im vollen Einklang.

Manchmal kommt aus dieser Bewegung, mit dem Mitgehen mit ihr, so etwas wie ein Aufwind, eine Thermik, die aufrichtet. Denn manche gehen zu früh mit dieser Bewegung. Sie gehen in den Tod vor der Zeit, und das ist schlimm.

Nehmen und Lassen des Lebens

Das Leben kommt von weit her und wir wissen nicht, wo es entspringt. Von weit her fließt es über auf uns. Es nimmt uns. Nicht, dass wir es haben. Es kommt aus dem Urgrund, nimmt uns, benutzt uns, nimmt uns in den Dienst und lässt uns zurückfallen in den Urgrund, was immer das ist.

Die Seele weiß um den Urgrund und die Herkunft des Lebens. Und sie hat eine Sehnsucht zurück zum Urgrund – nach einiger Zeit. So wie das Leben uns aufgreift, fühlen wir uns vom Leben getragen und wissen dennoch zur gleichen Zeit, dass es an einem seidenen Faden hängt. Dieser Faden bricht nach einiger Zeit – und wir sinken zurück in den Urgrund.

Die Seele hat vor dieser Bewegung keine Angst. Das Ich hat Angst, manchmal. Weniger vor dem Zurücksinken, als vor dem Schmerz des Übergangs. Wer mit dieser Bewegung im Einklang ist, der verhält sich dem gemäß, was das Leben fördert. Denn das Leben, wenn es uns ergreift, fordert von uns auch die Zustimmung zu dieser Bewegung. So sind wir sowohl im Einklang mit dem Leben als auch mit dem Ende, wenn die Zeit dafür kommt.

Es gibt für diese Bewegung zum Leben und dann wieder zurück zum Urgrund eine gemäße Zeit und eine gemäße Ordnung. Es gibt zum Beispiel einige, die geben das Leben auf vor der Zeit, wenn die Bewegung noch nicht erfüllt ist. Sie machen das aus einer inneren Bewegung, die anmaßend ist. Wenn zum Beispiel ein Kind einen seiner Eltern früh verliert, dann hat es die Sehnsucht, zum Vater oder zur Mutter zu gehen, oder auch zu einem Geschwister, das früh gestorben ist. Es meint, wenn es dieser Bewegung nachgibt, dass es sie wiederfindet in einer Weise, die der Erfahrung des Lebens entspricht.

Diese Vorstellung ist kindhaft. Oft hat das Kind dabei noch die Vorstellung, dass der oder die Tote sich darüber freut, wenn es zu ihnen kommt, so als gäbe es dann ein Familien-Wiedersehen. Alle diese Vorstellungen verkennen, dass Tote nicht mehr leben, vielmehr sinken sie zurück.

Wagner nennt das in Tristan und Isolde ewiges Urvergessen. Das wäre der Urgrund. Da gibt es keine Beziehungen mehr in dem Sinn, wie hier im Leben. Wenn jemand die Vorstellung hat, er kann die Toten wiedersehen, dann verkennt er die Tiefe und das Endgültige dieser Bewegung.

Oft ist damit auch die Vorstellung verbunden, als könnte man die Toten nicht nur erfreuen, sondern vielleicht auch noch retten. Diese Vorstellung ist häufig eine der wichtigen Bedingungen für eine schwere Krankheit. Die Lösung wäre, dass man in den großen Zusammenhang zurückfindet und sich wieder vom Leben ergreifen und tragen lässt, solange das Leben es will und gestattet. Dann ist man im Einklang. Daraus ergibt sich oft auch für die Krankheit etwas Heilendes und die Zeit, die bleibt, wird verlängert.

Das ist die eine Seite. Es gibt aber noch eine Seite dabei: Manche halten das Leben fest über die Zeit, wenn es bereits abgelaufen ist. Sie stören dann die Bewegung der Seele. Sehr viel Intensivmedizin ist ein Versuch, diese Bewegung aufzuhalten, obwohl doch im Grunde schon alles gelaufen ist. Viele Ärzte und Therapeuten werden sogar verpflichtet, das zu tun, und dann greifen sie von außen in die Bewegung zum Tod hin ein.

Tod und Vollendung

Es scheint, wenn man auf die Wirkungen sieht, dass die Toten nur langsam weggehen von uns, so, als würden die noch in der Nähe bleiben für eine Zeit. Jene bleiben besonders lange, für die nicht getrauert wurde oder die nicht geachtet werden oder die vergessen wurden. Besonders lange bleiben jene, von denen man nichts wissen will oder vor denen man Angst hat. Die Trauer gelingt, wenn man sich dem Schmerz überlässt und durch den Schmerz die Toten achtet und würdigt. Wenn die Toten betrauert und gewürdigt werden, ziehen sie sich zurück. Dann ist für sie das Leben vorbei und sie können tot sein.

Von Rilke gibt es ein Gedicht über Orpheus, Eurydike, Hermes. In ihm sagt er von Eurydike: »Sie war in sich. Und ihr Gestorbensein erfüllte sie wie Fülle.« Tot-Sein ist Vollendung. Wenn wir dieses Bild von ihnen haben, ist unsere Haltung ihnen gegenüber anders. Das gilt auch für die ganz früh Verstorbenen, auch für die Kinder, die tot geboren wurden. Wir haben da vielleicht die Vorstellung, sie hätten etwas versäumt. Was sollen sie denn versäumt haben? Denn das Wesentliche bleibt vorher und nachher. Aus ihm tauchen wir durch das Leben auf, und dorthin sinken wir nach dem Leben zurück.

Wenn wir die Toten loslassen, wirken sie wohltuend auf uns zurück, ohne dass sie uns bedrängen und ohne dass es einer besonderen Anstrengung von unserer Seite bedarf. Wer dagegen lange trauert, hält die Toten fest, obwohl sie gehen wollen. Das ist schlimm, sowohl für die Lebenden wie für die Toten. Die lange Trauer finden wir oft dort, wo jemand dem Toten noch etwas schuldet und es nicht anerkennt.

Liebende trauern nicht sehr lange. Freud hat das bei Präsident Wilson beobachtet. Als der ein Jahr nach dem Tod seiner Frau wieder geheiratet hat, schrieb er: Das ist ein Zeichen, dass er seine erste Frau sehr geliebt hat. Wenn man geliebt hat und getrauert hat, darf das Leben weitergehen, und die geliebten Toten stimmen dem zu.

Die Achtung vor den Toten

In der großen Seele gibt es keinen Unterschied zwischen den Lebenden und den Toten. Sie gehören zum gleichen Reich. Wenn die Angst vor den Toten durchbricht und man sich von ihnen abzugrenzen sucht, hat das eine schlimme Wirkung. Umgekehrt, wenn zum Beispiel ein Überlebender zu seinen toten jüdischen Familienmitgliedern sagt: »Ich komme auch«, dann kann er bleiben, solange es gemäß ist. Hier ist keine Angst mehr. Mit den Toten und von den Toten kommt Wohlwollen für die Lebenden, das kann man in den Aufstellungen sehen. Also, die Achtung vor den Toten hat eine lebensstiftende und Leben erhaltende Wirkung.

Es gibt da eine Wechselwirkung. Zum einen wirken die Lebenden auf die Toten, indem sie diese achten. Dann ist für sie, so scheint es, das Totsein leichter. Und dann wirken die Toten auch wohlwollend auf die Lebenden zurück.

Die weit verbreitete Vorstellung ist, die Toten seien weg. Sie sind es nicht. Sie sind gegenwärtig. Sogar in unserem Leib sind die Toten gegenwärtig, denn in ihm leben alle unsere Ahnen in uns noch weiter. In ähnlicher Weise sind die Toten in der Familienseele präsent. Und in dem, was ich die große Seele nenne, ist dieser Unterschied völlig aufgehoben.

Wenn wir vor den Toten Angst haben, dann zieht es uns zu ihnen hin. Wenn man diesem Sog einmal nachgibt, sich also zu den Toten hinziehen lässt mit Liebe, dann macht man manchmal eine merkwürdige Erfahrung: Dann drehen sich die Toten um und kommen zu den Lebenden – als ein Segen. Das konnte man hier sehen. Sie kommen als ein Segen.

Viele haben die Vorstellung, das Leben sei das Höchste, und verlängern es daher um jeden Preis. Sie meinen, je länger sie leben, desto besser. Doch wir wissen ja gar nicht, ob das besser ist. Denn das Leben ist vom Großen her gesehen etwas Kleines. Es kommt ja von etwas her, das wir nicht kennen. Das, woher es kommt, muss größer sein als das Leben. Wenn das Leben endet, fallen wir zurück in dieses Größere, das wir nicht kennen.

Das wäre eigentlich die vernünftige Überlegung. Wenn wir es philosophisch betrachten, ist dieses Hängen am Leben etwas ganz Merkwürdiges. Etwas Irrationales.

Ich beziehe mich in meinen Aussagen nur auf Erfahrungen, die ich aus den Aufstellungen mache. Die legen nahe, dass die Toten noch auf uns wirken. Vor allem ausgeschlossene Tote. Mehr nicht. Ich mache daraus keine Theorie. Wir wissen über dieses Reich nichts. Für mich bleibt es ein Geheimnis. Es gibt aber bei vielen die tiefe Ahnung, dass die beiden Reiche zusammengehören. Bei Rilke ist das in seinen Duineser Elegien wunderschön beschrieben. Wahrscheinlich gibt es auch verschiedene Arten des Tot-Seins. In fast allen Kulturen existiert das Wissen, dass sich die Toten erst langsam, nach einiger Zeit, zurückziehen. Sie sind nicht gleich weg, sondern nehmen für eine Zeit noch einen gewissen Einfluss.

Das Reich der Lebenden gründet auf dem der Toten. All unsere Ahnen sind in unserem Körper gegenwärtig und wirken auf der physischen Ebene noch weiter. Auch auf einer seelischen Ebene wirken die Toten weiter. Sie sind präsent. Das muss man anerkennen. Wenn man das zu scharf scheidet, das Reich der Lebenden und das Reich der Toten, dann geht den Lebenden viel verloren. Das Leben geht leichter, wenn das Einverständnis mit den Toten da ist. Da entsteht etwas Tragendes. Auch ich lasse mich von diesem Einverständnis tragen. Dann stehe ich nicht nur im Dienst der Lebenden, sondern in gewisser Weise auch im Dienst der Toten. Das bringt eine gewisse Ruhe in die Arbeit.

Die früh Verstorbenen

Wir wissen auch nicht, ob die früh Verstorbenen etwas versäumt haben. Was sollten sie auch versäumen, wenn sie im Großen sind, verglichen zu uns. Deswegen verdienen die früh Verstorbenen auch kein Mitleid im Sinne von: »Ach, die Armen!«

Die früh Verstorbenen hinterlassen Spuren, die oft tiefer sind, als die Spuren derer, die im Leben Großes geleistet haben. Ganz stille, tiefe Spuren.

Vor kurzem hatte ich in dieser Beziehung ein Erlebnis. Während eines Kongresses habe ich ein paar Aufstellungen gemacht. Dabei hat sich ein Elternpaar gemeldet, das ein kleines Kind von etwa zwei Jahren hatte, das an einem schweren Herzfehler litt. Die Eltern haben sich große Sorgen gemacht. Dann habe ich die Eltern nebeneinander gestellt, und den Stellvertreter des kranken Kindes habe ich mit dem Rücken sich an die Eltern anlehnen lassen. Die Eltern haben die Arme um das Kind gelegt und gesagt: »Wir halten dich fest, solange wir dürfen. Wir sorgen für dich, solange wir dürfen – mit Liebe.«

Die Sorge um das Kind hatte die Eltern eher auseinander gebracht. Doch bei dieser Aufstellung standen sie ganz eng zusammen als ein Paar und waren innig mit dem Kind verbunden.

Vor einem Monat haben sie mir in einem Brief geschrieben: Das Kind ist gestorben. Es brauchte eine Operation, sonst wäre es sofort gestorben. Die Chirurgen haben es zu retten versucht, doch das Kind ist bei der Operation gestorben. Die Eltern haben sich bei mir noch einmal bedankt. Es war noch eine ganz innige Zeit für sie mit dem Kind. In der Nacht vor der Operation hat das Kind geschrien und wollte zur Mutter. Die Mutter hat es auf den Arm genommen und ist mit ihm anderthalb Stunden herumgegangen. Es war wie Abschied von dem Kind. Das Kind wollte noch einmal zu seiner Mutter, bevor es für immer Abschied nahm.

Sie haben mir die Grabreden beigelegt, die bei der Beerdigung gehalten wurden. Das hat mich tief bewegt. Die Liebe zu dem Kind, die da zum Ausdruck kam und die Kraft, die dieses Kind dieser Familie gab, sind unbeschreiblich. Viel tiefer, als wäre es 80 Jahre alt geworden, wirkt es in dieser Familie.

Wir dürfen das daher nicht nach unseren vordergründigen Maßstäben betrachten. Mal gehen wir zu den Toten wie Freunde. Mal kommen sie zu uns wie Freunde. Die beiden Bereiche greifen ineinander und überschneiden sich. So gesehen sind die Toten Freunde des Lebens.

Abtreibungen

Abtreibungen haben eine ganz tiefe Wirkung in der Seele. Durch die Abtreibung wird nicht etwa etwas ungeschehen gemacht – das gibt es nicht. Die Vater- und Mutterschaft kann nicht ungeschehen gemacht werden. Sie bleibt bestehen.

Der Therapeut darf nicht versuchen, die Schuld zu mildern, zum Beispiel, wenn der Mann sich herausziehen will, indem er sagt: »Jetzt ist es gut, die Frau hat es auf sich genommen.« Bei einer Abtreibung sind beide hundertprozentig verantwortlich. Das kann man nicht teilen, außer wenn der Mann strikt dagegen war und die Frau es dennoch gemacht hat. Dann ist er etwas entlastet, aber nicht ganz.

Die Folgen für die Eltern sind in der Regel viel schwerer, als wenn sie das Kind genommen hätten. Die erste Folge ist, dass nach einer Abtreibung die Beziehung in der Regel zu Ende ist. Nicht immer. Es gibt Ausnahmen, zum Beispiel wenn beide zu ihrer Schuld stehen, das Kind in den Blick nehmen und ihm einen Platz geben in ihrem Herzen. Dann können sie wieder zusammenfinden.

Wenn eine Frau ein Kind abgetrieben hat, und sie wird wieder schwanger, kommt manchmal zu dem neuen Kind etwas von der Mutter rüber, was ihm Angst macht. Die Abtreibung wirkt also auf das andere Leben mit hinüber.

Abtreibung ist für viele ein großes Thema, nicht nur für die Frauen, sondern auch für die Männer. Die Frage ist, wie können die Eltern damit umgehen.

Das Erste ist, sie schauen dem Kind in die Augen, oder, noch genauer, sie lassen sich von ihm anblicken. Dann geschieht etwas ganz Tiefes, etwas Heilendes. Sie spüren auf einmal, das Leben ist etwas so Großes und Tiefes, und dass wir da nicht eingreifen können, so wie wir möchten. Dann kommt aus diesem Anblicken und Angeblickt-Werden etwas Heilendes und ein großer Ernst.

Der Tod ist größer als das Leben

Noch etwas ist in diesem Zusammenhang zu bedenken und erst dann können wir das Leben voll würdigen. Der Tod ist größer als das Leben. Das Reich der Toten ist das größere Reich und das, was bleibt. Das Leben ist etwas Vorübergehendes, etwas, das auftaucht und zurücksinkt. Das, aus dem das Leben auftaucht, das ist das Große. Und das, in das es hinabsinkt und zurücksinkt, das ist das Große. Die abgetriebenen Kinder sind nicht etwa verloren, sie sind aufgehoben in diesem Größeren. So kann man es auch sehen.

Auch die früh Verstorbenen haben nichts verloren, so als hätten die, die lange leben, einen Vorteil gegenüber denen, die nur kurz gelebt haben. Denn die, die lange gelebt haben, sinken genauso zurück in den Urgrund, wie die, die nur kurz gelebt haben. Ich kann mir nicht vorstellen, dass es dort Unterschiede gibt zwischen den einen und den anderen. Alles ist dort aufgehoben und nichts verloren.

Gewaltsames Sterben

Der Tod ist für alle eine Herausforderung. Dass er immer eine Erlösung ist und als solche erlebt wird, stimmt nicht. Oft wird der Tod als hart und schwer und auch sehr schmerzlich erlebt. Wenn ich jedoch versuche, mich in Folteropfer oder jene, die auf andere Weise gewaltsam sterben müssen, einzufühlen, dann maße ich mir etwas an. Dieses Einfühlen tut meinem Leben und vielleicht auch meinem Sterben nicht gut. Ich bleibe bei meinem Leben und bei meinem Tod, wenn es soweit ist. Daher achte ich nur, was diese Opfer leiden, ohne mich in ihr Leiden und ihr Schicksal hineinzubegeben.

Organspende

TEILNEHMER Ich habe eine Frage zur Organspende. Wie ist es mit den Empfängern und wie ist es mit den Spendern? Ist das zulässig, oder wie sehen sie das?

HELLINGER Ich hatte mal einen Mann in einem Kurs, der eine Lebertransplantation hatte. Als ich ihn gefragt habe, ob er den Spender kennt, sagte er: »Nein.« Dann habe ich den Spender und ihn in einer Aufstellung gegenübergestellt. Der Spender hat sich ganz unwohl gefühlt, und der andere war nicht bereit, ihm zu danken. Er hat gesagt: »Ich habe auch ein Recht darauf.« Ich habe ihm gesagt: »So kannst du nicht leben.«

Ich halte die Organspende für absurd, ganz ehrlich. Wenn das Leben zu Ende ist, ist es zu Ende. Ich will es nicht auf Kosten von jemand anderem haben.

In einem anderen Kurs war ein Mann, dessen Nierenfunktion sehr eingeschränkt war, und er wartete auf eine Nierentransplantation. Ich habe einen Stellvertreter für ihn und einen Stellvertreter für den Organspender gewählt und beide einander gegenübergestellt. Nach einiger Zeit habe ich den Stellvertreter von ihm dem Organspender sagen lassen: »Ich warte auf deinen Tod.« Als er das sagte, begann er zu weinen. Er spürte, dass das eigentlich nicht geht.

Sterben und Tod

Vorbemerkung

Das folgende Interview wurde für das Bayerische Fernsehen aufgezeichnet und später in kurzen Auszügen gesendet. Die Fragen stellte Uli Langguth.

Der Urgrund

Was passiert, wenn wir sterben?

Wenn wir sterben, treten wir in einen anderen Zustand, von dem wir nichts wissen. Mein Bild ist, dass unser Leben aufsteigt aus einem Urgrund, den wir nicht kennen. Wenn wir sterben, sinken wir in diesen Urgrund zurück. Deswegen kann für mich das Leben auch nicht das Höchste sein oder das Größte. Das, woraus das Leben aufsteigt, muss größer als das Leben sein. Deswegen ist der Übergang vom Leben zum Tod auch kein Verlust. Es schließt sich ein Kreis, bei dem Anfang und Ende ein und dasselbe sind.

Das Leben steigt auf, kommt zu einem gewissen Höhepunkt und sinkt dann wieder zurück. So wie ein Tag, wenn er aufsteigt, fängt es an mit Schwung, erreicht dann den Zenit, bleibt eine Weile, so scheint es, auf der Höhe und sinkt dann wieder ab zum Abend und zur Nacht.

Der Tag wird um so voller, je mehr von ihm vergangen ist. So ist es auch mit dem Leben. Je mehr von ihm verflossen ist, desto voller wird es, und erst wenn es endet, wird es vollkommen und ganz.

Wie bei einem Kreis Anfang und Ende in eins zusammenfließen, so ist es auch mit unserem Leben. Zwischen diesem Anfang und diesem Ende liegt für uns die Zeit.

Die Zeit gibt es dann eigentlich gar nicht.

Sie gibt es dazwischen, zwischen Anfang und Ende. Jenseits davon herrscht wohl etwas anderes, von dem wir aber nichts wissen.

Ist das eine Erfahrung oder eine Annahme?

Die philosophische Betrachtung legt das nahe, denn wie kann das Leben etwas Größeres sein als da, aus dem es aufsteigt. Deswegen hat der Tod auch nichts Schreckliches.

Eine andere Konsequenz dieser Annahme ist, dass es nichts ausmacht, ob wir früher sterben oder später. Am Ende sind Anfang und Ende oder Vorher und Nachher ein und dasselbe.

Der frühe Tod

Was macht man dann, wenn einer früher stirbt?

Was in den Urgrund zurücksinkt, ist nicht verloren, denn im Urgrund ist alles enthalten. Wie sollte auch für den Urgrund etwas verloren gehen? Philosophisch ist das nicht denkbar.

Unser Bemühen, etwas um jeden Preis zu erhalten, damit es uns nicht verloren geht, spielt in diesem Zusammenhang keine Rolle.

Dem Urgrund geht nichts verloren. Wenn wir das bedenken, haben wir eine andere Haltung gegenüber dem Leben und gegenüber dem Vergänglichen und dem Tod, ob er uns nun früh begegnet oder spät.

Woran liegt es dann, dass manche früher oder später sterben. Haben sie ihre Aufgabe da erledigt?

Manche haben die Vorstellung, wir leben, um eine Aufgabe zu erfüllen. Es kann sein, dass wir von etwas Größerem, eben dem, aus dem das Leben aufsteigt, für etwas in den Dienst und in die Pflicht genommen werden. Aber wer in den einen Dienst genommen wird, unterscheidet sich nicht von dem, der einen anderen Dienst hat, denn im Grunde ist es ja der gleiche Dienst. Deswegen macht es für mich auch keinen Unterschied, ob der Dienst lang ist oder kurz.

Aber wie erklärt man dann zum Beispiel, dass ein Kind gleich nach der Geburt stirbt oder die Kindersterblichkeit?

Mit Bezug auf den frühen oder späten Tod gibt es Erfahrungen über das Familien-Stellen. Wenn man die Familiendynamik, die dabei ans Licht kommt, betrachtet, kann man sehen, dass die Toten nicht weg sind, sie wirken weiter. Dabei fällt auf, dass besonders die früh Verstorbenen sehr stark in der Familie weiterwirken. Wenn zum Beispiel ein tot geborenes oder früh verstorbenes Kind nicht mehr erinnert wird, dann wird dieses Kind oft von anderen nachgeahmt. Das heißt, dass auch andere sterben wollen aus Loyalität und Treue zum früh verstorbenen Kind. Das zeigt, dass auch dieses Kind ein vollgültiges Mitglied der Familie ist, obwohl es vielleicht nur kurz geatmet hat. Es kann und darf der Familie nicht verloren gehen. Es muss geachtet werden als jemand, der da war und deswegen auch bleibt.

Also, jeder, der stirbt, bleibt mit der Familie verknüpft. Bleibt er als Geist, oder wie kann man sich das vorstellen?

Das Wie ist nicht bekannt. Aber bleiben kann nur das, was war. Zukünftiges kann nicht bleiben. Gegenwärtiges kann auch nicht bleiben. Bleiben kann nur das, was war. Diese Ruhe des Bleibens hat nur das, was vergangen ist, einschließlich des Menschen.

Tod und Versöhnung

Was hat es für Auswirkungen, wenn der Tod aus dem Leben ausgegrenzt wird?

Wir können beobachten, dass viele den Tod fürchten, weil sie das Leben als das Höchste ansehen, und dass sie die Toten fürchten, als wären sie den Lebenden feindlich oder neidisch gesinnt. Das ist eine alte griechische Vorstellung. Aber wir versöhnen uns mit dem eigenen Sterben, wenn wir uns mit den Toten versöhnen. Das geschieht, wenn wir die Toten anschauen, vor allem jene, die zu unserer Familie gehören, und wenn wir uns von ihnen anblicken lassen. Dabei macht man eine merkwürdige Erfahrung.

Wenn man sich zum Beispiel vorstellt, man steigt hinab zu den Toten, die einem lieb und wichtig sind, schaut sie an, legt sich neben sie, bis man ganz still und ruhig wird, dann erfahren wir nach einiger Zeit, von ihnen, dass sich die Toten uns zuwenden mit einem Hinweis, einem Segen, einer Kraft, und sie uns im Leben unterstützen, bis auch unsere Zeit vorbei ist.

Häufig fühlen sich jene, die am Leben sind, den Toten überlegen, als hätten sie einen Vorteil. Doch gerade dadurch schwächen sie sich. Wenn sie aber die Toten anschauen und ihnen vielleicht sagen: »Ich lebe noch ein bisschen, dann sterbe ich auch«, dann schwindet der Hochmut gegenüber den Toten und wir sind offener für das, was uns von den Toten an Kraft zufließen kann.

Wie erreichen Sie diesen Zustand, dass Sie zu den Toten gelangen? Wie kann man dahin kommen?

Wir brauchen nicht zu den Toten hinzugehen. Sie umgeben uns gleichsam für eine gewisse Zeit. Deswegen gibt es in allen Kulturen die Vorstellung, dass die Toten noch eine Zeitlang gegenwärtig sind. Dann erst gehen sie weg.

Ich möchte in diesem Zusammenhang etwas sagen über die Organentnahme, unmittelbar nachdem jemand gestorben ist. Diesem Toten verweigert man, dass er seinen vollen Tod stirbt. Der Tod ist nämlich nicht zu Ende mit dem Hirntod oder mit dem letzten Atemzug. In diesen Vorgang des Sterbens einzugreifen, in diesen Übergangsprozess, als könnte man jetzt über ihn verfügen, halte ich für ein Verbrechen.

Weil die einzelnen Organe möglicherweise noch wichtig sind in diesem Prozess? Es ist doch nur die sterbliche Hülle, die ist doch eigentlich nicht wichtig, oder?

Das wissen wir nicht. Und was heißt hier: nur sterbliche Hülle? Sie gehört zum Toten und darf den vollen Prozess, der mit dem Tod einsetzt, mit ihm auch durchlaufen. Wenn man so eingreift, hat es nach meiner Beobachtung auch für jene, die diese Organe bekommen, eine schlimme Wirkung. Sie trauen sich zum Beispiel nicht, den Toten anzuschauen und ihm zu danken. Das ist für sie zu viel. Das zeigt, dass ihre Seele in der Tiefe nicht damit übereinstimmt.

Also, man sollte dem Toten danken, indem man ihm ins Gesicht schaut?

Ja.

Kann man das so sagen, oder?

Man sollte so etwas wie eine Organentnahme überhaupt nicht tun. Für mich ist das ein Eingriff, der aus der Vorstellung kommt, ich muss mein Leben um jeden Preis erhalten, auch um den Preis eines fremden Organs, als hätte ich, wenn ich mein Leben verliere, alles verloren. Für mich ist das eine seltsame Vorstellung. Wer dagegen seinem Tod ins Auge schaut und bereit ist, sich ihm zu überantworten, wenn die Zeit da ist, der gewinnt für die Zeit, die ihm bleibt, die Fülle des Lebens, während dem, der Angst hat und den Tod hinausschieben will, viel vom Leben und seiner Kraft und von tiefem Glück verloren geht.

Die Todesangst

Woher kommt es, dass viele Menschen diese Angst vor den Toten haben? Auch Kinder haben schon diese Angst, oder? Wie kann man den Kindern zum Beispiel diese Angst nehmen?

Die Angst vor dem Tod hat auch etwas zu tun mit dem Überlebenswillen. Insofern hat eine gewisse Todesangst auch eine wichtige Funktion im Dienst des Lebens. Wir werden aber geschwächt, wenn wir den Tod nicht wahrhaben wollen und uns vor dem Anblick des Todes und der Toten scheuen.

Mir hat mal einer erzählt, dass seine Mutter, als sie starb, noch einige Tage zu Hause aufgebahrt wurde, was heutzutage ja ganz selten ist. Mit im Haus war ein kleines Mädchen, dessen Vater vor kurzem gestorben war, den sie aber, als er tot war, nicht mehr sehen durfte. Dieses Mädchen ging immer wieder hinein zu der Toten, um sie anzuschauen. Als sie einmal davon zurückkam, sagte sie: Dort liegt eine Königin.

Das Kind übernimmt, was die Erwachsenen fühlen. Wenn man ihm auf diese Weise die Toten zeigt und den Tod, hat es keine Angst.

Ist diese Angst dann für immer weg von dem Kind?

Was später passiert, ob das Kind dann Angst hat, hängt von vielen Umständen ab. Aber das war ein schönes Beispiel dafür, dass die Vorstellung, dass wir alle vor den Toten Angst haben müssen, nicht stimmt.

Allerdings ist es so, dass bei vielen Völkern die Angst besteht, dass die Toten aus ihren Gräbern herauskommen könnten, um den Lebenden zu schaden. Deswegen wird ein Grabstein auf das Grab gelegt, damit die Toten eingeschlossen bleiben. Ursprünglich lag der Grabstein ja flach.

Frieden mit den Toten

Die Erfahrung aus dem Familien-Stellen zeigt aber, wenn die Toten in den Blick kommen, gibt es Frieden. Sie wenden sich den Lebenden freundlich zu.

Noch etwas ist hier zu beachten. Auch die Toten brauchen manchmal etwas von den Lebenden, eine Zuwendung und eine Ehrerbietung. Man sieht das zum Beispiel wenn in einer Familienaufstellung Opfer des Holocausts aufgestellt werden.

Viele Überlebende oder deren Nachkommen haben Angst, die Toten anzuschauen und sich von ihnen anschauen zu lassen. Da ist eine sehr tiefe Angst, weil sie meinen, auch sie müssten bei ihnen sein. Wenn man in einer Familienaufstellung Stellvertreter für die Familienmitglieder in Beziehung zueinander stellt, dann fühlen die in der Regel wie die wirklichen Personen. Bei den Lebenden kann man das nachprüfen, bei den Toten weiß man es nicht. Doch es ist auffällig, dass solche Toten sich oft sehr dumpf fühlen und schwer und sehr traurig. Doch wenn jetzt die lebenden Nachkommen sie anschauen, sich vor ihnen verneigen und mit ihnen trauern, dann hellt sich für sie das Tot-Sein auf. Es wird nicht mehr so schwer erlebt wie vorher. Für die Lebenden haben diese Toten dann nichts mehr, was Angst macht, sondern sie haben etwas Stilles an sich, das Kraft gibt. Auch kann man beobachten, diese Toten, wenn sie geehrt werden, ziehen sich still zurück. Nach einiger Zeit darf dann wirklich alles vorbei sein und die Lebenden sind in jeder Hinsicht frei.

Es kann also sein, dass, ich sag es jetzt mal ganz banal, die Geister einen so lange verfolgen, bis man so einen Toten anerkannt oder losgelassen hat? Das habe ich nicht ganz verstanden.

Man darf hier nicht von Geistern sprechen. Ich glaube nicht, dass das angebracht ist.

Rilke beschreibt in seiner zehnten Elegie sehr schön den Übergang vom Leben zum Tod. Für ihn sind dort die beiden Bereiche der Lebenden und der Toten eng miteinander verbunden. Es gibt zuerst ein Weggehen. Danach, so sagt er in einer anderen Elegie, kann es sein, dass es die früh Verstorbenen – er nennt sie die »frühe Entrückten« – bedrückt, wenn man zu sehr um sie trauert, weil es die reine Bewegung ihrer Seelen behindert. Nach dem Weggehen, so beschreibt er es in der zehnten Elegie, ziehen sich die Toten mehr und mehr zurück, bis sie ganz weit weg sind, dort, wo das Urleid ist oder der Urgrund, wie immer man das nennen will. Ich meine, das ist eine sehr tiefe Einfühlung in das, was in den Seelen vor sich geht.

Wenn wir von Seele sprechen, dann meinen wir etwas, was in Verbindung ist mit vielem und mit vielen. Ich könnte zum Beispiel mit niemandem sprechen, wenn ich nicht mit ihm auf einer Ebene von Gleichklang verbunden wäre, wenn nicht eine gemeinsame Seele uns trägt und ich in dieser, wenn ich mit ihm rede, nicht an seinem Wesen teilhabe und er an meinem. Diese Kommunikation erstreckt sich auch auf die Toten. Das heißt, die Lebenden und die Toten haben an einer gemeinsamen größeren Seele Anteil. Sonst könnten sie ja nicht aufeinander wirken. Doch so können die Lebenden auf die Toten wirken und die Toten auf die Lebenden, für eine Zeit. Dann, nach einiger Zeit, ziehen sich die Toten ganz zurück. Viele Mythologien beschreiben diese Bewegung, die sicherlich einer tiefen seelischen Erfahrung entspricht.

Deswegen kann man auch einer verstorbenen Person, zum Beispiel der verstorbenen Mutter, auch später noch Anerkennung zukommen lassen?

Ja. Deswegen ist ja auch der Allerheiligentag oder der Allerseelentag etwas, das die Familien in einer besonderen Weise verbindet. Sie gedenken der Toten und erkennen an, die Toten gehören dazu. Wir erfahren dabei, dass es für die eigene Seele gut ist, wenn man die Toten der Familie achtet und ehrt.

In vielen Kulturen haben die Toten einen eigenen Schrein, vor dem man ihrer gedenkt. Wir stellen ja auch Bilder von unseren verstorbenen Eltern oder Geschwistern auf. Das ist ein stilles Gedenken, und wenn wir hinschauen, hat es eine tiefe, stille und heilende Wirkung in der Seele.

Wenn man das nicht tut, was passiert dann? Viele blenden es ja einfach aus.

Ein Mensch fühlt sich vollkommen, wenn alle, die zu seiner Familie gehören, in seiner Seele einen Platz haben. Immer, wenn er jemanden aus seiner Familie ausklammert, erfährt er es wie einen Verlust. Wer zum Beispiel seine Eltern verachtet und ausklammert, fühlt sich leer. Ihm entgeht die Fülle des Lebens. Wenn ich allen, die zu mir gehören, einen Platz in meiner Seele gegeben habe, fühle ich mich nicht nur vollkommen, sondern auch frei. Jene, die ich ablehne dagegen, die zerren an mir und nehmen mich gefangen. Ich kann sie ja nur ablehnen, weil ich sie auch im Blick habe und an sie denke. Doch die, welche bei mir einen Platz haben, die lassen mich auch in Ruhe.

Bilder von Tod und Leben

Leben und Tod sind ganz eng verknüpft. Mich fasziniert der Gedanke, den Sie vorher gebracht haben.

Rilke bringt in einem Brief einen Vergleich. Er sagt: Unser Leben oder unser Sein – das wäre hier vielleicht das bessere Wort – gleicht einer Pyramide. Auf der obersten Spitze der Pyramide gibt es Vergangenheit, Gegenwart und Zukunft. Dort läuft etwas ab. Darunter, in all dem, was ruht, ist alles das Gleiche. Dort gibt es keine Vergangenheit, Gegenwart und Zukunft. Dort ist alles aufgehoben.

Es ist auch merkwürdig, dass in einem schöpferischen Prozess, zum Beispiel bei einem Dichter oder Musiker, die Erfahrung gemacht wird, dass der Einfall, der einem plötzlich kommt an Worten oder Bildern, vorgegeben ist. Er taucht auf, manchmal nur in Bruchstücken. Später fügen sich die Einzelheiten zusammen, als würden sie etwas ans Licht bringen, das schon da war. Das würde mit dem Bild, das Rilke bringt, übereinstimmen.

Haben Sie das schon einmal erlebt? Kann man da eindringen? Sind sie schon einmal eingedrungen in diese Tiefe?

In diesen Prozess?

Ist es Himmel, ist es ...?

Nein. Sobald sich jemand Bilder macht über den Urgrund, ist er für mich weit weg von der Erfahrung, denn sie bleibt ein Geheimnis. Wenn ich das Geheimnis achte, ohne es benennen zu wollen, sogar ohne mich darum zu kümmern, fühle ich mich in Frieden. Dann kommt mir von dort auch eine Kraft zu. Während, wenn ich das greifen und beherrschen will oder es versöhnen und mir günstig stimmen will oder wenn ich es fürchte und ihm Opfer bringen will, damit es mir nicht böse ist, dann zieht es sich von mir zurück.

Darf man es Jenseits nennen?

Ich würde es jenseits der Zeit nennen. Mehr nicht. Oder, noch genauer, jenseits meiner Zeit.

Könnten sie das Bild von der Pyramide noch mal beschreiben, weil es am Anfang für mich noch nicht ganz klar war. Es ist ein wahnsinnig schönes Bild für mich.

Sobald man diese Bilder fassen will, verlieren sie ihre Kraft. Sie geben nur eine Andeutung und berühren damit die Seele. Wenn man sie fassen will, fliehen sie vor uns.

Der Vorrang des Lebens

Wie geht man am sinnvollsten mit dem Tod im Leben um? Er ist ja das Tabuthema in unserer Zeit. Aber der Tod kann ja auch eine große Energie sein für das Leben, indem man ihn sich gewahr macht. Ist das so?

Also, die Frage ist, wie geht man mit dem Tod im Leben um?

Für mich ist da erstens, dass das Leben Vorrang hat. Es genügt, wenn man sich dem Tod stellt, wenn die Zeit dafür gekommen ist. Dann kann man das am besten. Wenn man mitten im Leben dauernd auf den Tod schaut, beeinträchtigt man sein Leben. Das kann keine gute Wirkung haben.

Wenn aber jemand schwer krank wird und sich dem Ende stellen muss, dann ist es gut, den Tod anzuschauen, ihm wirklich in die Augen zu schauen und sich vor ihm zu verneigen. Dann fängt häufig ein heftiger Kampf in der Seele an, zum Beispiel wenn jemand schwer an Krebs erkrankt ist. Dann lasse ich ihn den Tod anschauen, bis er ihn sieht. Oft ringt er zuerst und wehrt sich dagegen. Doch dann kommt er langsam zur Ruhe. Wenn er sich dann vor dem Tod verneigt, dann kommt vom Tod für ihn eine große Kraft. Dann kann er das, was ihm von seinem Leben bleibt, wirklich erfüllen. Dann ist die Zeit, die ihm bleibt, eine besonders kostbare Zeit, und er hat auch keine Angst mehr vor dem Tod. Er sieht ihn als etwas, auf das er langsam zugeht, und als jemanden oder etwas, das ihn dann aufnimmt.

Führt das Gewahrsein des Todes nicht auch dazu, dass ich konsequenter, verantwortungsbewusster lebe? Wenn ich mir die Endlichkeit klar mache und sage, ich bin eigentlich nur dem Tod verantwortlich und sonst nichts?

Wir sind im Leben dauernd mit dem Tod konfrontiert. Schon indem wir sehen, dass andere sterben. Wir sehen, an welchem seidenen Faden unser Leben hängt. Wenn wir dem zustimmen, ohne dass wir uns lange dabei aufhalten, sondern einfach weiterleben, ist es eigentlich das schönste.

Aber das muss man sich klar machen. Viele Menschen meinen, sie seien quasi unsterblich. Woher kommt diese weit verbreitete Sicht, dass wir das Leben vom Tod isolieren?

Ich meine, dass diejenigen, die solche Angst haben, wenig denken. Eigentlich kann nur ein Verrückter annehmen, dass er ewig lebt. Wie die ganze Natur darauf aufbaut, dass sich das Leben erneuert, indem anderes untergeht, so ist es auch beim Menschen. Zu meinen, man sei unsterblich, ist eine Anmaßung, und zu meinen, dass das sogar besonders schön sei, ist seltsam.

Die Seele

Wenn ich Sie richtig verstehe, ist es bei Ihnen schon die Einzelseele, die da in eine Metamorphose tritt, aber nicht eine gesamte. Ist es eine Gesamtseele oder eine Einzelseele in den einzelnen Toten?

Mit Bezug auf die Seele kann man beobachten, dass wir auf der einen Seite eine Kraft spüren, die unser Leben und unseren Körper steuert. Es muss da eine Instanz geben, die das alles koordiniert. Das kann nicht etwas rein Chemisches sein, das muss eine seelische Kraft sein, eine geistige Kraft. Diese geistige Kraft oder diese Seele reicht über uns hinaus, sonst gäbe es zum Beispiel keinen Stoffwechsel, keine Beziehung, auch keine Sexualität und Fortpflanzung. Also, die Seele, die unser Leben steuert, reicht weit über uns hinaus.

Dann können wir beobachten, dass eine Familie sich verhält, als hätte sie eine gemeinsame Seele. Deswegen gibt es in Familien auch einen Ausgleich. Wenn zum Beispiel ein Familienmitglied ausgestoßen wird, übernimmt ein anderes zum Ausgleich dessen Schicksal. In der Familie wirkt also auch eine gemeinsame Seele, man kann auch sagen, ein gemeinsames Gewissen.

Darüber hinaus wirkt noch eine größere Seele, die mit den Lebenden auch die Toten umfasst. Auch an dieser größeren Seele haben wir Anteil. Im Übergang vom Leben zum Tod können wir diese Seele nicht verlassen. Wir sind in ihr aufgehoben. Aber wie, das kann ich mir nicht vorstellen. Das brauche ich auch nicht zu wissen, um mit dem Leben und dem Sterben gefasst umzugehen.

Ende des Interviews

Der Gang zu den Toten

Ich mache eine kleine Übung mit euch, wenn ihr wollt. Ihr könnt euch bequem hinsetzen. Nichts in den Händen halten, dass nichts euch hindert in der Bewegung. Ihr könnt die Augen schließen, wenn ihr wollt, und euch auf eure Mitte hin sammeln.

Und jetzt geht auf den Grund, bis in die Tiefe – und über diese Tiefe hinaus. Lasst euch hinabsinken ins Reich der Toten.

Dort angekommen, legt euch neben die Toten, die euch wichtig sind: vielleicht Vergessene, oder Verachtete, oder Ermordete, solche mit schweren Schicksalen, tote Kinder, wer immer. Und liegt dort still, im Frieden, im tiefen Einverständnis, bis ihr ganz mit ihnen eins geworden seid.

So still geworden spürt ihr, wie von den Toten etwas überfließt ins Herz, in die tiefe Seele. – Macht das Herz weit für alles, was von den Toten zu euch fließt, was immer es auch sei, und nehmt es auf.

Wenn ihr ganz davon erfüllt seid, verneigt euch vor diesen Toten und beginnt den Weg zurück nach oben, zum Grund, zur eigenen Mitte, wieder ans Licht und öffnet die Augen.

Wenn man sich die Diskussionen anhört, manchmal, und die Äußerungen, die zu Tätern und Opfern im letzten Weltkrieg gemacht werden: Wie oberflächlich sind sie und völlig jenseits. Sie verkennen, wie sehr die Einzelnen eingebunden sind in Kräfte, denen sie nicht widerstehen können. Jeder war in einer besonderen Weise eingebunden und verstrickt, unausweichlich. Wenn wir das jetzt auf uns wirken lassen, dann gibt es nur einen Weg.

HELLINGER *zu einer Klientin* Du musst warten, bis noch eine tiefere Schicht dich bewegt. Das kann dauern. Dann kannst du dich vielleicht lösen. Lehn dich jetzt an.
zur Gruppe Ich mache eine Übung mit ihr und, wenn ihr wollt, mit euch. Ihr könnt mitgehen mit der Übung.

Mach die Augen zu. – Den Mund leicht öffnen und ruhig und tief atmen, so, ja. Und lass dich fallen in etwas Tiefes, das dich auffängt, unbegreiflich. – Und mit dieser tiefen Kraft gehe ins Reich der Toten – und schau sie an – die Opfer – und die Mörder. Und bei den Opfern ihre Eltern – und bei den Tätern ihre Eltern. – Und verneige dich vor den Opfern und ihren Eltern – und vor den Tätern und ihren Eltern.

– Jetzt nimm deine beiden Kinder bei der Hand und verneige dich mit ihnen vor den Opfern und ihren Eltern – und vor den Tätern und ihren Eltern. – Dann schau jenseits der Toten auf den Horizont. – Der ist leer – doch dort scheint ganz leicht die eigentliche Kraft auf – der Engel, der sie leitet, alle, gleichermaßen, die Toten, welcher Art auch immer – und dich und deine Kinder. Verneige dich vor ihm und sag: »Bitte, segne mich und meine Kinder.« Dann ziehe dich mit deinen Kindern langsam zurück, immer weiter, weit zurück, bis das Reich der Toten verschwimmt. – Dann nimm deine Kinder ans Herz und sag ihnen: »Ich segne euch.« – Und jetzt schau die Väter der Kinder an, beide, und sag jedem: »Danke.«

Heute ist Volkstrauertag. In dem Zusammenhang möchte ich eine kleine Meditation anbieten, für die von euch, die mitmachen wollen. Ihr könnt jetzt die Augen schließen – zur Ruhe kommen, euch sammeln auf die eigene Mitte, auf die leere Mitte. – Diese Mitte ist weit – und tief – und in der Mitte, weil sie leer ist, hat alles Raum. – Jetzt dürfen in diese Mitte alle kommen – alle von unserem Volk, wo immer die Heimat ist – und alle Toten – die Opfer. – Ihr könnt jetzt ihnen ihre Zugehörigkeit zuerkennen und euch gleichsam neben sie legen und ihnen sagen: »Einer von euch, das bin auch ich.« Den Toten gleich sein – und darüber hinaus den anderen Opfern, den so genannten Feinden – denen, die ermordet wurden oder vergast – die Kinder, die behinderten, die umgebracht wurden – so genanntes unwertes Leben – und sich zu ihnen legen und ihnen gleich sein. – Wenn das Herz sich weitet, bis sie uns gleich sein dürfen und wir ihnen gleich geworden sind, kommen wir mit ihnen zur Ruhe.

Dann geht der Blick auf die Täter, die Mörder, die Führer – und auch ihnen können wir anbieten: »Ich bin euch gleich – und ihr dürft mir gleich sein.«

Das riesige Heer der Toten, der Opfer und der Täter, liegt vor etwas Größerem, dem sie ausgeliefert sind und das über sie verfügt. – Vor diesem Größeren können wir auch allen gleich sein. – Aus dem, was schrecklich scheint oder böse und furchtbar, kommt Frieden am Ende – wenn es so sein darf, wie es war, und wenn es jetzt weiterwirken darf zu etwas, das alle am Ende versöhnt.

nach einer Weile Und jetzt kommt langsam wieder zurück.

Die Zwischenzeit

Was hier abläuft, ist ja etwas, was man auf Dauer nicht aushält: dieses in den Bereich des Todes Gehen und wieder zurück. Das darf man nur in bestimmten Situationen machen.

Das Leben endet mit dem Tod, und wir fangen mit Todesangst an bei unserer Geburt. Auf diese Angst können wir das ganze Leben starren, und wenn wir dann das ganze Leben lang diese Angst angeschaut haben, sterben wir. Wenn wir sie nicht angeschaut haben, sterben wir auch. Also, man kann leben, indem man das dauernd anschaut, oder man kann sagen, wenn es soweit ist, schaue ich es mir an, und in der Zwischenzeit lasse ich es mir gut gehen. Das wäre die psychische Hygiene hier.

So auch bei dieser Art von Arbeit. Man geht da rein, und dann wendet man sich wieder dem ganz gewöhnlichen Leben zu.

Leben bis ans Ende

In manchen Klöstern gab es früher Übungen, den Tod anzuschauen. Daher haben viele Heilige einen Totenschädel auf ihr Betpult gestellt, damit sie den Tod immer vor Augen haben.

Vielleicht ist es besser, dem Tod erst dann ins Auge zu schauen, wenn die Zeit dafür gekommen ist, und auch dann nur, bis man in Einklang mit ihm kommt. Danach macht man weiter.

Es gibt eine berühmte Geschichte über einen Getreuen von Konradin, dem letzten Staufer. Als er in Italien mit dem König gefangen genommen wurde, saß er in der Burg, in der er gefangen gehalten wurde, und spielte mit einem Mitgefangenen Schach. Während sie spielten, kam ein Bote und sagte ihm: »In einer Stunde wirst du hingerichtet.« Wisst ihr, was er gesagt hat? »Spielen wir weiter.«

Was soll man auch anderes machen, wenn man lebt, als leben.

Schlussworte

Das Leben geht weiter

Alles, was hier geschehen ist, verblasst nach einigen Tagen. Ich weiß auch wieso. Wisst ihr das auch? Weil das Leben weitergeht.

Bei Laotse gibt es einen Spruch über den Berufenen oder den Weisen: Wenn die Arbeit getan ist, wendet er sich sofort dem Neuen zu und vergisst, was war. Das ist eine sehr gute Regel. Statt dass man überlegt: »Was war da alles?« und das sozusagen festhalten will, lässt man es hinter sich und schreitet nach vorn. Und das, was war, leuchtet von hinten wohlwollend auf das, was ihr tut.

Das Glück

Was ich euch zum Schluss wünschen kann, ist, dass ihr das Glück nehmt, wie es kommt. Das kleine wie das große. Wir haben hier sowohl Glück als auch Schweres erfahren. Wer das Glück nimmt, wie es kommt und geht, der nimmt auch das andere, was zum Leben gehört. Dann erfährt er vielleicht, dass das, was als Unglück durch die Türe kommt, nach einiger Zeit bleibt als Glück. In diesem Sinne wünsche ich euch alles Gute!

Blick in die Werkstatt: Norbert Linz befragt Bert Hellinger

Der Schaffensprozess

Gern möchte ich zu Anfang des Gesprächs der Entwicklung deiner Arbeit nachspüren und versuchen, einzelne Schritte nachvollziehbar zu machen. Im Vorwort zu deinem Buch Die Mitte fühlt sich leicht an *berichtest du, der Vortrag* Schuld und Unschuld in Beziehungen *sei recht langsam entstanden. Zitat: »Ich habe daran etwa ein Jahr lang gearbeitet und die Arbeit immer wieder unterbrochen, um weitere Erfahrungen zu sammeln und die bisherigen Erfahrungen zu überprüfen.« Was für ein Prozess läuft da in dir ab?*

Ich bin ja in den Kursen mit vielfältigen menschlichen Erfahrungen konfrontiert, denen ich mich aussetze. Wenn du bedenkst, dass in diesen Kursen inzwischen Tausende von Teilnehmern sich intensiv ihren Problemen und Verstrickungen gestellt haben, wird verständlich, dass ich im Laufe der Zeit eine vertiefte Einsicht in die vielfältigen Weisen gewinnen konnte, wie Schuld und Unschuld erlebt werden und was sie bewirken. Diese Einsichten überprüfe ich laufend an den neuen Erfahrungen, die mir begegnen. Plötzlich gewinne ich eine weitere Einsicht. Ich merke zum Beispiel, dass mit Bezug auf meine bisherigen Beobachtungen über den Ausgleich in Beziehungen noch etwas fehlt. Dann lasse ich auf mich wirken, was mir dazu noch begegnet. Ich sehe: Auch der Ausgleich im Negativen ist notwendig. Er birgt aber gleichzeitig auch Gefahren in sich, wenn man dabei zum Beispiel dem anderen mehr des Schlimmen antut, als er einem selbst angetan hat. Die Lösung ist dann, dass ich ihm ein bisschen weniger des Schlimmen antue als er mir. Das sind Erfahrungen, die sich im Laufe der Zeit verdichten, ohne dass ich gezielt danach suche. Ich gewinne sie, indem ich mich einer Fülle von Phänomenen aussetze, bis sich das Wesentliche zeigt.

Ein anderes Beispiel: Zu dem Vortrag Die Grenzen des Gewissens *berichtest du, wieder Zitat: »Als ich ihn zum ersten Mal hielt, war er noch lange Zeit nicht fertig, denn wesentliche Zusammenhänge hatte ich noch nicht erfasst.« War es nicht ein Risiko, mit dem noch unfertigen Manuskript vortragend an die Öffentlichkeit zu gehen? Wie wurden dir die noch fehlenden Mosaiksteine bewusst?*

Ich bin damit noch immer nicht zu Ende. Im Laufe der Zeit habe ich gemerkt, dass es überhaupt nicht darauf ankommt, ein fertiges Konzept zu haben, sondern Wachstumsimpulse zu setzen. Es wird ein gewisser Anstoß gegeben, den auch andere aufgreifen. Und so werden ihre Erfahrungen mit einbezogen. Damit wächst etwas, an dem viele mitgewirkt haben. Mit dem Gewissen und mit den Erfahrungen über die Bewegungen der Seele bin ich noch nicht zu einem Schlusspunkt gekommen. Ich bin weiterhin damit befasst und gewinne neue Einsichten dazu.

Wenn du so einen Vortrag hältst, ist dann die Reaktion deiner Zuhörer in der anschließenden Diskussion eine anregende Hilfe für das Weiterentwickeln deiner Aussagen?

Nein. Diese Vorträge sind so verdichtet und bisherigen Vorstellungen so entgegengesetzt, dass man die Tragweite in der Regel nicht sofort erfasst. Jeder muss sich dem erst für einige Zeit aussetzen, das Gesagte an sich selbst überprüfen und dabei zu eigenen Erkenntnissen gelangen. Wenn er dann aus Erfahrung etwas dazu sagt, führt es weiter.

Wie sicher musst du dir sein, um neue Erkenntnisse schriftlich ausformulieren zu können?

Der Vortrag *Die Grenzen des Gewissens* bringt so wesentliche Einsichten, dass er auch in dieser Form für viele eine Hilfe ist. Dass das Gewissen darüber hinaus noch auf andere Weise wirkt, spielt dann keine so große Rolle. Ich fühle mich im Fluss, auch heute noch, und ich wehre mich gegen alles, was festlegt. Ich bleibe in diesem Fluss. Damit bleibt alles auch offen, nicht nur für mich, sondern auch für die anderen. Es wird nichts festgelegt. Wenn andere mit mir im Fluss sind, machen auch sie eigene neue Erfahrungen. Das Wesentliche ist der Fluss.

Damit fährst du einen ausgesprochen undogmatischen Kurs. Kann es sein, dass deine Erfahrung mit Kirche und Orden, wo Lehrsätze und feste Regeln eine große Rolle spielen, dich verstärkt in diese Gegenrichtung gebracht hat?

Nein. Ich war immer schon einer, der quer gedacht hat.

Die Geschichten

Zu deinen therapeutischen Geschichten: Du sagtest einmal, sie seien teilweise mit dir gewachsen. Wie sind sie entstanden?

Einige sind spontan entstanden, zum Beispiel *Zweierlei Glück*, einfach, indem mich einer in einem Kurs dazu herausgefordert hat. Dann ist mir diese Geschichte eingefallen, und ich habe sie erzählt. Später habe ich sie immer wieder erzählt, und so hat sie sich im Laufe der Zeit verfeinert und verdichtet. Viele Geschichten beschreiben eine Bewegung der Seele, zum Beispiel die Geschichte *Der Abschied*: Hier bewältigt jemand ganz langsam wesentliche Ereignisse aus seiner Vergangenheit und lässt sie hinter sich.

Hatten diese Geschichten manchmal einen konkreten Anlass, der das Thema anschlug?

Ja, den hatten sie. Ich habe einfach angefangen, bei gegebenem Anlass eine Geschichte zu erzählen, und habe sie später in ähnlichen Situationen wiederholt und dabei ergänzt oder verdichtet. So sind diese Geschichten gewachsen.

Sie haben also in diesem narrativen Prozess an Dichte gewonnen?

Haben sie, ja. Es gibt aber auch einige Geschichten philosophischer Art, an denen ich nur schriftlich gearbeitet habe.

Der größere Glaube

Wie war das bei deiner Geschichte Der größere Glaube*? Hier hast du die alttestamentarische Opferung Isaaks durch Abraham als Ausgangspunkt genommen. Hat dieses Motiv mit deiner theologischen Ausbildung zu tun?*

Nicht direkt. Aber ich habe beobachtet, dass auch heute noch in versteckter Form Kinder »geopfert« werden und dass die Abraham-Geschichte in den Seelen noch genauso wirkt wie damals. Auch heutzutage haben nämlich Kinder die Furcht, der Vater oder die Mutter seien bereit, sie zu opfern. Die biblische Geschichte sagt zwar: Gott will ein solches Opfer nicht. Sie ist also eine Geschichte, die gegen Kinderopfer gerichtet ist. Doch das hatte in den Seelen nur eine geringe Wirkung, auch später im ganzen Judentum nicht. Denn lange nach der Abraham-Geschichte haben die Vornehmen von Israel ihre Kinder geopfert. Auch das Christentum ruht auf der Vorstellung, dass mit Bezug auf Jesus Gott ein solches Opfer wollte und annahm.

Warum hatte diese Geschichte keine Wirkung?

Weil man auf Gott nicht von innen her schaute. Solange nicht von innen her Gott ein anderer ist, als er in dieser Geschichte dargestellt wird, hat sie keine Wirkung. Der gleiche Gott, der von außen eingreift, hat doch vorher von Abraham verlangt, seinen Sohn zu opfern. Der entscheidende Entwicklungsschritt wäre, dass ein Vater diesem Gott gegenüber, der sich ihm als der wahre Gott offenbart, von Anfang an widersteht und sagt: »Ich tue das nicht.« Erst dann hat sich das Gottesbild so auf Größeres hin entwickelt, dass Kinderopfer nicht mehr möglich sind. Auf das kommt es in der Geschichte *Der größere Glaube* an. Sie ist wohl meine mächtigste Geschichte.

Ist das nicht auch eine sehr revolutionäre Geschichte in dem Sinne, dass man Gott widerspricht? Ihm widersteht?

In dieser Geschichte wird Gott von innen her anders gesehen. Wer sich dieser Geschichte öffnet, der muss sich den überkommenen Gottesbildern verweigern und aus einer inneren tiefen Kraft heraus auf Größeres schauen, das hinter diesem Gott dunkel erahnt wird. Dazu muss er sich gegen seine eigene Familie stellen, wenn sie diesem Gottesbild anhängt. Und er muss sich gegen die christliche Tradition stellen, dass jemand sich zum Heil anderer Gott opfern kann oder muss und dieses Opfer Gottes Wille sei. Das verlangt ein Vertrauen und einen Glauben, der weit über den von Abraham hinausgeht.

Der Gast

Wie entstand denn die spannende Geschichte Der Gast*?*

Stephen Lankton hat mal eine Geschichte erzählt, in der jemand im Wilden Westen durch menschenleeres Land geht, bis er auf ein Farmhaus trifft. Er möchte gern hinein, hat aber Angst hineinzugehen. Auch der Farmer, der ihn schon von weitem kommen sah, wollte gerne, dass der andere ihn besucht, traute sich aber nicht, ihn einzuladen. So blieben beide allein und dachten sich: wie schade.

Das war für dich sozusagen das Erzählgerüst.

Das hat mich beeindruckt. Ich habe diesen ersten Teil aufgegriffen, ungefähr so, wie er ihn erzählt hat. Dann habe ich diese Geschichte weitergeführt bis zum Gegensatz, wo der eine die Begegnung suchte und der andere nicht, also ganz anders. Danach habe ich in sie das Thema des Todes als ständigen Gast eingeführt. So sind die beiden ersten Teile zu einer Vorbereitung dafür geworden, gleichsam eine Trance-Induktion. Manche Zuhörer haben mir gesagt, sie hätten den letzten Teil nie gehört, weil sie völlig in Trance waren.

Willst du diese Trance-Ebene auch in anderen Geschichten erreichen?

Nicht direkt, sie ergibt sich.

Aber sie ist mit intendiert, damit sie eine besondere Wirkung entfalten kann?

Ich intendiere das nicht. Ich fange die Geschichte an, und auf einmal führt sie die Zuhörer in einen anderen Zustand, in dem sie ganz bei sich sein können. Viele dieser Geschichten beschreiben natürlich auch eine dramatische Situation. Die lange Vorbereitung führt dann zum Drama hin und bereitet es vor. Ich mache das aber intuitiv.

Wie lange arbeitest du an diesen Geschichten?

An der Geschichte *Der Gast* habe ich sicherlich Monate gearbeitet.

Und sie auch in Kursen immer wieder erzählt und beim Erzählen weiterentwickelt?

Ja. Der letzte Teil dieser Geschichte, die Begegnung mit dem Tod, ist der entscheidende. Den habe ich aus einer inneren Bewegung heraus geschrieben.

Demnach ist das Erfinden solcher Geschichten ein ganz anderer Schaffensprozess als das Erarbeiten von Vorträgen?

Ich erfinde die Geschichten nicht. Sie überkommen mich.

Das Nicht

Wie war das mit der schwer verständlichen Geschichte Das Nicht?

Die Geschichte *Das Nicht* ist ja eine sehr hintergründige philosophische Geschichte. Ich begann mit dem Satz, der schildert, wie ein

Mönch vor einem Händler stand und ihn um eine Gabe bat. Ich wusste aber nicht, wie die Geschichte weitergehen konnte, und habe sie weggelegt. Nach einem Jahr stand dieser Satz wieder vor mir, und mir kamen auf einmal die anderen Sätze. Ich verweile dann bei diesem Thema, bis sich das Wesentliche zeigt. Es ist aber für mich so, dass diese Sätze manchmal etwas sagen, was ich selbst nicht durchschaue. Ich bin also beim Schreiben mit etwas verbunden, das mir sowohl etwas zeigt als auch etwas verbirgt. Doch das Verborgene und Unausgesprochene wirkt mit. Das gilt auch für meine anderen philosophischen Geschichten.

Wie lange hast du an der Geschichte Das Nicht *gearbeitet?*

Als ich das zweite Mal angefangen habe, sicherlich noch einige Monate. Oft saß ich im Zug und plötzlich kamen weitere Bilder und Sätze zu dieser Geschichte hoch. Die Sätze kommen wie Mosaiksteine, mal da ein Stück, mal dort ein Stück, und ich weiß nicht gleich, wo sie hingehören. Zum Beispiel kam der Satz: »Das Nicht ist wie die Nacht und wie der Tod ungewusster Anfang und schlägt im Sein für uns nur kurz, so wie ein Blitz, das Auge auf« völlig separat. Ich wusste: Das ist ein wunderbarer Satz und er stimmt genau, obwohl man ihn nicht ganz durchschauen kann. Auch kam mir der Schluss der Geschichte, lange bevor der mittlere Teil stand.

Wie fügst du dann die einzelnen Mosaiksteine zu einem geschlossenen, in sich stimmigen Ganzen?

Das Endprodukt hat mit Schönheit zu tun. Es hat etwas Ästhetisches. Ich achte zum Beispiel auf den sprachlichen Rhythmus, der die Seele mitschwingen lässt. Auch bleibt immer etwas unausgesprochen.

Der Kreis

Das zeigt sich auch bei meiner Geschichte *Der Kreis*. Sie ist eine schöne Geschichte – und dennoch nicht fassbar.

Und wie entstand sie?

Sie kam mir Satz für Satz. Diese Geschichte beginnt mit dem Satz: »Ein Betroffener bat einen, der mit ihm ein Stück des gleichen Weges ging: Sage mir, was für uns zählt.« Das ist eigentlich eine ungeheure Frage. Diese Geschichte, man kann auch sagen dieses Gedicht, habe ich ursprünglich für Krebskranke geschrieben. Der Betroffene ist ein Krebskranker. Er fragt, sozusagen am Ende seines Lebens: »Sage mir, was für uns zählt.« Der Herausforderung dieser Frage kann man sich nicht mit dem Kopf stellen. Doch auf einmal kam die erste Antwort, und ich spürte: Ja, das ist es.

Hast du manchmal Sorge, dass die Quelle versiegt, dass sozusagen die nächste Strophe nicht kommt?

Ja. Bei der zweiten Strophe habe ich aufgegeben und gedacht: Ich kann das nicht zu Ende bringen. Daher habe ich die Geschichte wieder ruhen lassen.

Wie lange sind solche Pausen?

Ein, zwei Monate oder noch länger.

Man braucht da auch Geduld mit sich selbst, oder?

Ich schreibe eine solche Geschichte nicht, weil ich sie brauche. Sie wird mir geschenkt. Wenn sie kommt, ist es recht, und wenn sie nicht kommt, ist es auch recht.

Kannst du noch etwas zur Entstehung der Geschichte Die Fülle *sagen. Sie beginnt: »Ein Junger fragte einen Alten. Was unterscheidet dich, der fast schon war, von mir, der ich noch werde?« Wie lange hast du an diesem Stück gearbeitet und gefeilt?*

Nicht so lange. Der erste und entscheidende Satz war: »Ich bin mehr gewesen.« Mir kam plötzlich, was das bedeutet. Um diesen Satz herum ist diese Geschichte entstanden.

Sinnsprüche

Mit dir zusammen durfte ich an dem Büchlein Verdichtetes *arbeiten, das Sinnsprüche und kleine Geschichten enthält. Gern erinnere ich mich, wie bei dir zu Hause, öfters beim Abendessen im Gespräch plötzlich eine neue aphoristische Lebensweisheit aufblitzte. Woher kamen diese Blitze?*

Aus der Situation und fast immer im Dialog. Wenn ich sie nicht gleich aufschreibe, vergesse ich sie wieder. Sie kommen mir ganz plötzlich, manchmal auch in der Nacht. Zum Beispiel kam mir vor kurzem nachts der Satz: »Ich vertraue mehr dem Fluss als dem Flussbett.« Oder: »Die Quelle braucht nicht nach dem Weg zu fragen.«

Du hast einmal gesagt, die Sinnsprüche müssten ihren Sitz im Leben haben. Heißt es nicht auch, dass dir solche Einfälle vor allem bei der therapeutischen Arbeit kommen?

Ja, die meisten. Wenn mir außerhalb davon so ein Sinnspruch einfällt, hat er seinen Sitz im Leben darin, dass ich mich zu der Zeit mit einer bestimmten Sache befasse. Plötzlich kommt mir dann so ein verdichteter Satz.

Du »produzierst« solche Aphorismen schon relativ lange. Ist mein Eindruck richtig, dass durch die Fülle deiner therapeutischen Erfahrung die »Quelle« noch reichlicher sprudelt?

Ich weiß es nicht. Ich habe schon so viele Sätze dieser Art gesammelt, dass ich neue manchmal gar nicht mehr aufschreibe.

Sprache und Denken

Wenn ich dir bei der Schlussredaktion von Texten helfen durfte, erlebte ich immer wieder dein Bemühen, den Bedeutungsgehalt einzelner Wörter aufmerksam abzuklopfen. Woher rührt diese Wortgenauigkeit und wie wichtig ist sie für die therapeutische Arbeit?

Das hat mit der Phänomenologie zu tun. Wer etwas verstanden hat, findet auch den genauen Ausdruck. Dieser trifft die Sache und hat zugleich etwas Ästhetisches. Heidegger ist dafür ein Beispiel. Ich suche lange nach dem genauen deutschen Wort, daher verwende ich in der Regel auch keine Fremdwörter.

Du hast gerade Martin Heidegger genannt, der wohl auch zu deinen Lehrmeistern im Denken und in der Sprache zählt. Was hast du ihm zu verdanken, was fasziniert dich an seinem Werk?

Ich habe erst vor einigen Jahren angefangen, Heidegger zu lesen. Das hat mich sehr bereichert, vor allem seine Sicht der Wahrheit. Er sagt, dass man Wahrheit nicht so sehr im Sinne von Übereinstimmung des Gedachten mit einer Wirklichkeit sehen darf, sodass die Wahrheit ihren Ort im Gedanken hat, sondern dass die Wahrheit aus Verborgenem ans Licht kommt, also etwas ist, was sich aufdrängt und zeigt. Diese Wahrheit ist immer vorläufig und unvollkommen. Sie offenbart immer nur einen Teil, aber niemals das Ganze.

Und wie ist das mit Heideggers Sprache?

Sie ist einfach schön. Ich merke, wie präzise er etwas beschreibt. Darin eifere ich ihm manchmal nach.

Wer gehört noch zu deinen Lehrmeistern im Denken und in der Sprache?

Ich habe nicht viele, das muss ich schon sagen, weil ich nicht viel lese. Einer von ihnen ist jedoch Rilke, aber in völlig anderer Weise.

Genau in die Richtung geht meine nächste Frage: Welche anregende Rolle spielt der von dir verehrte Rainer Maria Rilke, dessen Duineser Elegien *sowie* Die Sonette an Orpheus *du mit Einführungen auf 2 CDs gesprochen hast?*

Rilke hat gesagt, dass man die Sonette an Orpheus nur versteht, wenn man sich ihnen unterwirft.

Was heißt das konkret?

So schön die *Sonette an Orpheus* sind – wenn man sie nur ästhetisch sieht, hat man sie nicht erfasst. Sie vermitteln eine Weltsicht, und zwar keine erdachte. Sie ist Rilke aus langer Erfahrung erwachsen. Das Wesentliche daran ist, dass Leben und Tod ineinander verwoben bleiben, dass das Schlimme in der Welt oder das Leid gleich wesentlich mit dem Guten und Schönen besteht. Seine Weltsicht hat eine Fülle, die mich sehr bewegt. Es sind vor allem die *Duineser Elegien* und *Die Sonette an Orpheus*, die mir das vermitteln. Seine anderen Gedichte sind für mich weniger wichtig, obwohl mich einige auch sehr berühren, zum Beispiel aus dem *Stundenbuch*.

Gibt es noch weitere Parallelen zwischen deinem Werk und seinen Aussagen?

Nein, ich würde mir solche Vergleiche nicht anmaßen. Ich lese die *Duineser Elegien* und *Die Sonette an Orpheus* immer wieder, fühle mich durch sie bereichert, gehe aber meinen eigenen Weg. Ich werde durch Rilke bewegt, ohne dass ich ihn in irgendeiner Weise kopiere. Einfach, indem ich ihn lese, fühle ich mich gestärkt.

Wie ist das denn bei den Psychologen. Welches Werk spricht dich da inhaltlich und sprachlich besonders an?

Da müsste ich jetzt nachdenken. Ich habe den ganzen Freud gelesen, ein wirklich großartiges Werk auf seine Weise. Aber sonst lese ich wenige Psychologen.

Ein Buch hast du mir einmal empfohlen, ein Buch von Carlos Castaneda.

Ja, der war ein Schamane. Seine Bücher haben mich sehr beeindruckt, vor allem *Die Lehren des Don Juan* und *Die Reise nach Ixtlan.* In den *Lehren des Don Juan* steht die schöne Unterweisung über die Feinde des Wissens: die Furcht, die Klarheit, die Macht und das Bedürfnis nach Ruhe.

Ist die Klarheit auch ein Feind des Wissens?

Ja, wenn man sich auf sie verlässt. Wenn man, zum Beispiel, sich mehr auf eine bewährte Theorie als auf die unmittelbare Wahrnehmung verlässt.

Wie heißt dazu dein Sinnspruch aus Verdichtetes? *Die Praxis stört die Theorie.*

Ja, genau.

Mut zum Minimalismus

In unserem ausführlichen Interview Nachfragen an einen Freund *in* Ordnungen der Liebe, *hast du Auskunft gegeben über deine Entwicklung als Therapeut von Anfang an. Im Rückblick auf die inzwischen vergangenen sieben Jahre: Welche neuen Arbeitsweisen sind hinzu-gekommen?*

Was ich damals gesagt habe, ist für mich heute noch gültig. Aber es hatte auch den Keim des Künftigen in sich, zum Beispiel das, was ich über den Minimalismus gesagt habe oder über den Mut.

Kannst du dies etwas genauer erläutern?

Zuerst etwas über den Mut. Wenn ein Therapeut bei seiner Arbeit auf seine Wahrnehmung vertraut, muss er einen langen Atem haben. Denn, was in der Seele wirkt, entwickelt sich langsam. Er muss also darauf vertrauen, dass die Impulse, die er setzt, erst viel später ihre Wirkung zeigen. Viele Klienten und Therapeuten erwarten, dass die Therapie sofort etwas bewirkt. Wenn also eine Intervention nicht sofort eine Lösung bringt, sagen einige, sie sei falsch gewesen oder der Therapeut sei inkompetent. Vielleicht wird der Therapeut sogar in der Öffentlichkeit als unfähig bezeichnet, oder man wirft ihm vor, er sei zu weit gegangen. Dem standzuhalten, das auszuhalten, am Ende mit seiner Wahrnehmung allein zu sein und ihr dennoch zu trauen – das ist Mut.

Was ist für dich in diesem Zusammenhang »Minimalismus«?

Minimalismus heißt für mich: mit möglichst wenigem viel zu erreichen.

Was heißt dies in der therapeutischen Arbeit konkret?

Erstens, dass ich vom Klienten nur sehr wenige Informationen erfrage. Zweitens, dass ich meine Interventionen auf ein Minimum beschränke. Dadurch gebe ich den Bewegungen der Seele beim Klienten den größtmöglichen Raum.

Die Bewegungen der Seele

In welche Richtung hat sich deine Therapie in den letzten Jahren weiterentwickelt und ausgeweitet?

Es geht dabei vor allem um die Bewegungen der Seele. Wie zeigt sich Seele? In welche Richtung führt die Seele, wenn man sich ihr anvertraut? Sie zielt immer auf die Verbindung zu größeren Einheiten: dass sich das, was vorher getrennt war, zusammenfügt zu einem Größeren.

Was war getrennt?

Ich bringe ein Beispiel aus einem meiner letzten Kurse. Dort wurden zwei deutsche Offiziere aufgestellt, von denen der eine im Krieg in Russland gefallen war und der andere, sein Freund, später dessen Frau heiratete und nach einigen Jahren, am Todestag seines Freundes, in offensichtlich selbstmörderischer Absicht im Stiegenhaus zu Tode stürzte.

In der Weiterentwicklung der Aufstellung habe ich auf der einen Seite sechs russische Soldaten hinzugenommen, auf der andere Seite sechs deutsche. Danach blieb alles den Bewegungen der Seele überlassen, ohne jede äußere Intervention. Beide Seiten waren ihrem Volk verbunden und blieben Krieger. Beide waren dem Schicksal ihres Volkes ausgeliefert. Doch am Ende mussten sie erkennen, wie sinnlos dieser Krieg war.

Welche konkrete Rückmeldung gaben die Vertreter nach dieser Aufstellung?

Jeder fühlte etwas anderes. Einige fühlten, dass sie schnell erschossen worden waren; sie fielen sofort zu Boden. Andere erlebten sich schwer verletzt, zum Beispiel fühlte einer, dass er in die rechte Schulter getroffen war und er seinen rechten Arm nicht mehr bewegen konnte. Andere fühlten sich von ihren Offizieren verraten und verheizt. Wieder andere hatten nach einiger Zeit Mitgefühl mit dem Gegner und gingen auf ihn zu.

Spiegelt eine solche Aufstellung eine konkrete Schlachtsituation wider oder handelt es sich hier um kollektive Kriegserfahrung?

Bei solchen Aufstellungen wird klar, dass alle Stellvertreter bestimmte Personen vertreten und deren unterschiedliche Schicksale genau abbilden. In dieser Aufstellung wurde anhand von Einzelschicksalen die Absurdität des Krieges von der Seite der Soldaten her unglaublich eindrucksvoll demonstriert. Das hat beide Seiten zusammengeführt.

Auch bei der Aufstellung von Tätern und Opfern zeigt sich oft, dass zwischen ihnen eine tiefe Verbindung besteht, sogar von großer Liebe. Hier zeigt sich: Unsere gängigen Unterscheidungen von Gut und Böse treffen nicht zu. Es muss dahinter eine Bewegung geben, die sowohl die Täter wie die Opfer in Dienst nimmt, ohne dass wir das begreifen. Hier zeigen sich Bewegungen der Seele jenseits der Fragestellungen der klassischen Psychotherapie.

Wie lange arbeitest du nun schon konzentriert auf der Ebene der Bewegungen der Seele?

Das hat langsam angefangen, ähnlich wie das Familien-Stellen. Ich kann es nicht mehr genau sagen. Zuerst habe ich gedacht, es sei ein Teil des Familien-Stellens, bis ich merkte, dass es auf einer tieferen Ebene wirkt und andere Lösungen zeigt. Daraus entwickelte sich auch eine besondere Form der Kurztherapie, bei der ich oft ohne Aufstellungen auskomme.

Wie muss man sich das vorstellen? Was machst du mit dem Klienten?

Ich lasse ihn neben mich setzen – und warte gesammelt ohne einzugreifen. Auf einmal geschieht etwas mit ihm.

Was könnte das sein?

Er beugt sich zum Beispiel vornüber und kommt in eine Bewegung, ohne dass ich sie steuere. Manchmal unterstütze ich auch die Bewegung, wenn es notwendig scheint. Etwa indem ich seinen Kopf etwas neige. Aber ich weiß nicht, wo die Bewegung hinführen wird. Ich bin mit dem Klienten im Einklang und er kann mir voll vertrauen, weil ich nicht eingreife. Also, in den Kurztherapien hat zuerst sich sehr viel von den Bewegungen der Seele gezeigt.

Bei welchen Anliegen ist diese Form der Kurztherapie besonders angebracht?

Dort, wo es um Letztes geht. Zum Beispiel, wenn jemand dem Tode nahe ist oder wenn er sich einer Schuld stellen muss, der er bisher ausgewichen ist, oder ein altes Trauma ihm die Hinbewegung zu anderen Menschen erschwert.

Die Toten

Der Umgang mit den Toten ist auch etwas, was verstärkt in deine Aufstellungsarbeit eingegangen ist.

In der Familie sind die Verstorbenen offensichtlich genauso gegenwärtig wie die Lebenden. Eine tote Mutter ist für ihr Kind immer gegenwärtig; sie ist für das Kind nicht weg.

Wie zeigt sich dies an den Stellvertretern?

Bei Stellvertretern von Lebenden ist leicht überprüfbar, ob sie mit denen, die sie darstellen, in Übereinstimmung sind. Zwischen den Toten und ihren Stellvertretern scheint es eine ähnliche Übereinstimmung zu geben. Denn jeder Stellvertreter eines Toten fühlt anders. Man sieht das zum Beispiel, wenn Opfer des Holocaust aufgestellt werden. Es sind also nicht die Toten im Allgemeinen, die sich hier zeigen, sondern bestimmte Tote. Dabei kann man sehen, dass die Lebenden und die Toten miteinander verwoben sind und sowohl die Toten auf die Lebenden wirken wie umgekehrt die Lebenden auf die Toten.

Wie wirken sie aufeinander?

Wenn in einer Familie die Toten nicht geachtet oder nicht als Gegenüber gewürdigt werden, fühlen sie sich dumpf, sehr dumpf und verloren. Wenn sich die Lebenden ihnen zuwenden, sie in ihrer Würde achten, sie um ihren Segen bitten, dann hellt sich das Gesicht der Toten auf und sie fühlen sich leichter. Danach können die Lebenden sich von den Toten wegwenden, und diese können sich zurückziehen. Also, es wirkt hier etwas auf beiden Seiten – von den Toten zu den Lebenden und von den Lebenden zu den Toten.

Themen der Zeit

Mit deiner therapeutischen Entwicklung kamen auch neue Themen hinzu, etwa Krieg, politische Gewalt und die Täter-Opfer-Beziehung. Wie ist hier deine Blickrichtung?

Ich beziehe mich immer auf den Einzelnen und seine Familie und auf die Wirkung, die sie auf ihn hat. Darauf beschränke ich mich.

Du hast mir einmal mitgeteilt, dass auch Macht und Geld in einer Familie zu Verstrickungen führen können.

Das hat mit dem Ausgleich zu tun. Wenn jemand in einer Familie zu Reichtum kam über Unrecht – vor allem, wenn dabei andere ums Leben kamen, bei Ölbohrungen oder so –, dann hat das eine schlimme Wirkung in diesen Familien. Die Rettung für die Nachkommen ist hier manchmal äußerst schwierig. Da hat sich manchmal so viel an Unrecht angesammelt, dass man nur schwer eine Lösung finden kann.

Wenn sich Familien beispielsweise bereichert haben an jüdischem Eigentum, von Menschen, die im KZ umgekommen sind – hat das dann noch eine besondere Dramatik?

Es hat eine ganz schlimme Dramatik. Das kommt jetzt erst langsam bei den Aufstellungen ans Licht.

Warum erst jetzt?

Das weiß ich nicht. Vielleicht ist die Zeit dafür reif. Es zeigt sich in diesem Zusammenhang auch, dass für die Soldaten, die aus dem Krieg zurückkamen, ihre gefallenen Kameraden und die gefallenen Feinde eine ganz große Rolle spielen. Es wirkt sich aus, wenn diese nicht geachtet werden, wenn die Nachkommen sich nicht einfühlen können, was es für den Vater bedeutet, dass er zurückgekommen ist, während viele seiner Kameraden gefallen sind und er vielleicht auch viele Feinde umgebracht hat.

In welcher Richtung wirkt sich dies aus?

Ein Beispiel hatten wir bei einem Seminar in Washington. Der Vater des Klienten war im Zweiten Weltkrieg Offizier an der japanischen Front. Viele seiner Kameraden sind dabei umgekommen. In der Aufstellung wollte der Sohn zu den toten Kameraden und zu den toten Feinden. Er war nicht aufzuhalten. Es zeigte sich, dass er dadurch extrem selbstmordgefährdet war.

War es vorher schon bekannt, dass er selbstmordgefährdet war?

Nein. Es wurde erst in der Aufstellung deutlich. Wir haben dann seinen Sohn vor ihn gestellt. Er hat dem Sohn gesagt: »Ich will zu den toten Kameraden meines Vaters.« Er war davon nicht abzubringen. Erst nach langer Zeit, als er dem Sohn in die Augen geschaut hatte, konnte er es lassen.

Neue Sichtweisen

Noch ein Rückblick: Bei welchen psychologischen Themen haben deine Aussagen in den vergangenen zehn Jahren einen anderen Akzent bekommen? Ich denke zum Beispiel an das Thema Adoption. Wie hat sich da deine Sichtweise verändert?

In dem Video und Buch über Adoption *Haltet mich, dass ich am Leben bleibe* habe ich die wesentlichen Aspekte zusammengefasst. Wichtig ist zum Beispiel, dass das adoptierte Kind sich von seinen Eltern für immer verabschieden muss. Das ist ein ganz schwerer Schritt. Erst dann kann es sich den Adoptiveltern zuwenden. Das ist mir in dieser Deutlichkeit erst später gekommen. Es gibt wenige Situationen, in denen ein adoptiertes Kind wieder zu seinen leiblichen Eltern zurückfinden kann. Im Allgemeinen muss man es ernst nehmen, dass die Eltern das Kind für immer weggegeben haben.

Was sich ebenfalls erst im Lauf der Jahre zeigte, ist, dass abgetriebene Kinder und selbst Fehlgeburten eine viel größere Wirkung auf die Geschwister haben, als ich das früher angenommen hatte. Es gibt Situationen in Aufstellungen, wo das sehr klar wird.

Ein Beispiel bitte.

Eine Frau hatte panische Angst, dass ihre beiden Kinder sterben und sie hatte Angst, dass auch sie stirbt. Ich habe sie und die beiden Kinder aufgestellt und ihnen gegenüber den Tod. Der Stellvertreter des Todes hat sich sofort auf den Boden gesetzt. Ich habe der Frau gesagt: »Der Tod ist ja ein Kind, was ist denn in der Herkunftsfamilie passiert?« Ihre Antwort: »Meine Mutter hat neun Kinder abgetrieben und sich dessen gebrüstet.« Daraufhin habe ich Stellvertreter für die neun Kinder und für den Tod selbst vor sie gesetzt und deren Mutter dahinter. Die Mutter war sehr bewegt, wollte unbedingt zu ihren abgetriebenen Kindern und hat sich neben sie gesetzt. Es war ganz klar, die Angst der Frau vor dem Tod war hier die Angst vor ihrer Mutter.

Warum die Angst vor der Mutter?

Die Mutter war für diese Kinder der Tod. Nach der Aufstellung war bei der Frau die Angst, dass ihre Kinder und sie sterben könnten, vorbei.

Kannst du weitere Themen nennen, wo die Weiterentwicklung deiner Therapie zu neuen Erkenntnissen geführt hat?

Die Themen: Täter und Opfer oder Holocaust sind auch erst später dazugekommen, Schritt für Schritt. Jetzt habe ich darüber eine gewisse Klarheit gewonnen. Dann auch eine besondere Form von Kurztherapien. Sie zeigen eine zunehmende Verdichtung der Arbeit.

Ausblick

Deine systemische Psychotherapie hat sich in den letzten Jahren zu einer der am meisten praktizierten psychotherapeutischen Methoden im deutschsprachigen Raum entwickelt. Auch in vielen Volkshochschulen werden inzwischen Kurse angeboten mit Familienaufstellungen nach Bert Hellinger. Warum findet deiner Ansicht nach gerade dieser Therapieansatz so viel Echo?

Ich glaube, es ist nicht das Familien-Stellen als solches, auf das es ankommt, sondern auf die Einsichten, die sich aus ihm ergeben: zum Beispiel über die Ordnungen der Liebe, über den Ausgleich, den Vorrang des Früheren, das Ehren der Eltern – das geht unmittelbar in die Seele ein. Von daher gibt es bei vielen das Bedürfnis, genauer hinzuschauen, was in ihrer Familie vielleicht noch zu ordnen ist. Sie kommen dann zu einer Familienaufstellung.

Auch wenn du dich lange gegen den Begriff gewehrt hast, muss man nicht heute doch von einer »Hellinger-Schule« sprechen?

Ja, muss man schon.

Wenn wir also eine »Hellinger-Schule« haben, wie siehst du die Arbeit deiner Schüler, also jener Therapeuten, die mit deiner Methode arbeiten?

Ich sehe sie wohlwollend, kümmere mich aber nicht um das, was der Einzelne macht. Ich habe eine Orientierung gegeben, was aber die Einzelnen damit machen und wie sie es weiterentwickeln, überlasse ich ihnen.

Macht dir diese explosionsartige Entwicklung nicht manchmal auch etwas Sorge? Denn Hellinger-Kurse sind »in«, du bist ohne dein Zutun in der Gefahr, ein Mode-Therapeut zu werden. Wie siehst du diese Entwicklung?

Ich kümmere mich nicht darum. Was im Einklang mit etwas Gutem ist, wird sich weiterentwickeln.

Diese »Hellinger-Methode«, wie ich sie nennen möchte, die ja ursprünglich sehr stark an Familienaufstellungen gekoppelt war, wird jetzt auch in andere Bereiche übertragen: beispielsweise die Organisationsaufstellungen für Firmen und dergleichen. Wie verfolgst du diese Entwicklung, wo sozusagen dein Grundkonzept in ganz andere Bereiche übernommen wird?

Eigentlich bin ich nicht nur Psychotherapeut, ich selbst fühle mich viel mehr als Lehrer denn als Psychotherapeut. Daher interessiere ich mich sehr für die Übertragung des Familien-Stellens auch auf andere Lebensbereiche. Da ich sehr viel mit Kranken gearbeitet habe, hat die Psychotherapie schon einen hohen Stellenwert für mich. Aber wenn ich sehe, dass das Familien-Stellen und die Erkenntnisse, die sich aus ihm ergeben, auch in vielen anderen Feldern außerhalb der Psychotherapie angewandt werden, freue ich mich. Zum Beispiel hat es sich nicht nur in der Arbeit mit Organisationen bewährt, es wird auch in Schulen und in der Erziehungsberatung angewandt, desgleichen in der Sozialarbeit, auch in Gefängnissen und in der Bewährungshilfe. Das Familien-Stellen wurde sogar von Drehbuchautoren, Regisseuren und Schauspielern herangezogen, um sich besser in die Personen einzufühlen, die sie beschreiben oder darstellen.

Daher bedauere ich, wenn man das Familien-Stellen der Psychotherapie vorbehalten will und andere, die keine Psychotherapeuten sind, daran hindert, es unabhängig von der Psychotherapie in ihren Bereichen einzusetzen.

Es ist etwas anderes, wenn jemand das Familien-Stellen als Fortbildung anbietet. Da sind psychotherapeutische Kenntnisse und Erfahrungen angebracht. Aber wenn einer das Familien-Stellen zum Beispiel für Organisationen anbietet, braucht er kein Psychotherapeut zu sein. Genauso wenig braucht ein Sozialarbeiter oder ein Lehrer ein Psychotherapeut zu sein, wenn er sich der Einsichten des Familien-Stellens bedient und es in seinem Bereich, wo notwendig, auch verantwortungsbewusst anwendet.

Wie würdest du deine therapeutische Rolle in der heutigen Zeit sehen? Was ist dein besonderer Beitrag?

Das für mich Wesentliche ist, dass Getrenntes zusammengeführt wird, dass also die Vereinzelung überwunden wird, die seit Descartes in der Philosophie und im öffentlichen Leben immer mehr um sich gegriffen hat. Diese Bewegung war auch wichtig und hat sehr Bedeutsames in Gang gebracht. Nehmen wir, zum Beispiel, die Aufklärung, in der sich der Einzelne gegen tradierte Lehren selbst ein Bild machen konnte.

Sie hat den Individualismus gefördert.

Der Individualismus kommt heute an ein gewisses Ende. Es wurde oft übersehen oder sogar geleugnet, dass das Individuum sich nur im Austausch mit anderen entfalten kann. Jetzt gibt es eine Gegenbewegung, in der wir uns zunehmend der Bindung des Einzelnen an seine Familie und seine Umgebung bewusst werden. In diese Bewegung fügt sich das Familien-Stellen ein und fördert sie gleichzeitig.

Die Einsichten, die sich aus dem Familien-Stellen ergeben, haben auch eine weit tragende philosophische Bedeutung, obwohl ich ja kein Philosoph im klassischen Sinne bin. Aber wesentliche Einsichten, die das Leben weiterführen, sind durch das Familien-Stellen ans Licht gekommen.

Historisch gesehen: Welchen psychologischen Schulen fühlst du dich in gewisser Weise verbunden?

Die verschiedenen psychologischen Schulen haben ja Großes geleistet: Freud und Jung zum Beispiel oder auch Rogers und Janov, um nur einige für mich besonders wichtige zu nennen. Alle haben etwas

Wesentliches beigetragen, und das ist natürlich zu würdigen. Die Frage ist, inwieweit das Wesentliche – das, was den Menschen im Tiefsten berührt – dadurch angesprochen wird. In diesem Sinn fühle ich mich nicht so sehr als Therapeut, sondern eher als einer, der Einsichten gewonnen hat, die weit über die Therapie hinausreichen.

Wenn ich Konfuzius lese und sehe, was dieser Mann an weit tragenden Einsichten für sich, für Jahrhunderte oder sogar Jahrtausende gewonnen hat, bin ich zutiefst beglückt. Er schaut immer auf die ganze Menschheit und sucht nach Ordnungen, die für die ganze Menschheit gültig sind. Der Einzelne und selbst sein Volk sind für ihn in dieses Größere eingeordnet und ihm untergeordnet.

Was in den Bewegungen der Seele jetzt so deutlich wird: Dass wir eigentlich nur gemeinsam bestehen können, indem das Getrennte und Gegensätzliche sich zusammenfügt und ordnet und sich gegenseitig respektiert, ist bei Konfuzius wunderbar vorgezeichnet. Ich fühle mich in gewisser Weise auch als einer, der in dieser Richtung einen Beitrag leistet.

Heißt dies, dass auch deine Aussagen eine weltweite Gültigkeit haben?

Also, das darf man jetzt nicht auf mich zurückführen. Ich habe einen Teil dessen, was verloren gegangen war, wieder ans Licht gebracht, und zwar ohne dass ich das beabsichtigt habe. Es kam durch das Familien-Stellen ans Licht und durch einige wesentliche Einsichten, zum Beispiel über das Gewissen. In vielen Familien zeigt dies eine wohltuende Wirkung. Das freut mich, aber ich fühle mich hier nur in einer dienenden Funktion. Ich habe einen Beitrag geleistet, wie es mir zukam, und so habe ich es gerne gemacht.

Über den Autor

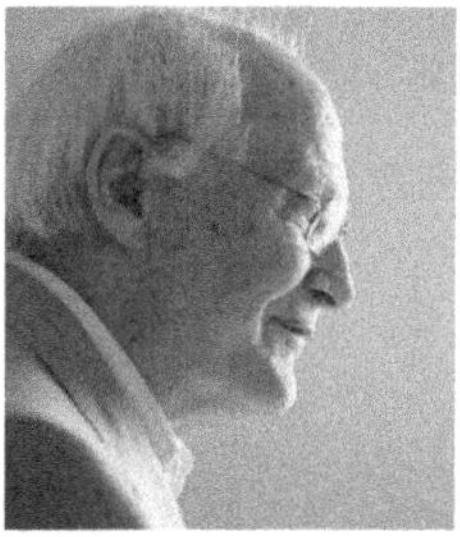

Bert Hellinger hat Philosophie, Theologie und Pädagogik studiert. Über die Gruppentherapie, die Primärtherapie, die Transaktionsanalyse und verschiedene hypnotherapeutische Verfahren kam er schließlich zu der ihm eigenen System- und Familientherapie. Seine Bücher wurden in 13 Sprachen übersetzt und alleine in Deutschland über 300 000 Mal verkauft.